拔罐

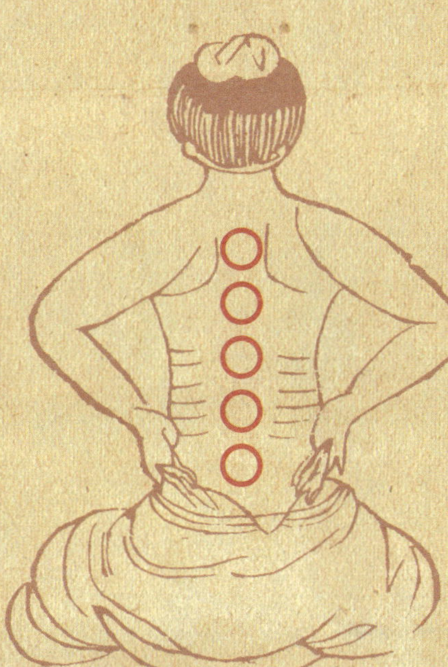

针灸拔罐
病去一半

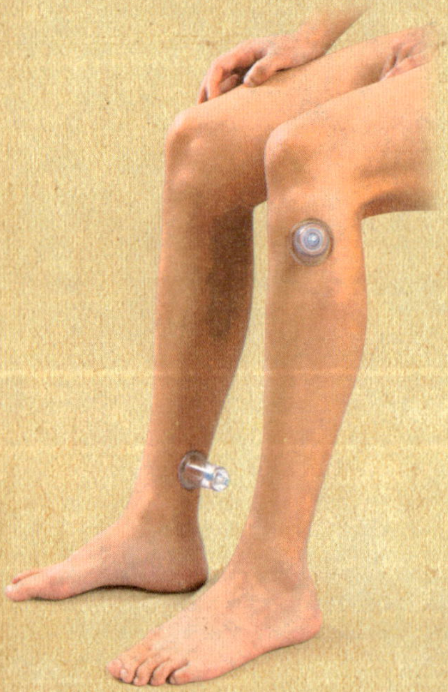

◆名家养生系列◆

零基础学拔罐

杨秀岩/编著

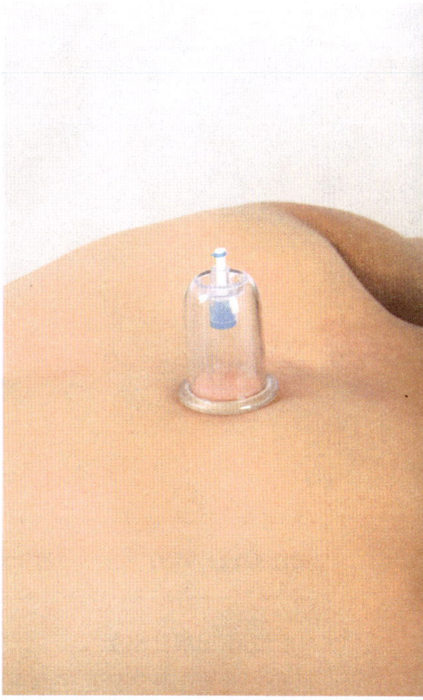

国家一级出版社 中国纺织出版社 全国百佳图书出版单位

图书在版编目（CIP）数据

零基础学拔罐／杨秀岩编著．—北京：中国纺织出版社，2018.9（2023.5重印）
（名家养生系列）
ISBN 978-7-5180-5185-4

Ⅰ．①零…　Ⅱ．①杨…　Ⅲ．①拔罐疗法　Ⅳ．①R244.3

中国版本图书馆CIP数据核字（2018）第140924号

责任编辑：韩婧　　特约编辑：刘美君　　责任印制：王艳丽

中国纺织出版社出版发行
地址：北京市朝阳区百子湾东里A407号楼　邮政编码：100124
销售电话：010-67004422　传真：010-87155801
http：//www.c-textilep.com
E-mail：faxing@c-textilep.com
中国纺织出版社天猫旗舰店
官方微博 http：//weibo.com/2119887771
大厂回族自治县益利印刷有限公司印刷　各地新华书店经销
2018年9月第1版　2023年5月第2次印刷
开本：710×1000　1/16　印张：12
字数：154千字　定价：58.00元

前言

中医自成体系，博大精深又源远流长。古人治病非常有智慧，擅长用各种天然药物和物理方法，通过刺激体表穴位来调理脏腑功能，实现缓解病痛，改善病症的目的。这些方法使用安全、疗效明显、操作简单、经济实惠，其中比较有代表性的要数拔罐疗法了。拔罐疗法还被称为21世纪的“自然疗法”或“绿色疗法”。

如今，民间还流传着“针灸拔罐，病去一半”的说法，可见拔罐疗法在老百姓心目中的地位和确切疗效了。拔罐看似简单，却蕴藏着深刻的中医治病原理，阴阳与经络就是拔罐疗法的理论基石。拔罐疗法以各种杯罐为工具，通过燃烧、抽气等方式使罐中的空气产生负压，并让杯罐吸附于穴位皮肤或是患处，通过吸拔和温热刺激等，达到扶正祛邪、调整阴阳、疏通经络、调节脏腑、散寒除湿、行气活血等目的的一种治疗方法。

本书采用了读者易读、易懂、易学的图解形式。本书共分为三大部分，第一部分主要阐述拔罐的基本理论知识和实践操作技巧，让读者对拔罐有一些比较深入的了解，同时自己能简单操作一些拔罐方法；第二部分阐述了拔罐疗法的养生保健功能，针对一些亚健康还有美容保健的拔罐治疗给了比较详细地讲解，如养心安神、滋肝明目、缓解疲劳、益智醒脑、补肾壮阳、培补元气、美容养颜等拔罐疗法的具体操作；第三部分从内科病症、外科病症、五官科病症、皮肤科病症、男科病症、妇科病症、儿科病症等全方面讲解了家庭常见疾病的拔罐疗法，专家手把手教你如何找穴位，如何拔罐。全书不仅有详细的拔罐方法描述，还有真人操作演示图解和清晰取穴定位图片，读者可以在家轻松完成拔罐，减轻疾病带来的痛苦。

最后，我们衷心的希望读者在看完此书后，对拔罐有一些基本的、正确的认识，甚至能对拔罐疗法产生一些兴趣。我们也希望这些拔罐疗法能切实地帮助广大读者解决身体上的一些病痛，让健康常伴您的左右。

针灸拔罐
病去一半

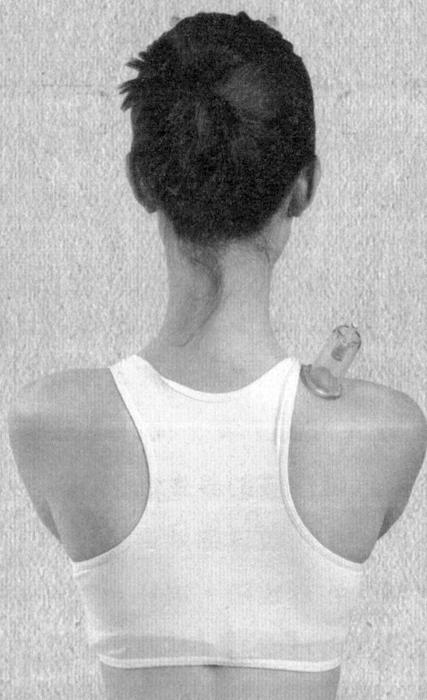

目录

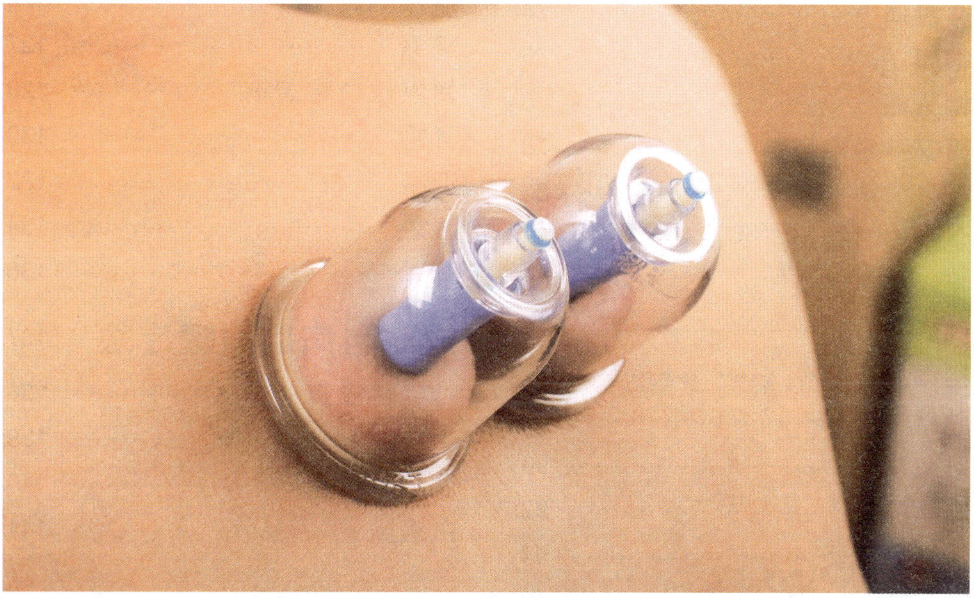

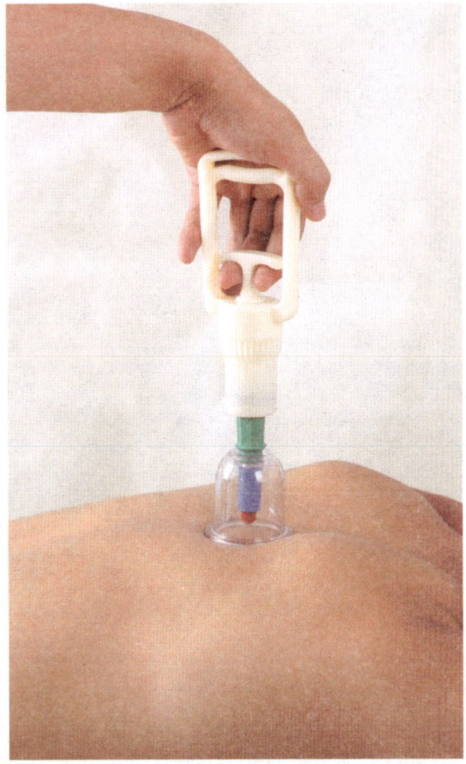

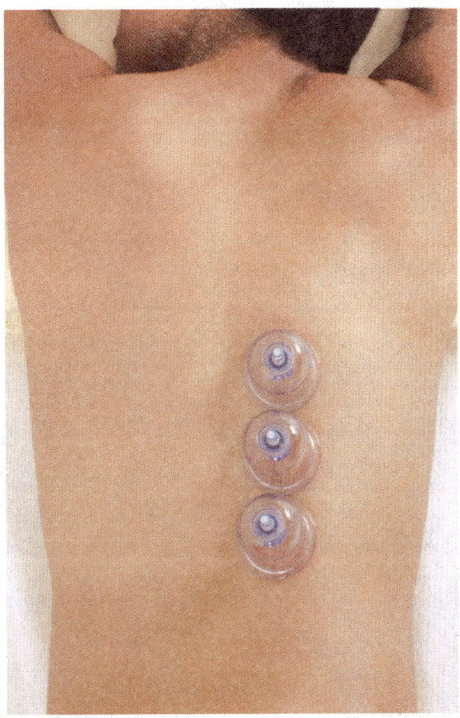

简单又小巧的罐子
通过火与气的共同作用
激发人体抵抗力

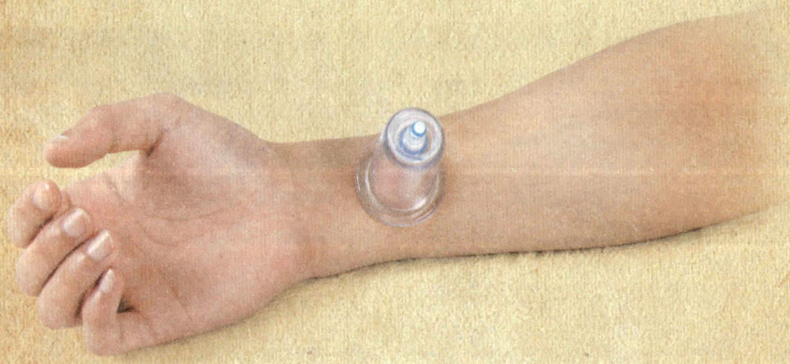

神秘又特别的拔罐疗法

作为中医传统的治疗方法之一的拔罐，深受广大中医爱好者的喜爱。看似简单又小巧的罐子，通过火与气的共同作用，激发人体抵抗力，达到扶正气，驱病邪，保健康的效果。这也正是我国中医神秘又特别的疗法之处。

拔罐的起源与发展

拔罐疗法是中医学的一个重要组成部分，是在我国民间流传很久的一种独特的治病方法，俗称“拔罐子”“吸筒”。它是以各种罐为工具，利用燃烧、抽气等方法，排除罐内空气，造成罐内负压，使其吸附在人体一定部位来调节经络、治疗疾病的一种外治方法。

远古时期使用牛角筒拔罐。拔罐多用于治疗外科痈肿，当时没有罐，而是用磨有小孔的羊角或牛角筒罩在患部，吸出脓血来，又叫“角法”。关于拔罐治疗疾病最早的文字记载，是公元281~361年间，晋代葛洪著的《肘后备急方》。

隋唐时期使用竹罐拔罐。竹罐比较容易取材，价格又便宜，从而使拔罐疗法得到了改进并广为传播；同时竹罐质地较轻，使用方便，吸拔力强，从而也提高了治疗的效果。在隋唐的医籍中，记载这方面内容较多的是王焘的《外台秘要》。

宋金元时期竹罐疗法进一步发展。竹罐逐渐取代了兽角，拔罐疗法的名称也由“吸筒法”替换了“角法”。在使用方法上，则由单纯用水煮的“煮拔筒法”发展为“药筒法”。拔罐前，先将竹罐在按一定处方配制的药物中煮过备用，拔罐时，再将此罐放在沸水中煮，然后趁热吸拔在穴位上，这样药物和吸拔的双重作用都得到了发挥。

明代，拔罐法已成为一种重要的中医外治的方法。用得较多的是将竹罐直接放在多味中药煎熬后的汁液中煮沸，然后拿出直接吸拔在穴位上。所以，竹罐又被称为药筒。

清代，拔罐工具又有了突破性的发展。出现了陶土烧制成的陶罐，并正式提出了沿用至今的“火罐”一词。

现代，拔罐工具又有了新的变化，出现了玻璃罐、抽气罐等。拔罐的方法也多种多样，有走罐法、刺络罐法、闪罐法等，治病范围也从早期的外科痈肿扩大到风湿痛、腰背肌肉劳损、头痛、哮喘、腹痛、外伤瘀血、一般风湿感冒及一切酸痛病症。

由于拔罐疗法简便易行、效果明显，所以在民间历代沿袭，至今不衰。

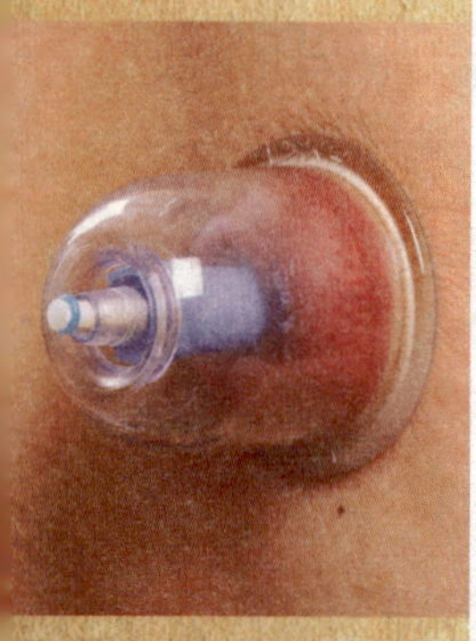

拔罐的五大养生功效

拔罐的好处非常多，不仅能够祛病强身，还可以调节人体机能，帮助机体正常运行。中医上还认为拔罐具有以下五大养生功效：

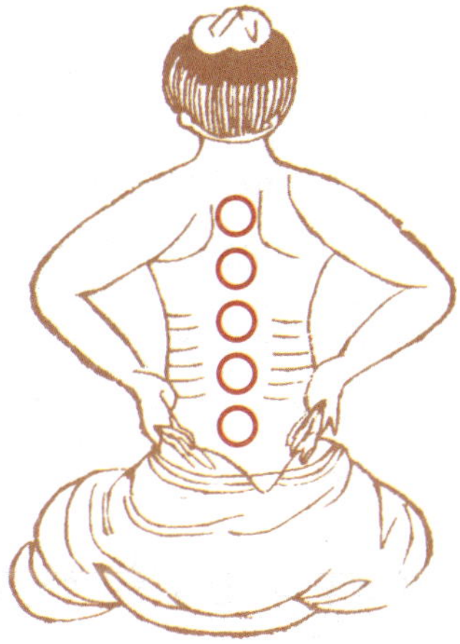

扫码初步认识拔罐

第一养生功效：平衡阴阳

养生的宗旨最重要的就是维护人体的阴阳平衡，那么，什么是阴阳平衡呢？中医认为，人体内各种组织处于一种有机协调的状态下，这种状态称为阴阳平衡。如果阴阳失调，就会百病丛生。拔罐可以通过刺激经络穴位来调整脏腑器官的功能，使之阴阳趋于平衡。比如皮肤晦暗，多是由气血不足、脾胃两虚、痰饮阻滞所致，通过对肺俞、肝俞、关元等穴进行拔罐治疗，可以补益气血、健脾养胃，从而达到缓解肤色晦暗的效果。

第二养生功效：疏通经络

中医学认为，气与血都是构成人体的基本物质，皆化源于水谷精微和肾中的精气，在生成、运化和发挥作用方面都有赖于心、肝、脾、肺、肾等脏腑的功能活动。在经络不通、气血凝滞时，通过对经络穴位的吸拔，引导经络中的气血运行，使衰弱的脏腑器官恢复功能，从而赶走疾病。

第三大养生功效：行气活血

中医常说“不通则痛，痛则不通”，疼痛主要是由于经络、气血瘀滞不通造成的。寒则气凝，瘀则气滞。气行则血行，气滞则血瘀。由于寒、气、血互为因果，从而形成气滞血瘀的病变。拔罐的“吸拔”“温通”和良性刺激的神经反射作用，能促进血液循环，最终让人体气血畅通，从而产生行气活血的功效。对于一些常见疾病，如急性腰扭伤、落枕、头痛等疾病，利用局部拔罐法，可以有效缓解疼痛，具有家庭保健的作用。

第四大养生功效：祛湿散寒

利用拔罐的吸力，将充斥在身体表面、经络穴位以及身体组织器官内部的风寒、痰湿、热毒等病邪吸拔出来，从而起到治病保健的作用。

第五大养生功效：强壮身体

人随着年龄的增长，各个器官机能逐渐老化，疾病会相继增多。即使不生病，随着机体老化，身体也会出现这样或那样的不适。而拔罐疗法可以刺激血管壁收缩和舒张，能增强血管壁的弹性，促进血液循环，增加全身各组织器官的营养供给，加速身体有毒物质的排泄，具有防治疾病、延年益寿的作用。

拔罐疗法的实际操作

中医学博大精深，拔罐疗法也是传承了中医学治病求本的精神要领。想要真正学会拔罐疗法，我们不仅要对常用的拔罐工具有一个比较详细的了解，还要掌握一些基础的拔罐常识。

拔罐前的准备事项

1 对症拔罐很关键

拔罐前，要确定病人的病症是否适合拔罐，有无拔罐的禁忌证。然后再确定用何种拔罐法来进行拔罐。病人要了解拔罐过程，解除恐惧心理，增强治疗信心。

2 帮助病人选择舒适的拔罐体位

病人的体位正确与否，关系着拔罐的效果。正确体位应使病人感到舒适，肌肉能够放松，施术部位可以充分暴露。

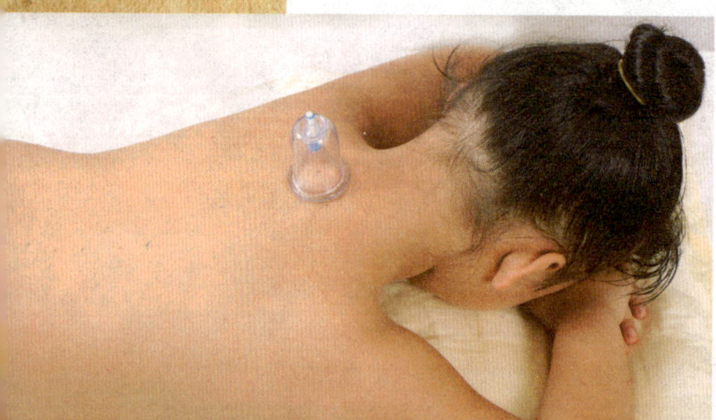

3 根据病症选择合适的罐具

根据拔罐部位的面积大小，患者体质强弱以及病情需要选用大小适宜的罐具，若采用多罐法，还要备足罐具。检查待用的药品、器材是否齐备，然后一一擦净，按次序排置好。

4 被拔部位的准备

每次拔罐前，用碘酒或酒精对拔罐部位皮肤进行常规消毒。当用新罐给瘦弱患者在骨骼突出处或皮肤干燥处拔罐时，应在罐口和皮肤上涂少许凡士林，这样可以防止罐口损伤皮肤或漏气。给孩子拔罐时，在应拔部位皮肤上涂一层润滑剂或贴一块湿布片避免损伤皮肤。

拔罐常用的体位

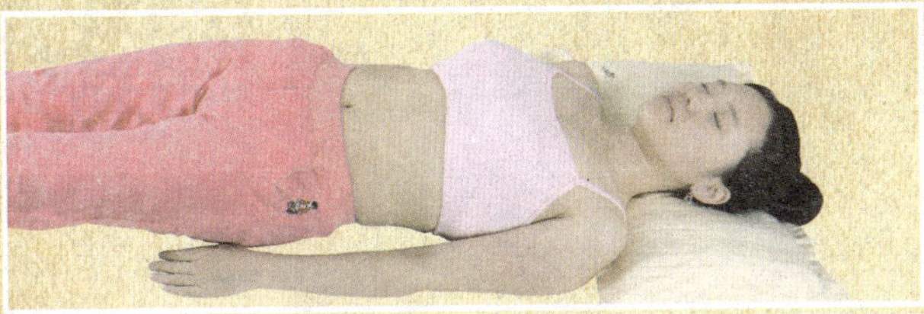

仰卧位

患者自然平躺于床上，上肢放于体侧，下肢自然分开，膝下可垫以软枕。此体位适用于头面，胸腹以及四肢的拔罐治疗。

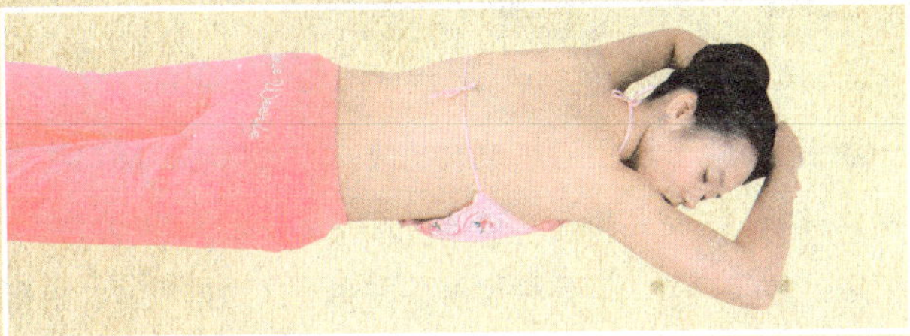

俯卧位

患者自然俯卧床上，胸前可垫软枕，踝关节也可垫软枕。此体位适用于项、背、腰、臀及双下肢后侧的拔罐治疗。

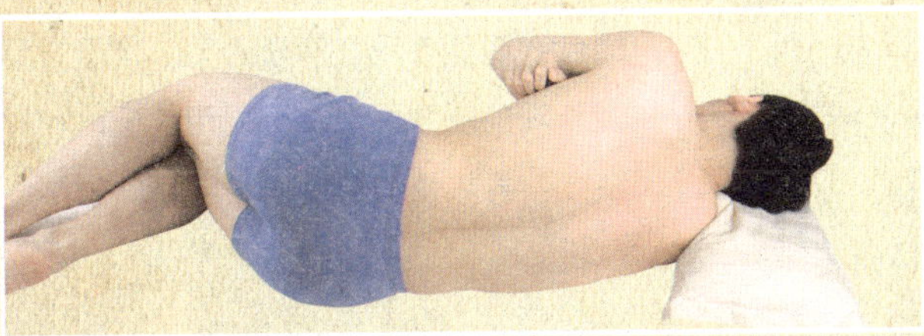

侧卧位

患者侧身躺在床上，下肢微曲。此体位适用于肩、肋、髋、膝以及上下肢外侧的拔罐治疗。

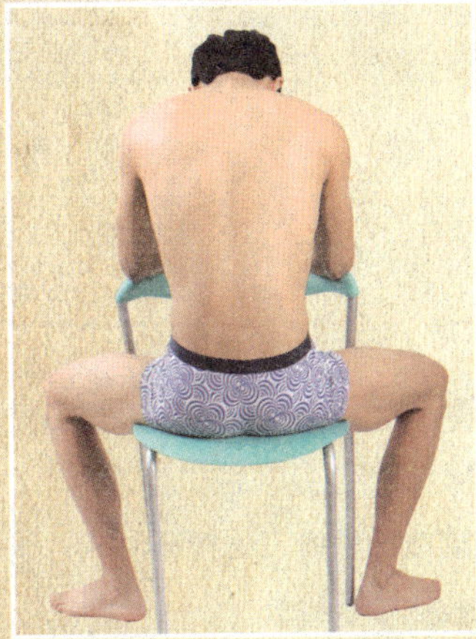

俯卧座位

患者坐于椅上，头部俯伏于椅背上。此体位适用于头顶、头后部、颈椎、背部等部位的拔罐治疗。

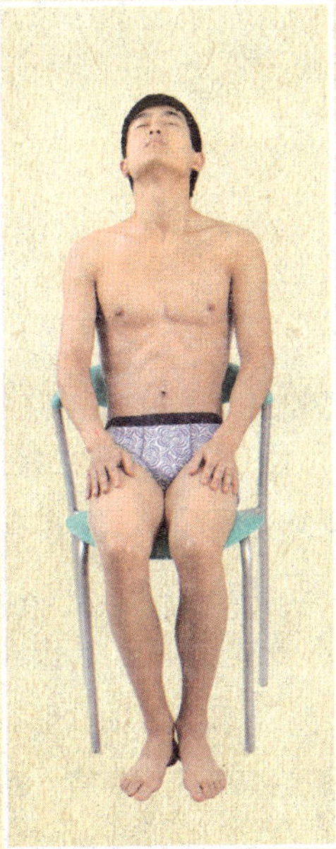

仰靠座位

患者仰面靠坐于椅上。此体位适用于头前部、面颊、上胸、肩臂、腿膝、足踝等部位的拔罐治疗。

温馨贴士

为保证治疗效果，拔罐时一定要选择正确的体位，如果不是特殊需要，一般不要变换体位，以免罐具脱落。

常见的拔罐工具

扫码了解常见的拔罐工具

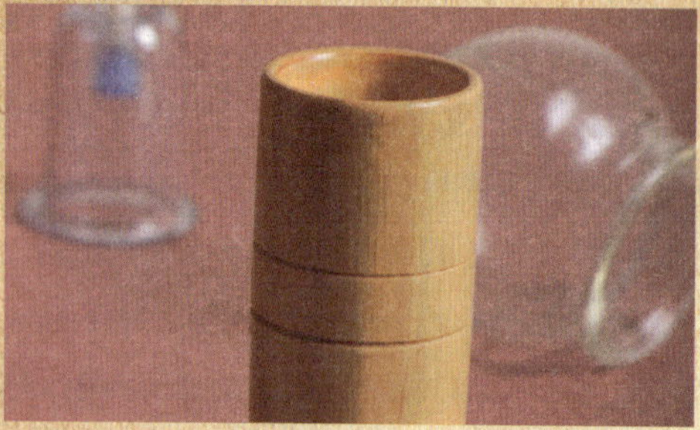

竹罐

用坚实成熟的竹，按节截断，一端留节做底，一端去节做口，削去外面老皮，做成中间略粗，两端稍细，形如腰鼓的竹罐。竹罐口底要平，四周要光，长 8~10 厘米，灌口直径有 3 厘米、4 厘米、5 厘米 3 种。

优点：取材方便，制作简单，轻便耐用，便于携带，经济实惠，不易打破。

缺点：容易漏气，不透明，无法观察罐内皮肤的变化。

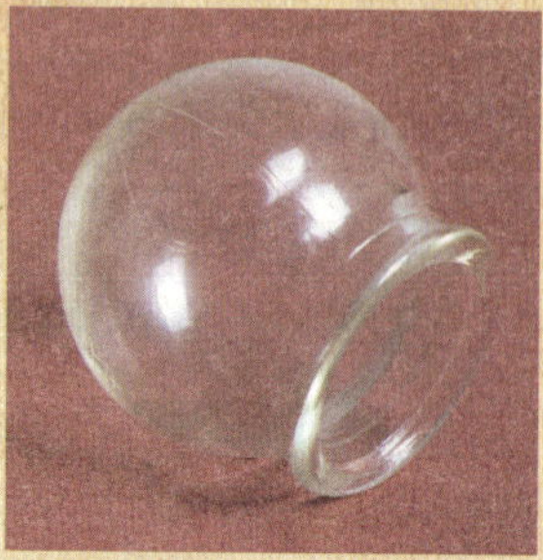

玻璃罐

用耐热玻璃制成，腔大口小，罐口边缘略突向外。按罐口直径及腔大小，可分为大、中、小 3 种型号，多用于火力排气法，特别适用于走罐法及刺络拔罐法。

优点：造型美观、清晰透明，便于拔罐时在罐外观察皮肤的变化，应用广泛。

缺点：导热快，易烫伤，容易破损。

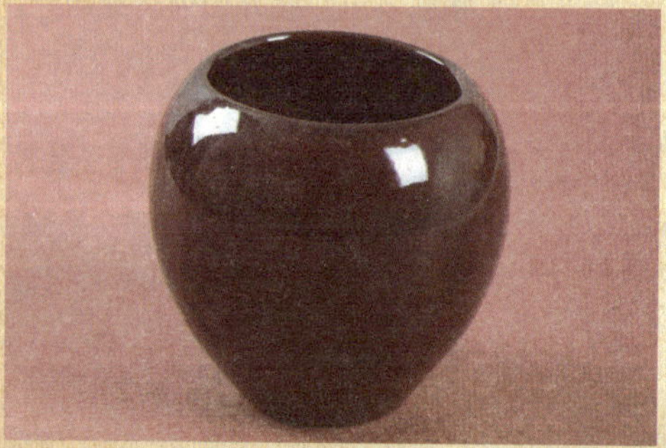

陶瓷罐

用陶土烧制而成，口底平正，里外光滑，厚薄适宜。分大、中、小和特小 4 种。陶瓷罐吸拔力大，适用于火力排气法。

优点：造价低，容易保管。

缺点：体积重，携带不方便，容易打破，而且拔罐时无法观察罐内皮肤变化。

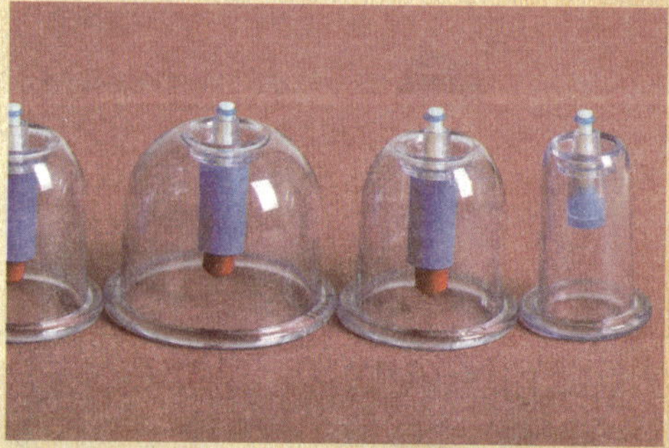

真空抽气罐

用有机玻璃或透明的工程塑料制成，通过罐顶活塞来控制抽、排气。

优点：不用点火，不会烫伤，安全可靠；抽气量和吸拔力可控制；自动放气，起罐不疼痛；罐体透明，便于观察吸拔部位皮肤的充血情况。

缺点：无温热感，不能用于走罐等手法。

拔罐操作时常用到的辅助材料

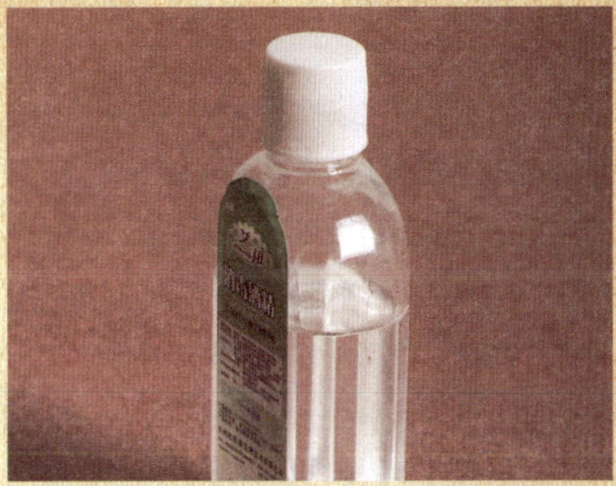

消毒清洁用品

拔罐前要准备一些消毒清洁用品以便对器具和拔罐部位进行消毒，比如棉签、酒精脱脂棉球等。

介质

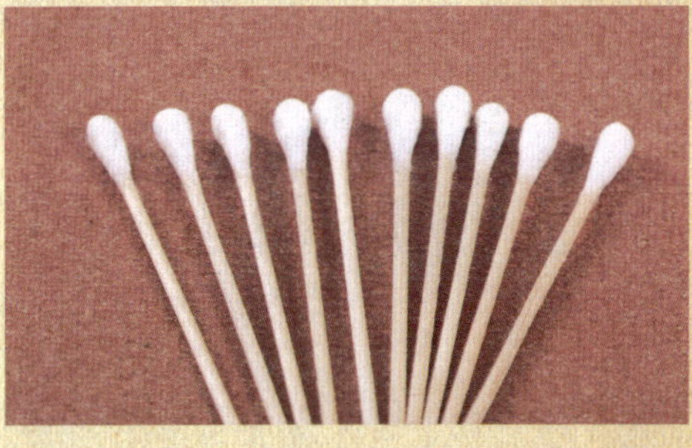

拔罐疗法可以不用介质。但是对于一些特定的拔罐法需要用一些介质作为润滑剂。常用的润滑剂一般包括凡士林、植物油、石蜡油等,还有一些润滑剂是具有药用疗效的,如红花油、松节油、按摩乳等，具有活血止痛、消毒杀菌的功效。

燃料

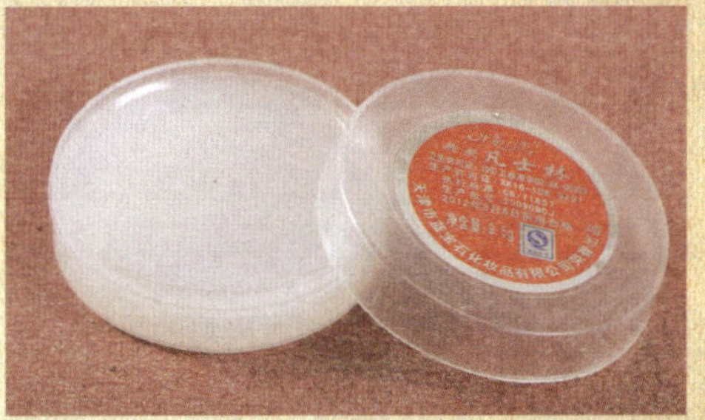

酒精是拔罐过程中经常要用的燃料。拔罐时，一般要选用浓度为 75%~95%的酒精，如果身边没有酒精，可用度数稍高的白酒代替。

药物

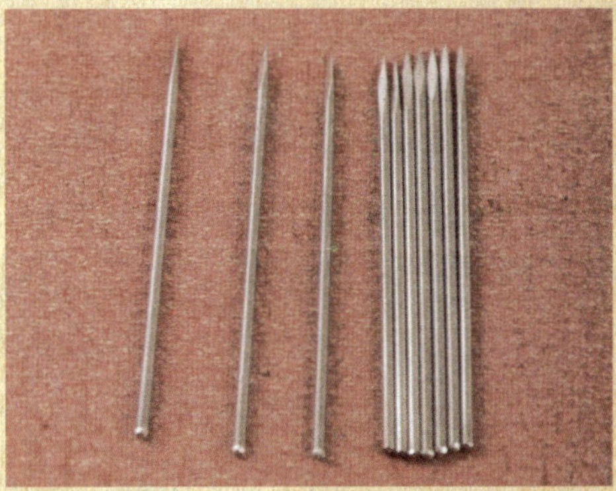

药物主要用于浸泡罐具或涂抹于患处，以加强拔罐的治疗效果。药物配方主要是根据不同病情而选择的不同中草药。如生姜、红花、桃仁等。

其他用具

在拔罐治疗过程中，有时会用到针罐法、刺络拔罐法、抽气罐法，所以操作者还需要准备三棱针、皮肤针、注射器等针具。其中最常用的就是三棱针和皮肤针。

如何给罐排气

水罐法

利用沸水煮罐以排去空气，一般用竹罐。将竹罐放入清水或药液中煮沸 3~5 分钟，然后用镊子夹出，迅速用毛巾捂住罐口以吸去水分，趁热吸附于穴位或局部病痛的皮肤上。煮罐时间不能超过 5 分钟，以防止灌口过热烫伤皮肤。夹出罐具时，用毛巾捂住灌口，可吸去灌内水分，又可保持罐内热气。

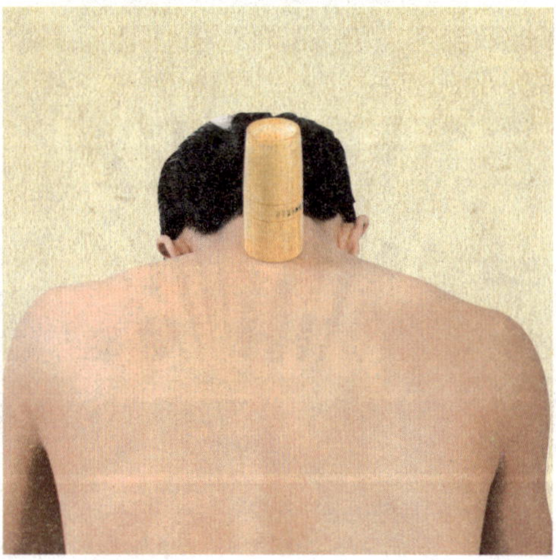

抽气罐法

先将抽气罐紧扣于需要拔罐的部位上，用注射器从橡皮塞中抽出瓶内空气，使产生负压，罐就可以吸拔在皮肤上，或用抽气筒套在塑料罐活塞上，将空气抽出，也能吸住。

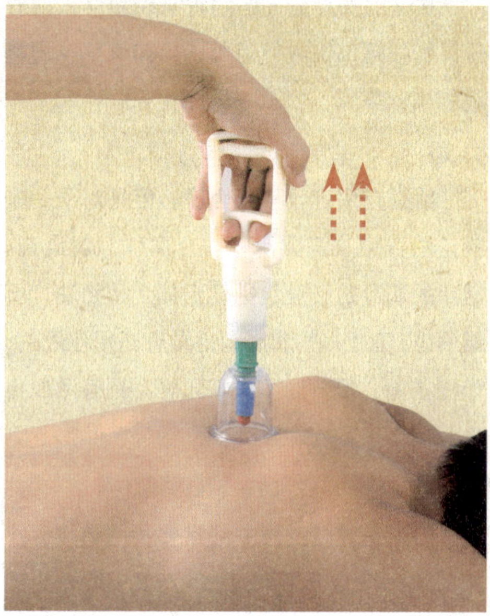

火力排气法

火力排气法即借燃烧时火焰的热力，排去罐内空气，使之形成负压而吸着于皮肤上。火力排气法又可分为 6 种方法。

投火法

把小纸条点燃后，投入罐内，不等纸条燃完，迅即将罐罩在应拔部位上，即可吸于体表。投火法一般用于侧面横拔，以免罐内的燃烧物质落下时灼伤皮肤。

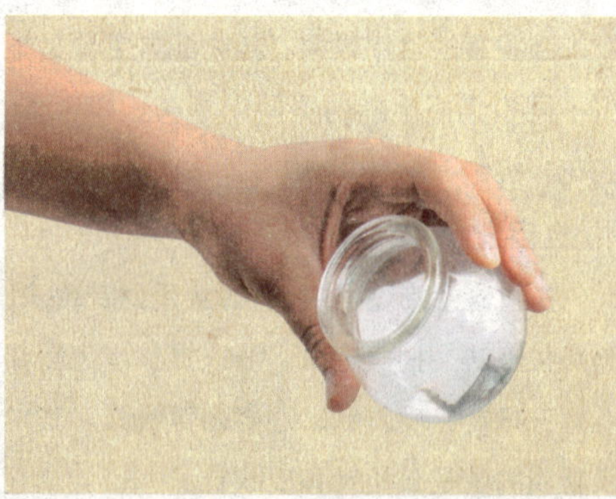

闪火法

用镊子夹住点燃的酒精棉球，在罐内绕一圈，迅即将罐罩在应拔部位上，即可吸拔在皮肤上。注意不要将酒精沾在罐口，以免烫伤皮肤。火焰也不宜在罐内停留时间太长，以免罐具太热烫伤皮肤。

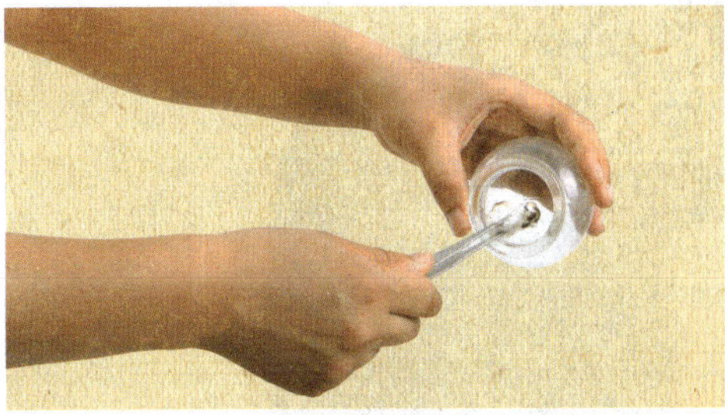

贴棉法

把一小块棉花用少量酒精浸湿，贴于罐内壁中段，然后点着，罩于选定的部位上，即可吸住。采用此法时所用酒精不能太多，也不能太少。酒精太少，棉花贴不到罐壁上；酒精太多，容易滴到罐口，灼伤皮肤。

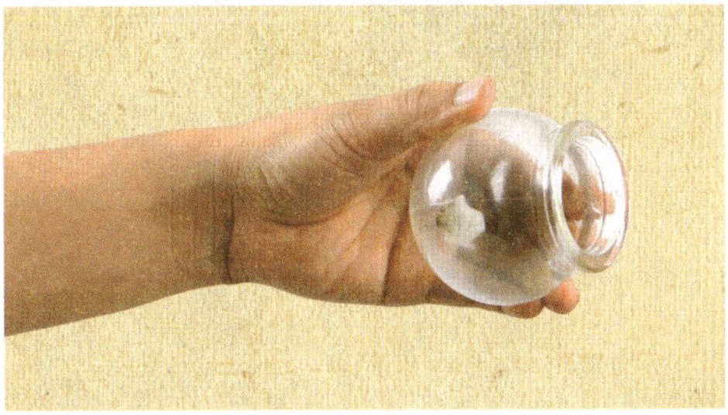

滴酒法

先在罐内滴入几滴酒精，然后转动火罐，使罐内酒精均匀分布在罐壁上，点燃后迅速将罐扣在吸拔部位上。滴入的酒精要适量，过少不易点燃，过多淌下会灼伤皮肤。滴酒法适用于侧面横拔。

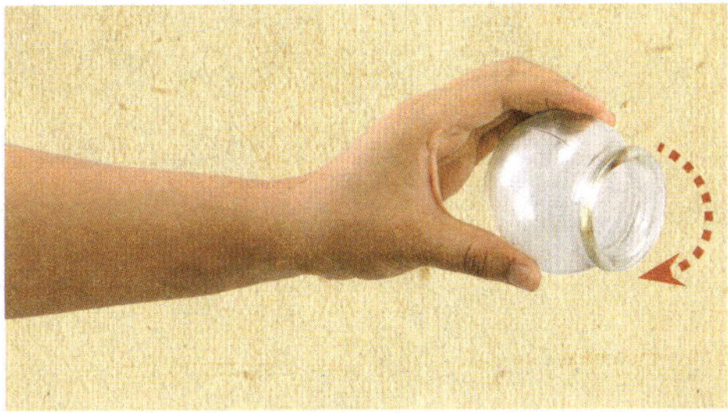

架火法

把一块不易燃烧、不传热的小物块放在被拔部位上，上面放一小块酒精棉球，点燃后将罐扣上，即可产生较强吸力，把皮肤吸住。小物块可选择小瓶盖、生姜、橘皮等。如果用小瓶盖，应将瓶盖的凸面向上。

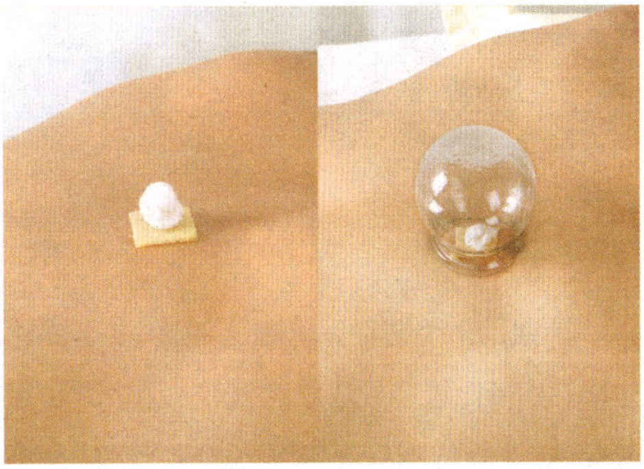

简单易学的拔罐方法

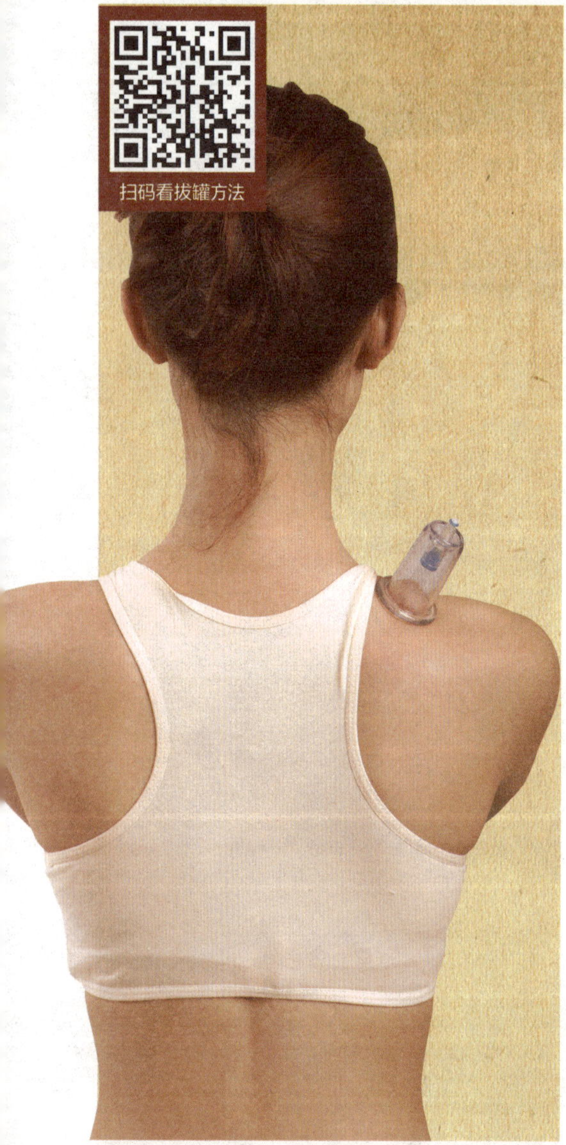

单罐法

单独用一个罐称为单罐法。若病变范围比较小，病情比较轻或压痛点只有一点，即可用单罐法。也可根据病变的部位选择大罐或是小罐，如果是在背上，就选择较大的罐，如果是在肌肉少或有褶皱的地方，应选择小罐。

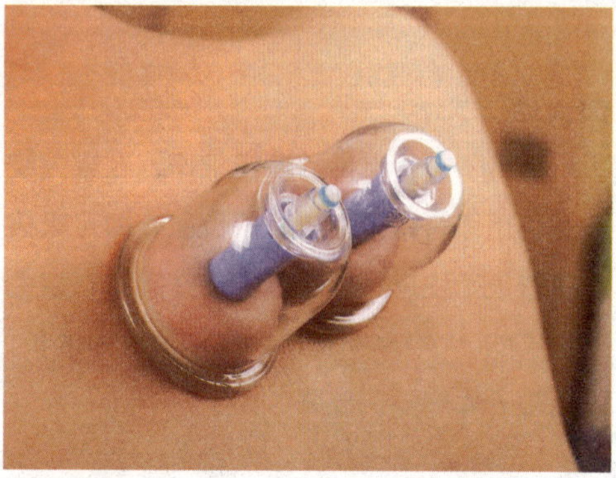

多罐法

多罐法即多罐并用，一般用于治疗病变范围比较广泛、病变处肌肉较丰满的部位，或敏感反应点较多者。多罐法拔罐时应采用先上后下由外向内的吸拔顺序。罐具的型号应根据吸拔部位而定，一般情况下宜上小下大，吸拔力上小下大，不可颠倒。

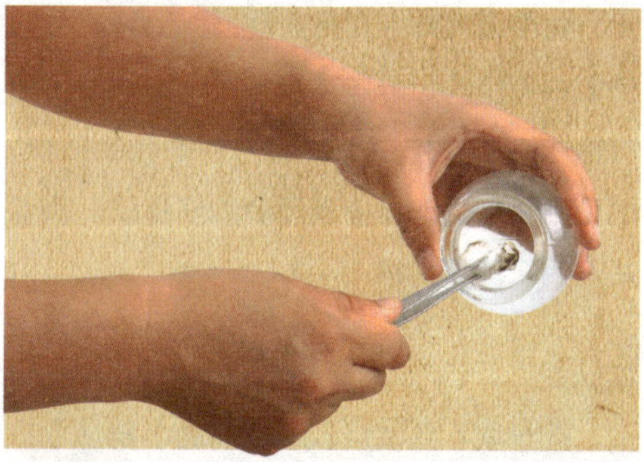

闪罐法

闪罐法是指把罐吸拔在需拔部位后立即取下，再迅速拔上，再取下，反复吸拔多次，至皮肤潮红或者出现紫瘀点为止。这种反复的吸拔可改善血液循环，对神经和血管有一定的兴奋作用。这种方法适用于肌肉痿软、外感风寒、皮肤麻木、机能减退的虚弱病症及中风后遗症等。

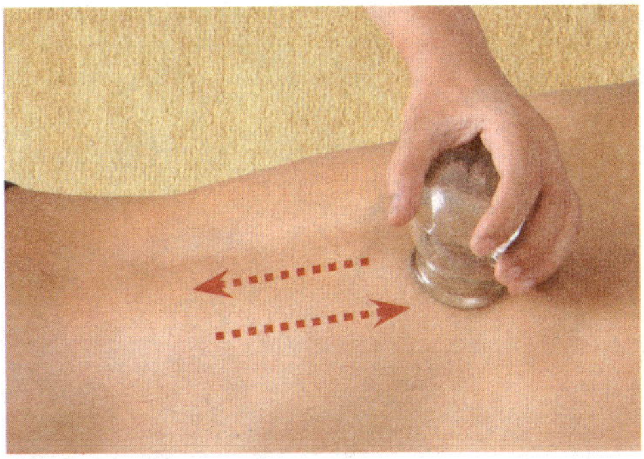

走罐法

走罐法又称推罐法，一般用于面积较大、肌肉丰富的部位。先在罐口和拔罐部位涂一些润滑油，将罐吸上后，用手握住罐体，均匀用力，将罐沿一定路线往返推动，至皮肤潮红为止。操作时，将罐吸拔在穴位皮肤上之后，应立即走罐，不可先试探是否拔住再走罐，否则不易移动。推拉旋转的速度不宜过快，力度不宜过大，推拉移动的距离也不宜过长。

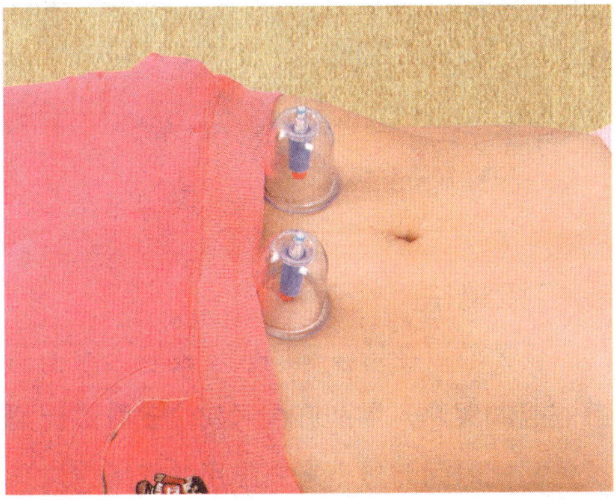

留罐法

指罐吸拔在应拔部位后，留置一定的时间（一般留置 5~15 分钟），直至被拔部位出现潮红、瘀血现象为止。这种方法适用于多种病症，主要用于寒邪引发的疾患以及脏腑的病变，如经络受邪、气血瘀滞、外感风寒、肢体麻木、消化不良等症。

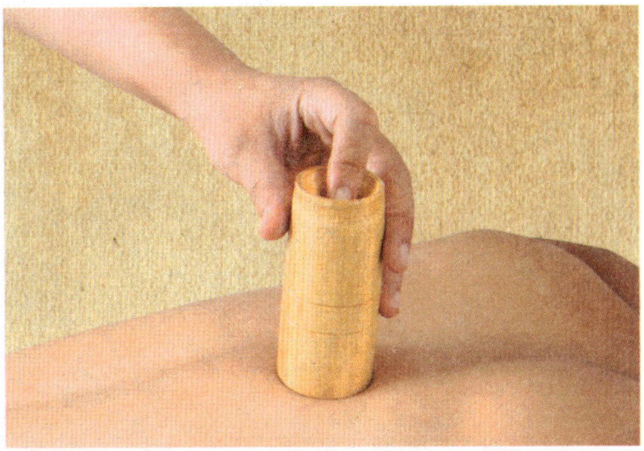

药罐法

拔罐前先将竹罐放在药液中煮沸后再应用的拔罐疗法。先将中药用纱布包好，放入砂锅加入适量水煎煮。煎沸后，将竹罐放入煮 5 分钟左右，将罐夹出，迅速用干净的干毛巾捂住罐口，以便吸取罐口药液，降低罐口温度，并保持罐内的温度。然后，趁热迅速将罐扣在患处或穴位上，手持罐体稍用力按压约半分钟，让药罐吸牢即可。

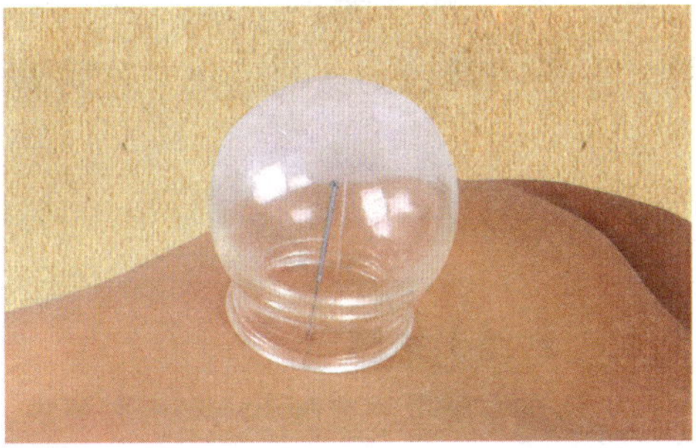

针罐法

针罐法是先在选定穴位上针刺，待达到一定的刺激量后，以针刺处为中心，将罐吸拔在体表上的一种方法。多用于单独拔罐疗效欠佳的顽固性痛痹，各种软组织急慢性损伤等症。针罐法分为留针拔罐法和不留针拔罐法。

【留针拔罐法】

先选定穴位，然后对其进行针刺，不出针，在其上拔罐。留罐 10~15 分钟，待皮肤红润、充血时将罐取下，将针拔出。

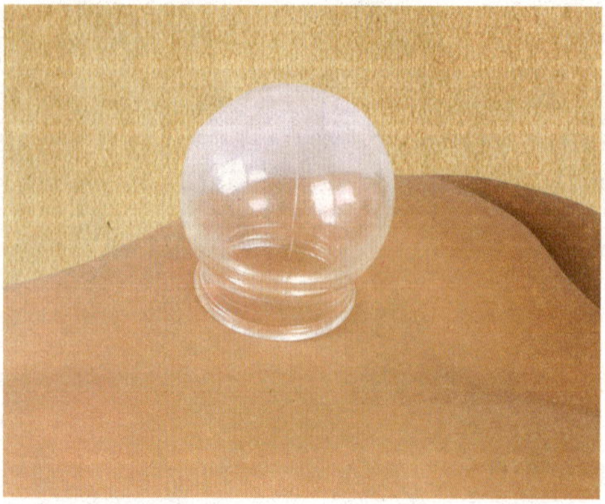

【不留针拔罐法】

对穴位进行针刺后立即出针，或者虽不立即出针，但必须出针后，才在该部位拔罐的一种方法。

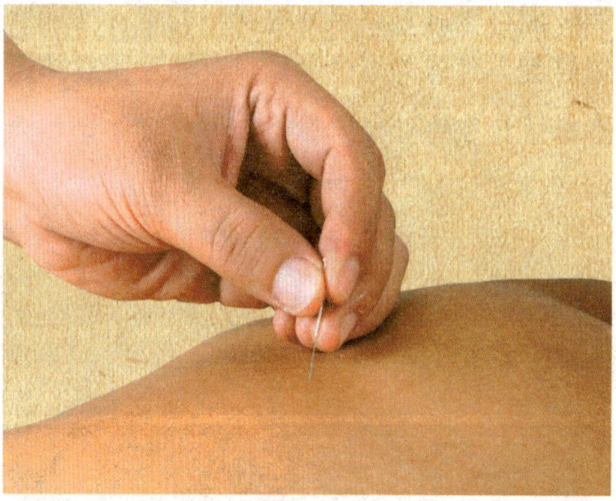

刺血（刺络）拔罐法

先按病变部位的范围大小和出血要求，用三棱针、皮肤针等针刺穴位或病变部位。针刺时的力度是：轻刺以皮肤出现红晕为标准；中刺以轻微出血为准；重刺以点状出血为准。然后在针刺处拔罐并留罐，一般留罐时间为 10~15 分钟。此方法适用于各种急慢性软组织损伤、神经性皮炎、皮肤瘙痒、丹毒、神经衰弱、胃肠神经官能症等。刺血拔罐法最好采用透明罐具，这样便于观察出血状况，一般来说出血量控制在 10~15 毫升即可。建议最好由专业人士使用此种方法。

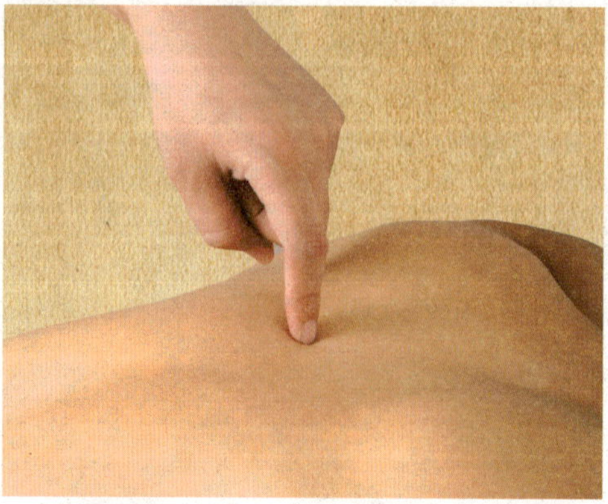

指按拔罐法

在需要拔罐的穴位上或病患处先用手指点按，再在需拔罐的部位上选择不同的拔罐方法。此法适用于病情较急、疼痛剧烈的病症或是软组织挫伤、劳损等病症。

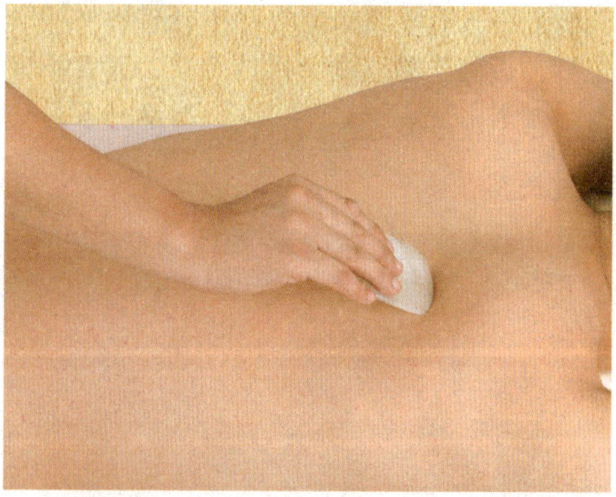

刮痧拔罐法

拔罐前，在待拔罐的穴位皮肤上涂上刮痧油或润滑油，用刮痧板对穴位皮肤进行刮拭。刮拭时间与接下来要应用的拔罐方法有关。若用单纯的留罐法拔罐，刮拭时间可稍长，待皮肤刮出红、紫或紫黑色痧象时再进行拔罐。若用走罐法拔罐，刮拭时间应略短，刮至皮肤潮红即可进行走罐。此法主要应用于肩周炎、颈椎病、腰肌劳损、坐骨神经痛、腰椎间盘突出症、膝关节疼痛、高血压、哮喘等病症。

艾灸拔罐法

艾灸拔罐法是将艾灸和拔罐配合使用的一种方法。先在需要拔罐的穴位进行艾灸，然后再根据具体情况选择不同的拔罐方法。目的是配合艾灸的药物和温热散寒作用来加强疏经通络、驱寒除湿、行气活血的功效。

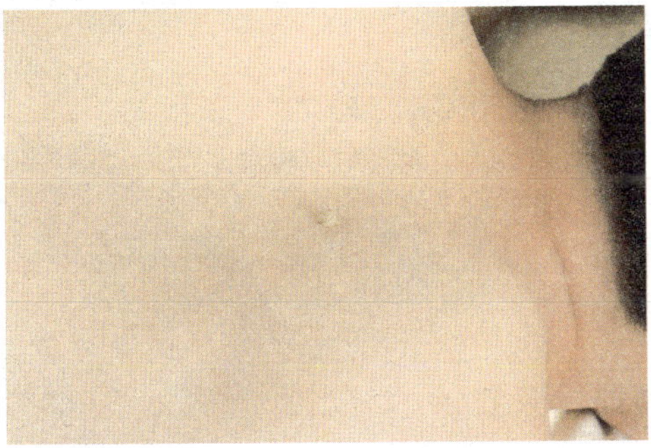

【直接灸拔罐法】

将艾绒搓捏成上尖底平的圆锥形的艾炷，直接放在皮肤上面施灸，在患者感觉皮肤发烫时，换艾炷再灸，以皮肤潮红但不烫伤为度，灸后再进行拔罐。

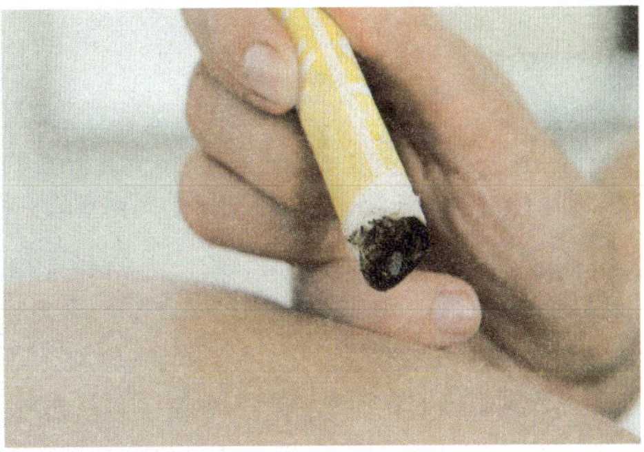

【药条灸拔罐法】

在艾卷内加入药物粉末而制成的艾条叫药条。把药条点燃，温灸穴位皮肤 5~10 分钟，至皮肤潮红，然后再进行拔罐。

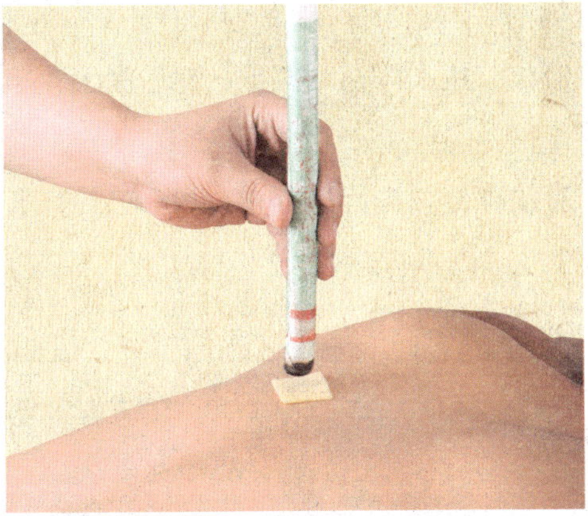

【间接灸拔罐法】

在艾条与穴位皮肤之间隔垫某些物质进行艾灸的方法叫间接灸法。将姜或蒜切成片，刺出小孔，贴在穴位皮肤上，然后把艾条点燃，在姜片或蒜片的上方进行艾灸，患者感觉发烫后再另换姜片或蒜片继续施灸，以皮肤潮红但不烫伤为度。灸毕再进行拔罐。

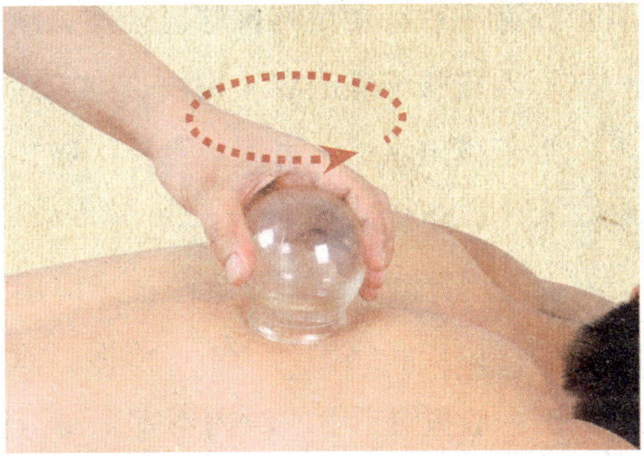

转罐法

先在将要拔罐的部位涂上润滑油，待罐具吸定以后，用手握着罐体，慢慢地使罐体向左水平旋转 90~180 度，然后再向右水平旋转 90~180 度，一个左右转动为 1 次，反复 10~20 次，这种方法称为转罐法。多用于软组织损伤、无菌性炎症所致的肌肉紧张或疼痛等病症。选罐时注意罐口应平滑，避免转动时划伤皮肤。转罐法可与走罐法配合应用，在皮肤上涂适量的润滑油，可减轻疼痛。

起罐的顺序和操作方法

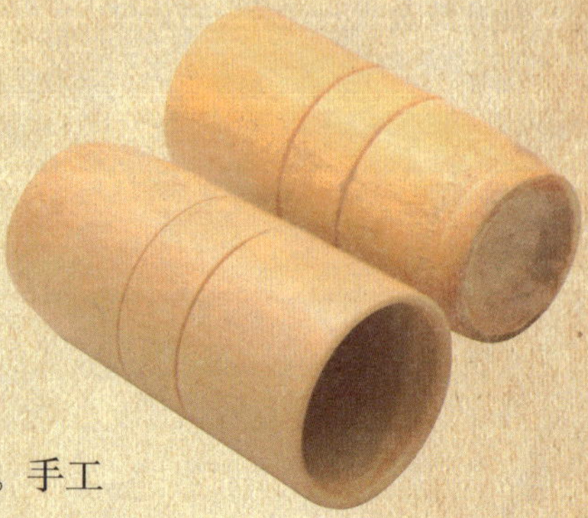

起罐顺序

起罐要遵循先拔先起、先上后下的原则。防止罐子摔落现象。如胸或背部拔多个罐时，应先起最先拔下的罐，然后依此类推。

起罐的方法

起罐时动作要轻柔，不能用蛮力生拉硬拽。手工起罐时，先用一手提罐使其稍微倾斜，另一手压住皮肤，使空气进入罐内，然后很轻松就可以将罐拿下。自动起罐时，先卸掉气嘴上的螺丝帽，再抽气门芯，空气进入罐内，把罐拿下即可。

起罐后的护理

1. 起罐后，用消毒棉球轻轻擦去罐斑处的小水珠、血迹等。

2. 若皮肤干皱或有小裂纹，则应涂上植物油。

3. 若拔出水疱，可用消毒针挑破，挤出液体，用干净棉球擦干，然后涂上龙胆紫药水，以免皮肤感染。

4. 若用针罐法或刺络罐法拔罐应用酒精对拔罐部位进行消毒，防止起罐后感染，若拔罐部位皮肤瘙痒，切不可搔抓，以免感染。

5. 一般拔罐后 3 小时内不宜洗澡，且拔罐处忌吹凉风，以防外邪侵袭。

6. 起罐后，患者不可立即进行重体力活动，应适当休息，恢复体力。

7. 应适量饮水，以增强排毒、活血通络之功效。

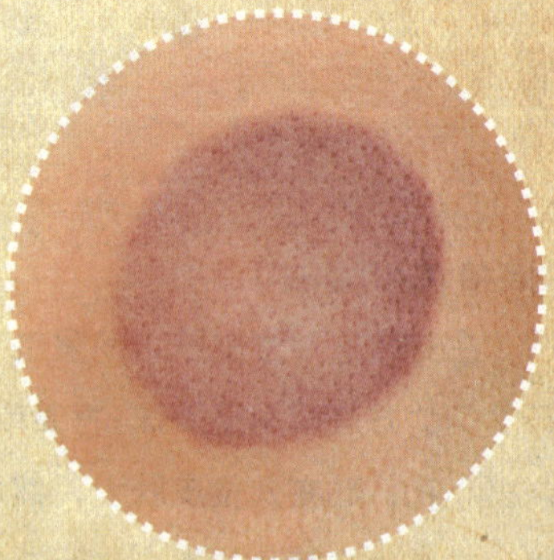

看罐印辨别不同疾病

我们怎么通过拔罐来知晓自己的病症、病情是否好转？最直观的办法就是看罐印。罐印就是拔罐后在身体上留下的印迹，通过观察罐印的颜色、形态，咨询患者的感受，可以推断疾病的性质、疾病的轻重程度，以及患者疾病是否正在好转。

一般情况下，数次拔罐后如果罐印逐渐变浅，斑点变稀少，说明病症正在减轻。如果数次拔罐后，罐印没有变化或颜色变深，说明没有改善或症状加重。虽然了解罐印的特征对治疗疾病有很大的帮助，但也不能盲目地推断，还要根据自身状况来综合分析判断。

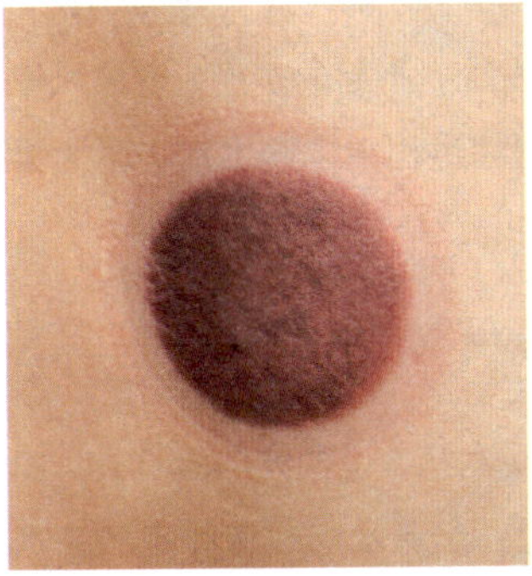

1. 罐印紫黑且暗，一般表示供血不足，行经不畅，多为气滞血瘀之象。

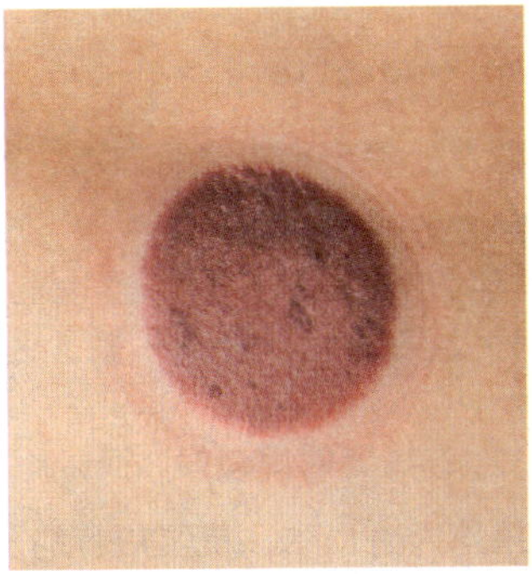

2. 罐印发紫并伴有斑块，一般多为寒凝血瘀症；罐口部分呈紫黑色，多为火毒。

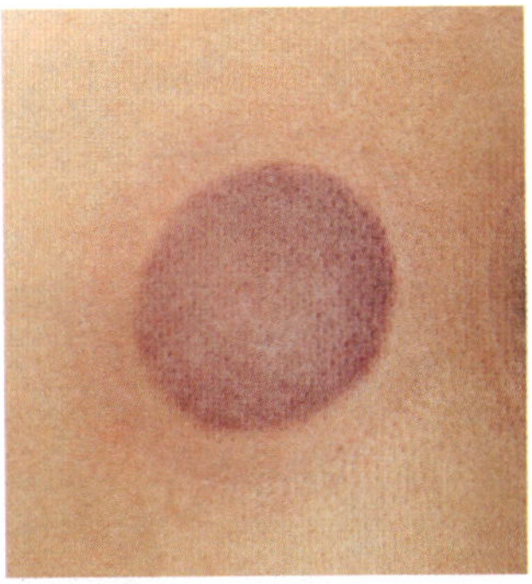

3. 罐印呈散在紫点状，且深浅不一，多为气滞血瘀症。

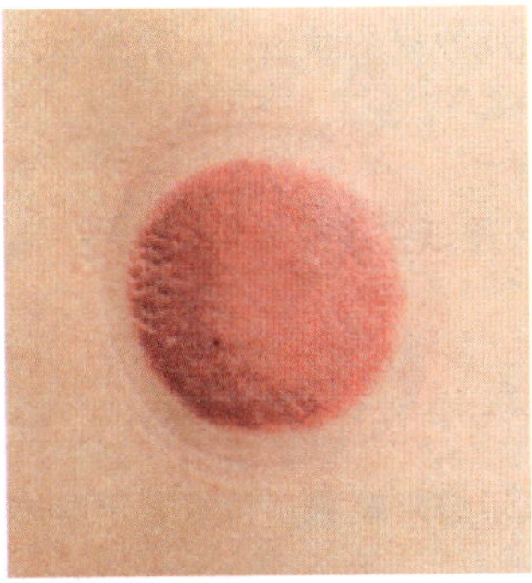

4. 罐印鲜红而艳，一般表示气血两虚或阴虚火旺。

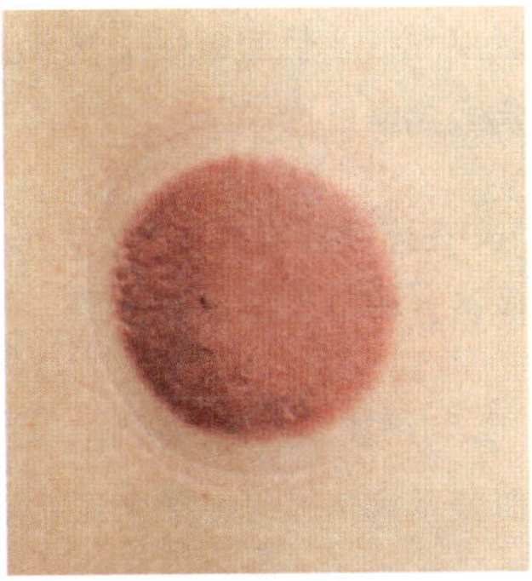

5. 罐印红而暗，多表示血脂高，血黏稠度高，且有热邪。

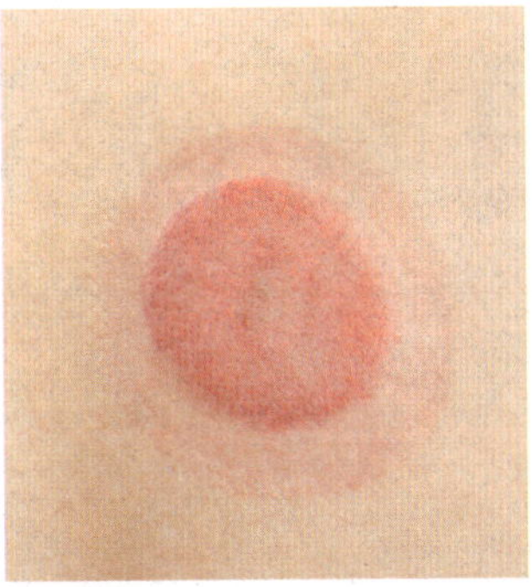

6. 罐印表面有皮纹且感觉微痒，表示风邪或湿邪。

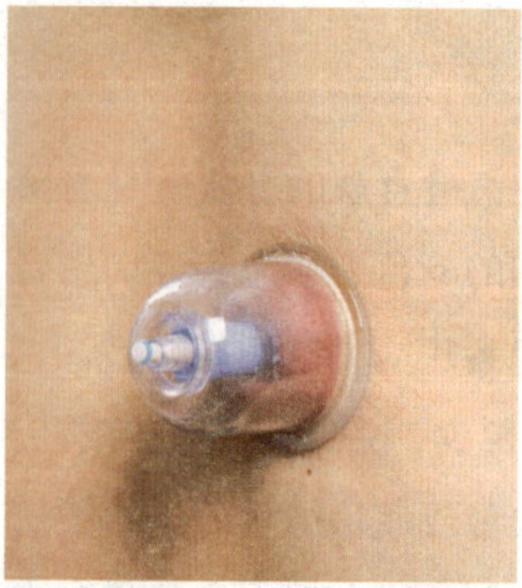

7. 罐体内壁有水汽，表示患者湿盛或因感受湿邪而致病。

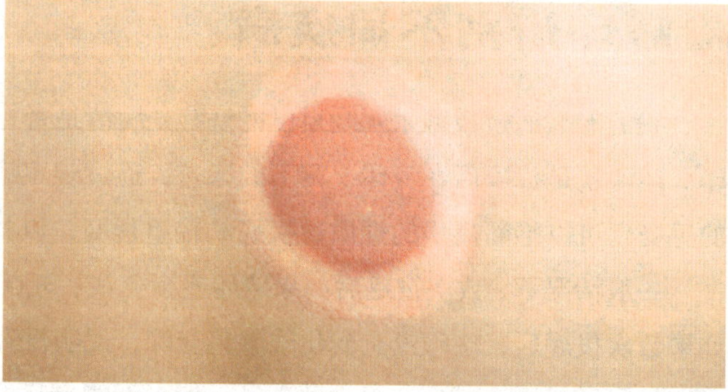

8. 罐口部位皮肤发白，触之不温，发冷、发凉，起白水疱，多为寒湿重。

9. 如果罐口部位皮肤发白，没有其他的现象，多是贫血、虚寒。

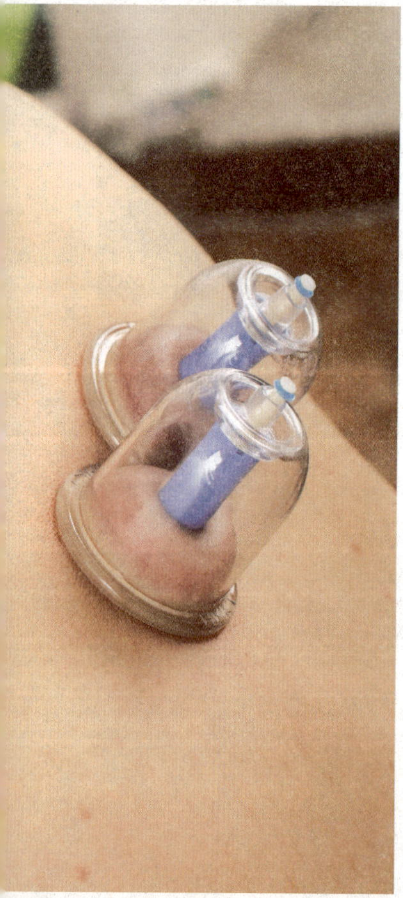

10. 如果罐口部位皮肤发白，不发凉，不起白水疱，多是风寒较重。若白疱中夹有白沫，且留罐过程中皮肤发痒，多为排风寒或排风湿。

11. 罐印灰白，触之不温，多为虚寒和温邪。

12. 若拔罐时间较短，而罐印出现水疱，说明体内湿气重，如果疱内有血水，是湿热毒的反应；起黄水疱或黄绿疱和脓水及有黏稠物、果冻样物，多为有炎症且炎症较重。

13. 感觉拔罐部位疼痛，表示体内有火毒。感觉罐口部位先痛后痒，表示先排火毒，后排风寒湿邪。

14. 拔罐后无明显罐斑反应，局部皮肤没有瘀血现象，或虽有轻度潮红，但起罐后很快恢复皮肤原来的颜色，一般提示无病或病情轻微。

15. 在连续拔罐过程中，罐斑颜色逐渐变浅或减少，说明病情逐渐减轻或接近痊愈。

16. 刺络拔罐吸出的液体，可表现不同的病情。一般认为：鲜血表示病情较轻，黑色或瘀块表示瘀阻较重，黄水表示湿热证，清水表示寒湿证。

拔罐需要注意的事项

扫码了解拔罐的注意事项

1 若给他人拔罐，要不时询问患者的感受，若患者感觉到疼痛，应减少罐内空气，减小吸拔力。同时还要密切关注罐内皮肤的变化。

2 拔罐所需的器具均需消毒，如罐具、三棱针等，罐具必须边缘平滑，没有破损。

3 拔罐过程中，选择的罐具要大小适中。当用多罐法拔罐时，罐具间要保持适当的距离，距离太近，会牵拉皮肤使患者疼痛或罐具互相挤压而脱落。

4 在拔罐过程中，应让患者保持一定的舒适体位，保证拔罐部位的平整，以使罐具稳定。

5 拔罐过程中，应保持室内温暖，让患者躺卧的地方远离风口，防止着凉。

6 拔罐过程中如果病人出现头晕、心慌、恶心、呕吐等晕罐现象，切勿惊慌失措，应立即停止拔罐。让患者平卧，饮些白开水或糖水即可缓解。必要时，可送医院急救。

7 拔罐的部位和穴位一般以肌肉丰富、皮下组织充实及毛发较少的部位为宜。前一次拔罐部位的罐斑未消退之前，不宜在原处拔罐。

8 病情重、病位深及疼痛性疾患，拔罐时间宜长；病情轻、病位浅及麻痹性疾患，拔罐时间宜短。肌肉丰厚的部位，时间可略长；肌肉薄的部位，拔罐时间宜短。气候寒冷时拔罐时间可适当延长，天热时可相应缩短。

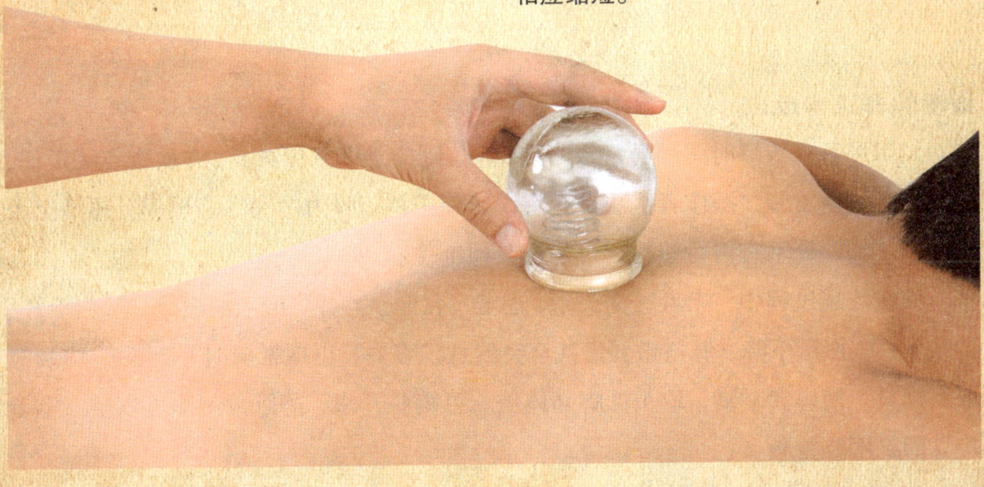

这些人群拔罐需慎重

拔罐并不是人人都适合，如果患者有下列情况，应禁止或慎重使用拔罐疗法。

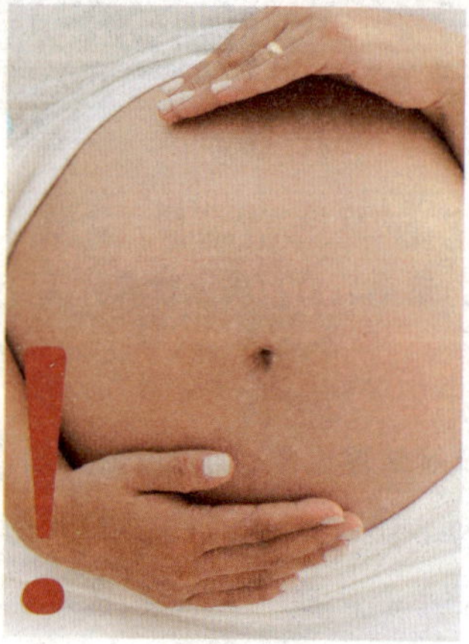

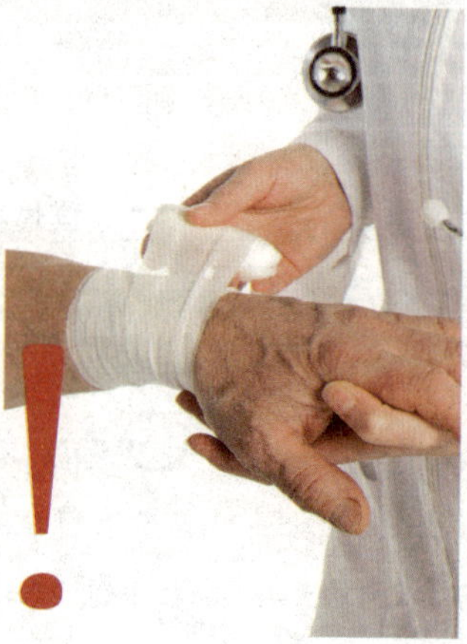

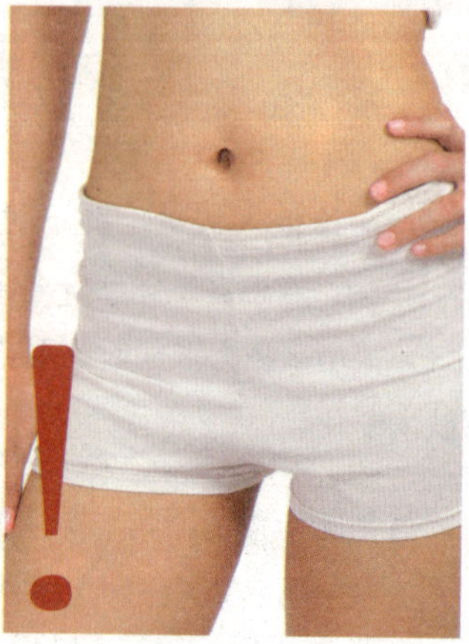

1 凝血机制障碍，有自发性出血倾向或损伤后出血不止的患者，如血友病、紫癜、白血病等。

2 皮肤严重过敏或患有皮肤性传染病者。

3 皮肤肿瘤患者或皮肤局部破损溃烂、皮肤丧失弹性者。

4 外伤骨折、静脉曲张、体表大血管处不宜拔罐。

5 妊娠期妇女的腹部、腰骶部及乳部不宜拔罐，拔其他部位时，手法也应轻柔。

6 活动性肺结核患者、经期妇女。

7 精神病、重度心脏病、心力衰竭、呼吸衰竭患者。

8 关节肿胀或严重水肿者。

9 五官部位、前后二阴部位。

10 重度神经质、全身抽搐痉挛、狂躁不安者。

11 醉酒、过饥、过饱、过渴、过劳者。

拔罐的非正常反应

如果患者在拔罐时感到异常或有烧灼感，则应立即拿掉罐具，并检查有无烫伤，患者是否过度紧张，操作者手法是否有误，罐子是否吸力过大等。根据具体情况予以处理。如此处不宜再行拔罐，可另选其他部位。

如在拔罐过程中，患者感觉头晕、恶心、目眩、心悸，继而面色苍白、出冷汗、四肢厥逆、血压下降、脉搏微弱，甚至突然意识丧失，出现晕厥时（晕罐），应及时取下罐具，使患者平躺，取头低脚高体位。可喝些开水，静卧片刻即可恢复。重者应立即到医院抢救。

拔罐保健的八大特效穴

合谷穴

合谷穴即俗称“虎口”的部位，属手阳明大肠经，此经从手出发，沿手臂外侧，一直到头面部。经常在此穴拔罐可治疗头面部疾病，也可治疗牙痛，保护牙齿健康。另外，在此穴拔罐还能保持大肠气血畅通，有利于体内毒物的排出。

【精准定位】

位于手背，第一、第二掌骨间，当第二掌骨桡侧的中点处。

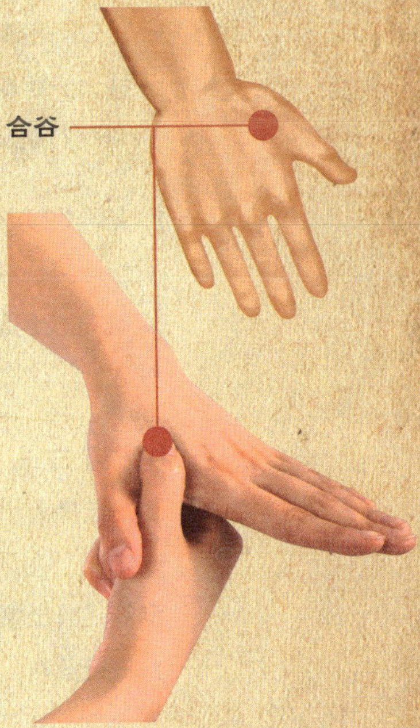

【快速取穴】

两手交握，一手拇指指间横纹压在虎口上，屈指，拇指尖正对之处。

【拔罐方法】

取坐位，将手握成拳状放在桌面上，选择小号罐具，把罐吸拔在穴位上，留罐 10~20 分钟，至皮肤潮红或拔出瘀血。起罐后，对拔罐部位进行消毒。

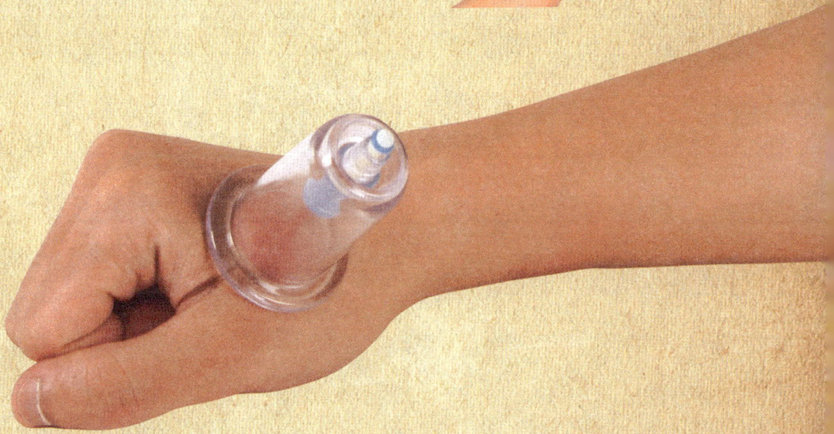

【功能主治】

具有清热解表，疏筋散风，通降肠胃的功效。其中最主要的功用是清热镇痛。主治感冒、咳嗽、头痛、三叉神经痛、面神经麻痹、癫痫、精神分裂症、肠炎、痢疾、牙痛、鼻炎、鼻出血、扁桃体炎、结膜炎、五指痉挛、多汗、失语症等。尤其对感冒后引起的头痛治疗效果更佳。

内关穴

内关穴为手厥阴心包经的一个重要穴位，具有非常重要的保健作用。常拔此穴，可预防和治疗心血管疾病，对胃肠道疾病也有显著疗效。

【精准定位】

位于前臂掌侧，在曲泽与大陵的连线上，腕横纹上2寸，掌长肌腱与桡侧腕屈肌腱之间。

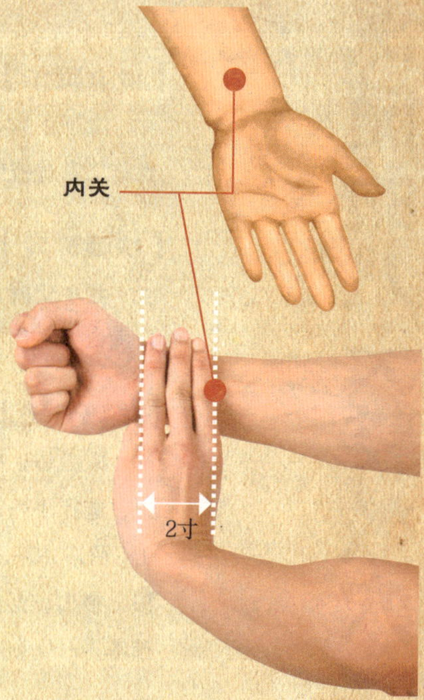

【快速取穴】

从腕横纹向上量三横指，在掌长肌腱与桡侧腕屈肌腱之间，即为内关穴。

【拔罐方法】

选择大小合适的罐具，把罐吸拔在穴位上，留罐10~20分钟，至皮肤潮红或拔出瘀血。起罐后，对拔罐部位进行消毒。

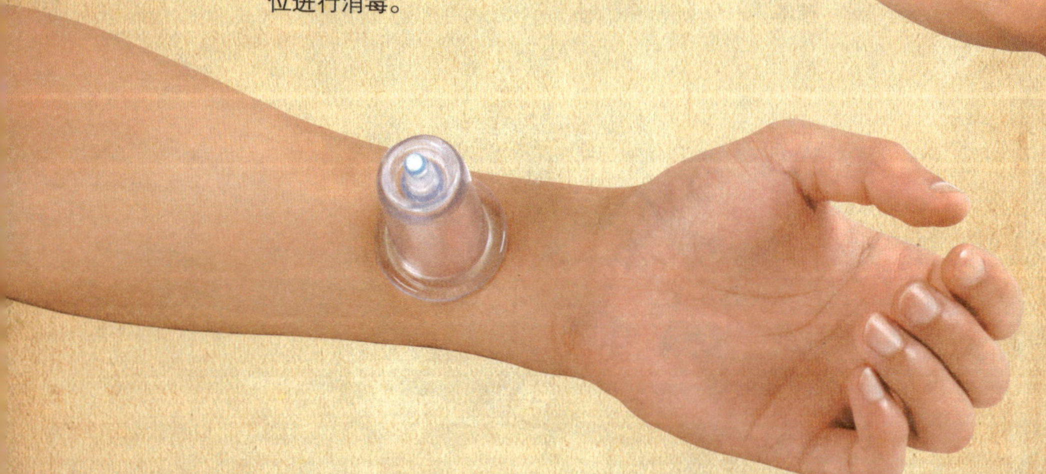

【功能主治】

理气活血，安神定志。主治心绞痛、心肌炎、风湿性心脏病、心动过缓、心律不齐、休克、昏迷、晕厥、晕车、失眠、癔病、癫痫、精神病、胃脘痛、胃痉挛、呕吐、呃逆、低血压、高血压等。对各种心脏病、各种精神病和神经系统疾病疗效较好。

足三里穴

古人称足三里穴为“长寿穴”“强壮穴”是有一定道理的。此穴属足阳明胃经，常拔此穴对消化系统、神经系统、血液系统、循环系统、内分泌系统、泌尿系统、生殖系统的疾病有预防和治疗作用，尤其对消化系统的疾病功效最为明显，是人体重要的保健穴位。

【精准定位】

位于小腿前外侧，在犊鼻下 3 寸，距胫骨前嵴外一横指。

【快速取穴】

站立，弯腰。同侧手张开虎口围住髌骨上外缘，其余四指向下，中指尖所指处即是。

【拔罐方法】

取坐位，露出腿部皮肤，选择大小合适的罐具，把罐吸拔在穴位上，至皮肤潮红或拔出瘀血为度，留罐 10~20 分钟。起罐后，对穴位皮肤进行消毒，以免感染。

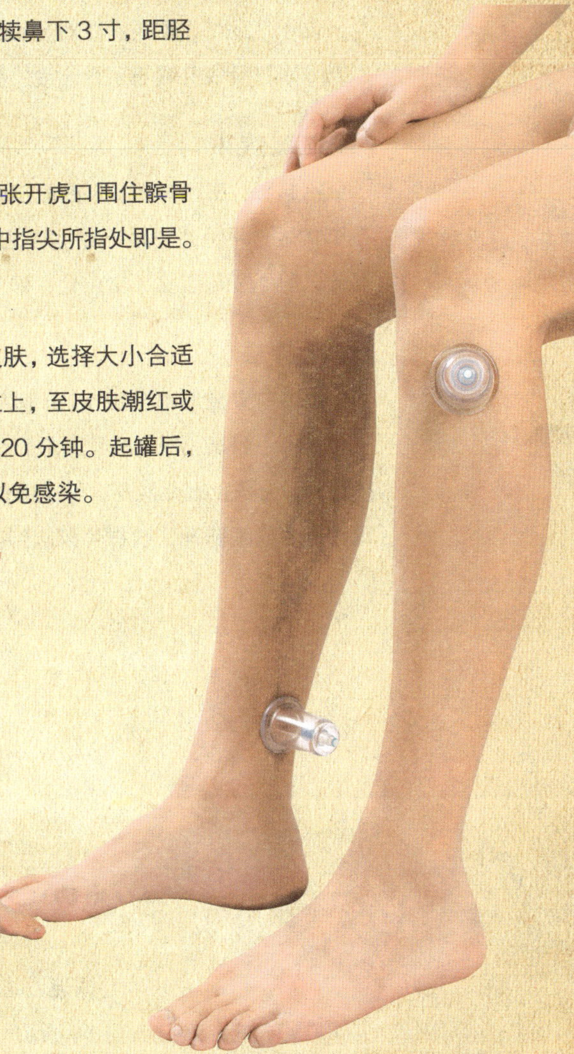

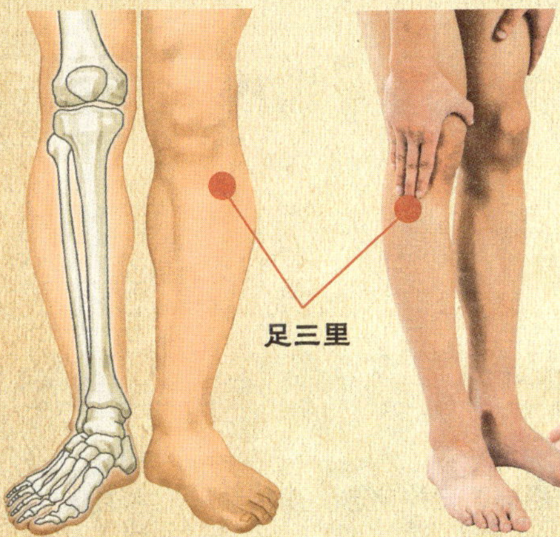

【功能主治】

扶正培元，强脾健胃；促进新陈代谢，强壮肌体；提高内分泌系统功能，增强免疫能力。胃炎、胃溃疡、胃下垂、胃痉挛、消化不良、肝炎、癫痫、失眠、偏瘫、高血压、低血压、动脉硬化、冠心病、糖尿病、遗尿、阳痿、早泄、遗精、月经不调、月经过多、伤风感冒、膝关节炎、下肢关节炎等疾病。

涌泉穴

涌泉穴属足少阴肾经，肾为先天之本，主藏精，对此穴位经常进行拔罐，可以导引肾经虚火及上焦浊气下行，并有疏肝明目、清喉定心之功效。可促进局部血液循环，有助于防止老年性手足麻木及浮肿，还有降血压的功效。

【精准定位】

位于足底部，屈足卷趾时足心最凹陷处，约在足底第2、第3趾趾缝纹头端与足跟连线的前1/3与后2/3交点上。

【快速取穴】

抬起脚，脚趾弯曲，足底最凹陷处，即为涌泉穴。或在脚掌做一平分左右的正中线（去掉脚趾），再将该线3等分，前1/3与后2/3交点处，即为涌泉穴。

【拔罐方法】

拔罐前宜用温水泡脚15分钟左右，清洗掉脚底的硬皮。选择小号罐，把罐吸拔在穴位上，留罐10~20分钟。拔罐时，为防止罐体脱落，可在罐口与皮肤接触处涂上拔罐密封油或眼药膏，这样可以起到密封作用。

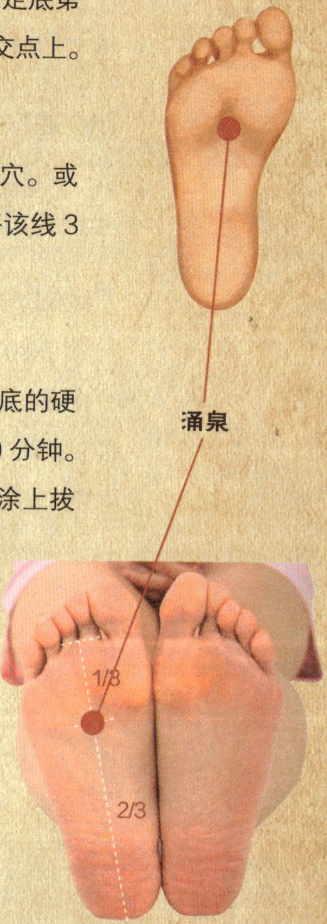

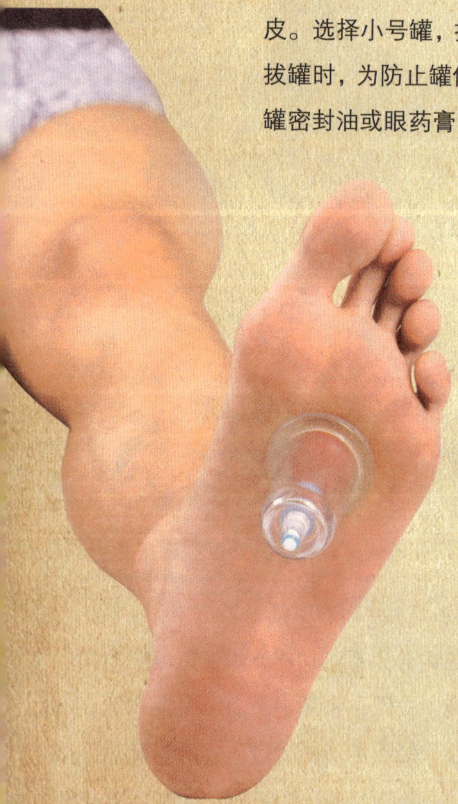

【功能主治】

清脑醒神，安神定志，清热散风。主治休克、昏迷、眩晕、中暑、健忘、头痛、三叉神经痛、癫痫、癔病、精神病、小儿惊风、脑出血、功能性瘫痪、功能性失语、面部痉挛、高血压、心绞痛、心肌炎、扁桃体炎、咽炎、咳嗽、黄疸、胃痛、水肿、阳痿、腰痛、膝关节痛、胸痛、视力减退、麻疹、疝气等。

百会穴

百会穴为人体督脉上的重要穴位之一，是治疗多种疾病的首选穴。常在此穴位拔罐对脑血管疾病的预防和治疗有明显效果，对治疗脏器下垂也有显著疗效。不仅在百会穴拔罐有神奇的疗效，按摩此穴对治疗疾病也很有帮助。例如用手掌按摩百会穴，每次按顺时针方向和逆时针方向各按摩 50 圈，每日 2~3 次，高血压和低血压的现象就会逐渐缓解。

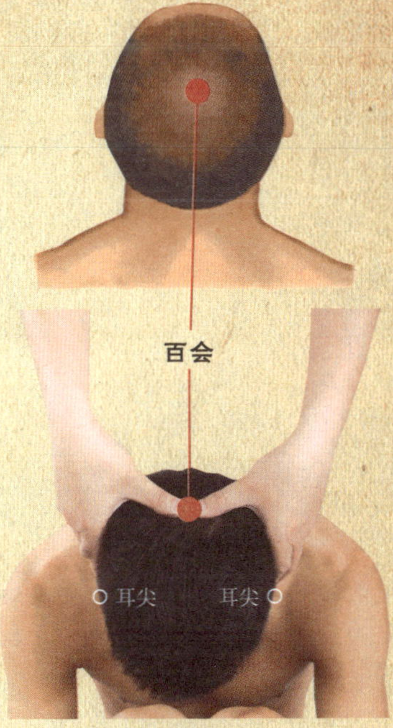

【精准定位】

位于头部，在前发际正中直上 5 寸，或两耳尖连线的中点处。

【快速取穴】

将耳廓折叠向前，找到耳尖。经过两耳尖做一连线，与正中线的交点处，即为百会穴。

【拔罐方法】

采用正坐的姿势，选择小号罐具，把罐吸拔在穴位上，留罐 5~10 分钟。起罐后，对穴位皮肤进行消毒处理。在此穴位拔罐时，需要把头发剃掉，否则不易把罐吸拔在穴位上，且起罐后，不易对穴位皮肤进行消毒及护理。

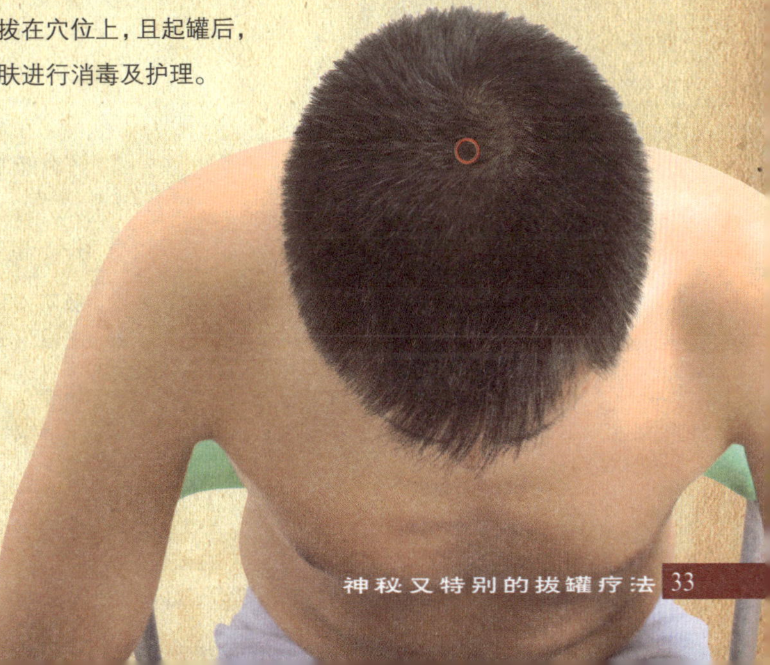

【功能主治】

升举阳气，醒脑开窍。中风失语、癫狂、头晕、头痛、老年健忘、心悸、高血压、脑供血不足、鼻塞、痔疮、脱肛、泄泻、阴挺等。

三阴交穴

此穴为足太阴脾经、足少阴肾经、足厥阴肝经交会之处，应用广泛，既可健脾益气，又可调肝补肾，亦有安神之效帮助睡眠。常在此穴拔罐对妇科疾病疗效显著，所以有“妇科三阴交”之称，也可调补肝、脾、肾三经气血，对防治高血压、糖尿病、冠心病等有显著疗效。

【精准定位】

位于小腿内侧，在足内踝尖直上 3 寸，胫骨内侧缘后方。

【快速取穴】

从内踝尖向上量四横指，食指上缘所在水平线与胫骨后缘的交点处，按压有酸胀感，即为三阴交穴。

【拔罐方法】

让患者取坐位，选择大小合适的罐具，把罐吸拔在穴位上，留罐 10~20 分钟，至皮肤充血或拔出瘀血为止，起罐后用酒精棉球擦去瘀血并消毒。

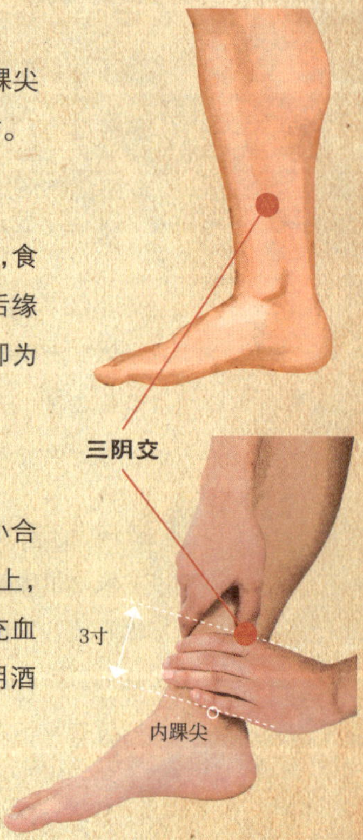

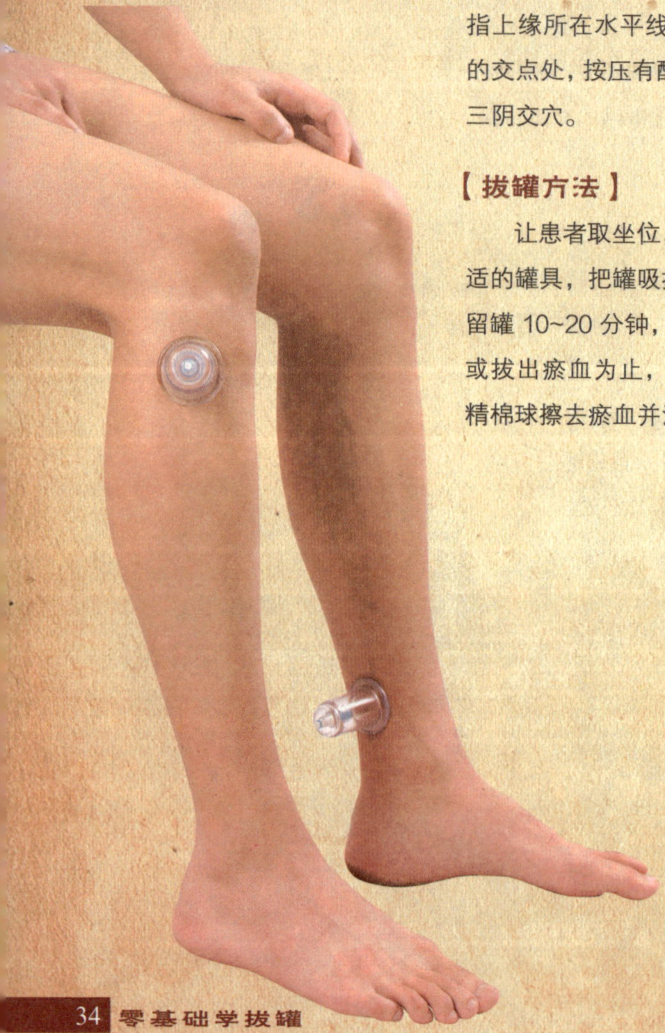

【功能主治】

健脾和胃，调肝补肾，行气活血，疏经通络。脾胃虚弱、消化不良、腹胀肠鸣、腹泻、月经不调、崩漏、带下、闭经、子宫脱垂、难产、产后血晕、恶露不行、遗精、阳痿、阴茎中痛、水肿、小便不利、遗尿、膝脚痹痛、脚气、失眠、湿疹、荨麻疹、神经性皮炎、高血压病等。

大椎穴

大椎穴属督脉，为手足三阳经与督脉的交会穴，具有统领一身之阳气，联络一身之阴气的作用。经常在此穴拔罐具有调节阴阳、疏通经络、行气活血、清热解毒等功效，可预防感冒，增强身体抵抗疾病的能力。

【精准定位】

在后正中线上，第七颈椎棘突下凹陷中。

【快速取穴】

低头，在后颈部可以看到最高的骨性隆起，即第七颈椎。其棘突下凹陷中，即为大椎穴。

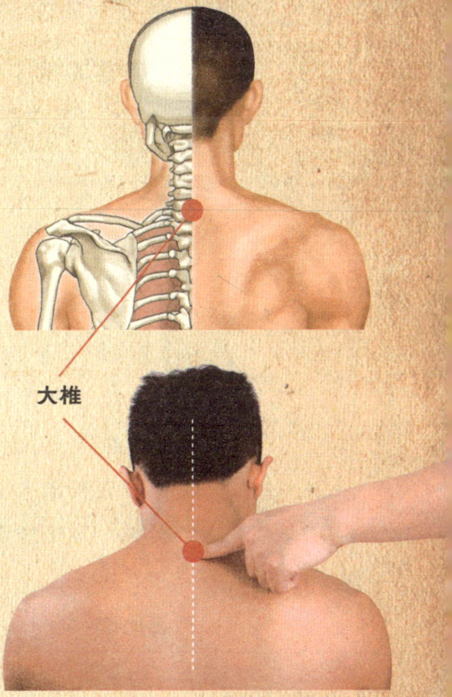

【拔罐方法】

让患者取俯伏位，选择大小合适的罐具，把罐吸拔在大椎穴上，留罐 10~20 分钟，至皮肤出现瘀血现象为止。起罐后，对穴位皮肤进行消毒。

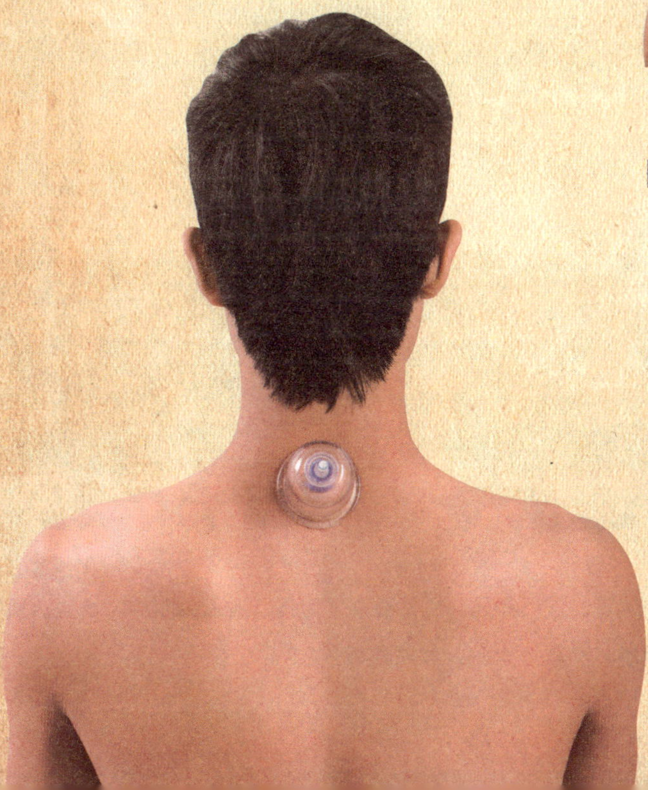

【功能主治】

解表清热，疏风散寒，息风止痉，安神益髓。主治热病、疟疾、咽炎、扁桃体炎、气喘、咳嗽、项强、肩背痛、腰脊强、小儿惊风、癫痫、五劳虚损、气虚乏力、精神病、中暑、霍乱、呕吐、黄疸、皮肤病及一切虚弱症。

神阙穴

神阙穴是任脉重要穴位之一，位于脐中。经常对此穴拔罐，可提高机体免疫力，对慢性支气管炎、哮喘、半身不遂等慢性疾病有明显疗效。可使人体真气充盈、精神饱满、体力充沛、腰肌强壮、面色红润、耳聪目明、延年益寿。并对腹痛肠鸣、腹胀、泄痢脱肛、中风脱症等有独特的疗效。

【精准定位】

位于腹中部，脐中央。

【快速取穴】

在腹中部，肚脐的中央，即为神阙穴。

【拔罐方法】

让患者取仰卧位，露出脐部。选择大小合适的罐具，把罐吸拔在神阙穴上，留罐 10~20 分钟，至皮肤潮红或有轻度瘀血。起罐后，对穴位皮肤进行消毒处理。

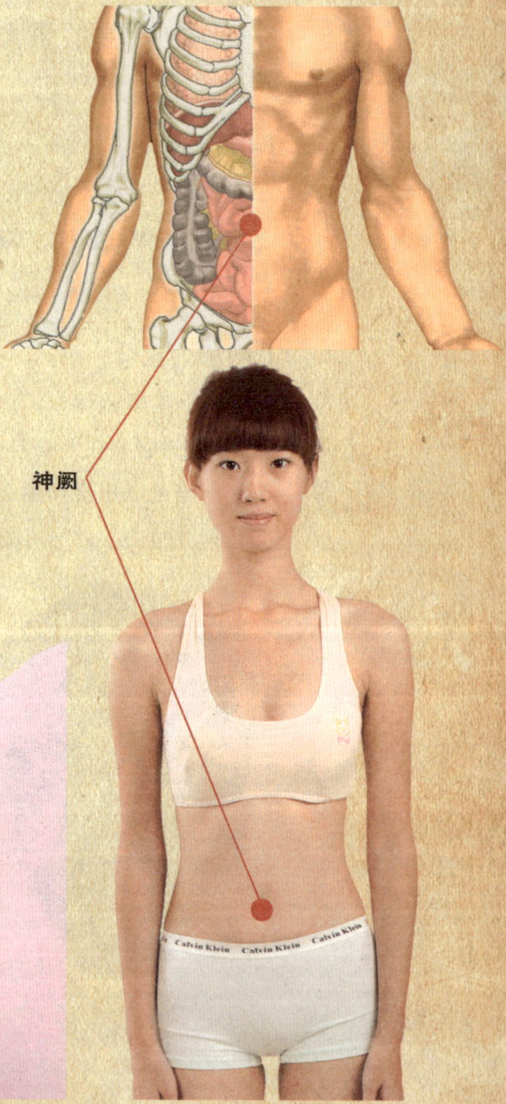

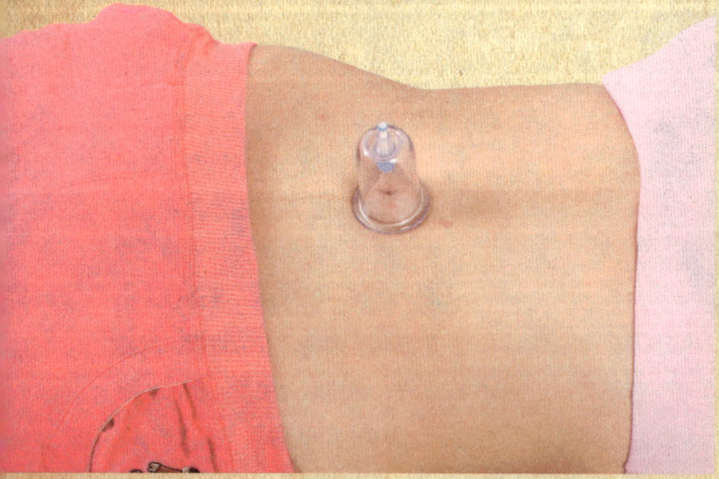

【功能主治】

固本培元，回阳救逆，补益脾胃，理气和肠。主治腹痛、泄泻、脱肛、水肿、虚脱、昏厥、下痢、便秘、小便不利、失禁、淋症、不孕、身体虚弱等。

养身保健七大拔罐疗法

拔罐疗法是一种经济实惠又无副作用的中医疗法。除了能治疗一些家庭常见病，还有养生保健的功效。经常拔罐能养心安神、滋肝明目、缓解疲劳、益智醒脑、补肾壮阳、培补元气，还能美容养颜，对身体的好处多多。

养心安神拔罐法

主治症状：心悸易惊、健忘失眠、精神恍惚、多梦遗精、口舌生疮、大便燥结等。

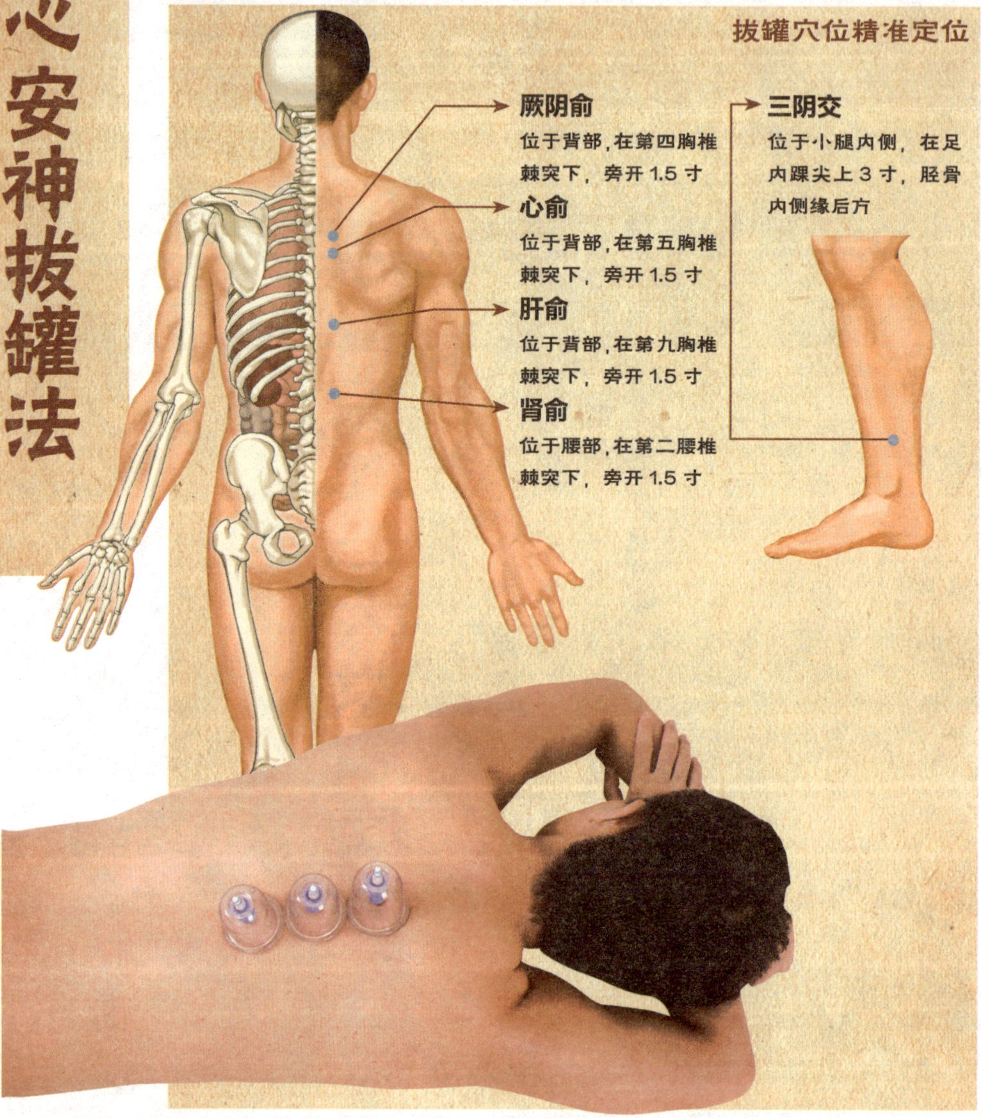

手把手教你拔罐

选择厥阴俞、心俞、肝俞、肾俞、三阴交中的 2~3 个穴位，把罐吸拔在所选穴位上，留罐 5~10 分钟。这样的治疗隔日 1 次，10 天为 1 个疗程。

日常护理原则

1. 注意多休息、做适量的有氧运动。
2. 注意调节饮食，多吃新鲜蔬菜、水果。
3. 保证充足的睡眠，避免熬夜。
4. 适当给自己减压，保持心情愉快。

滋肝明目拔罐法

主治症状： 肝气郁结，气机中阻，眼目干涩，视物不清，眼胀，两胁胀痛，嗳腐吞酸，恶心呕吐等。

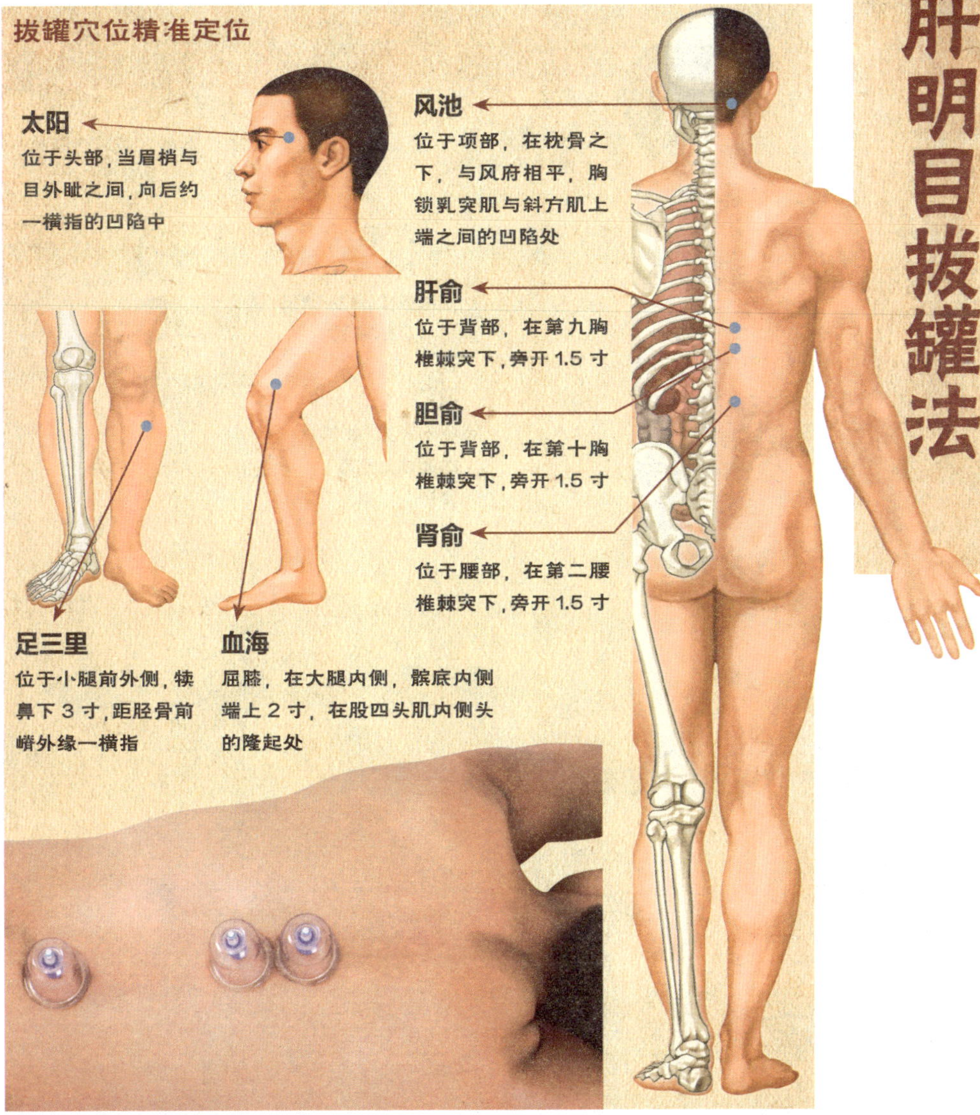

手把手教你拔罐

让患者取合适体位，用大小合适的罐具吸拔风池、肝俞、胆俞、肾俞、足三里、血海、太阳中的2~3个穴位，留罐5~10分钟。每2~3天1次，10天为1个疗程。上述穴位交替使用，注意吸拔太阳穴时吸力不要太大，留罐时间不要太长，皮肤潮红即可。

日常护理原则

1. 科学安排饮食。

2. 注意调节情志，使肝气舒畅。

3. 适量运动，保持人体气血通畅。

缓解疲劳拔罐法

主治症状：睡眠质量差、头晕、头痛、肌肉酸痛等。

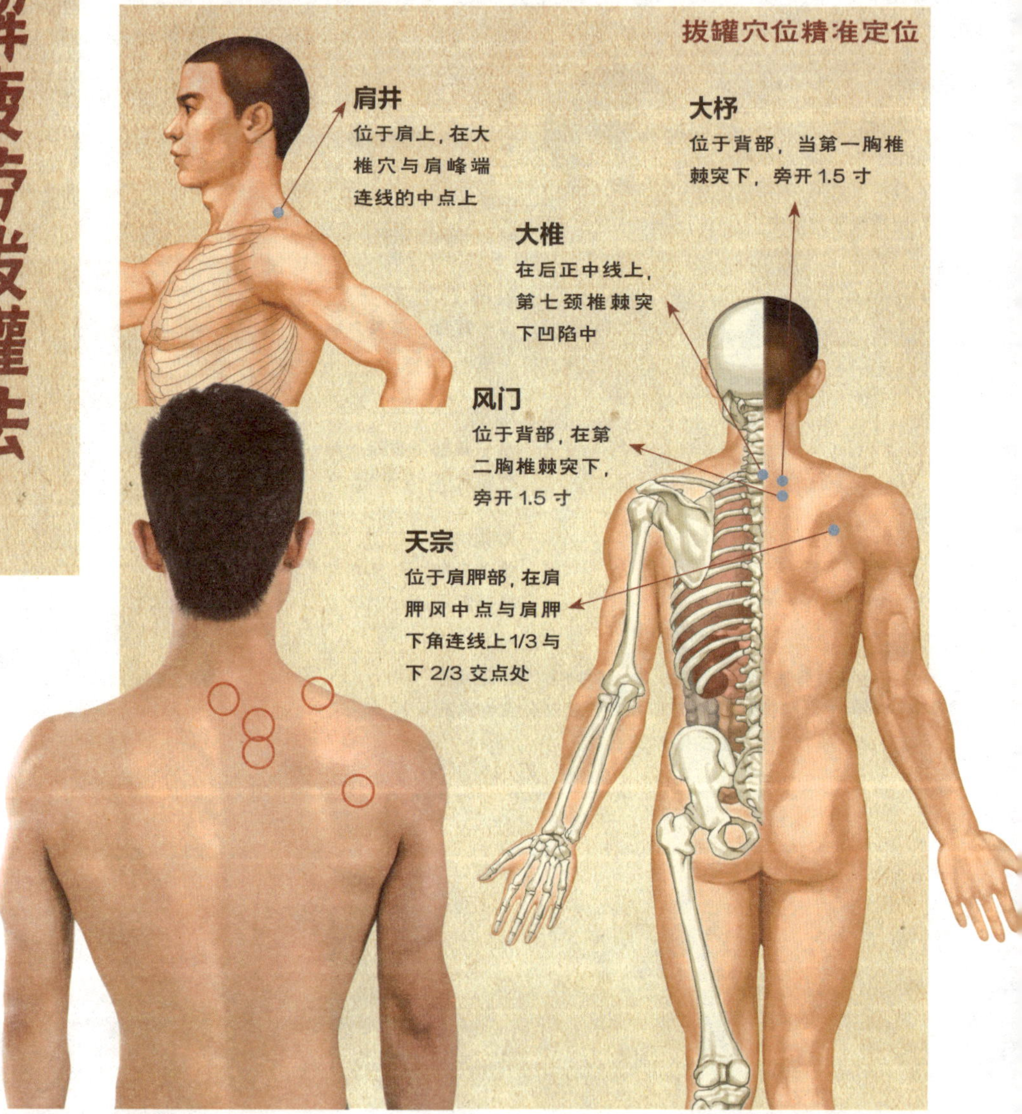

手把手教你拔罐

让患者取合适体位，选择大小合适的真空罐或者火罐，把罐吸拔在肩井、大椎、大杼、天宗、风门。留罐 10~15 分钟， 每日或隔日 1 次，4 日为 1 个疗程。

日常护理原则

1. 劳逸结合，让紧张的神经得到松弛。
2. 保持充沛的精力和愉快的心情。
3. 坚持体育锻炼，帮助废物排出体外。
4. 饮食科学合理，少喝咖啡和茶水。

益智醒脑拔罐法

主治症状： 健忘失眠、烦躁多梦、神疲体倦及血虚所致的虚热等。

拔罐穴位精准定位

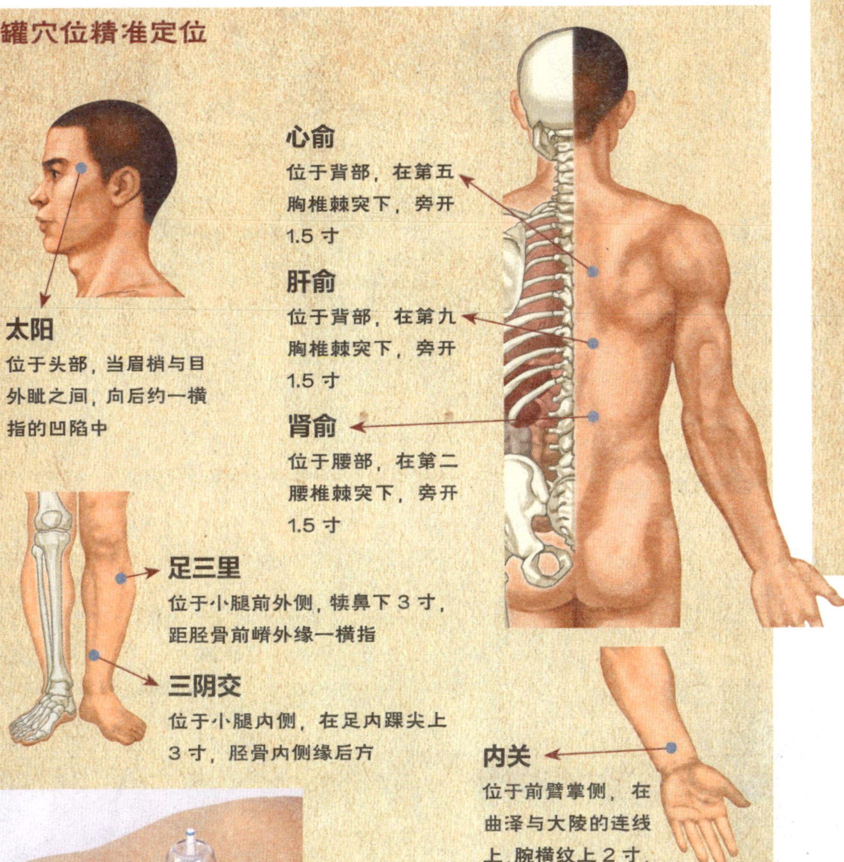

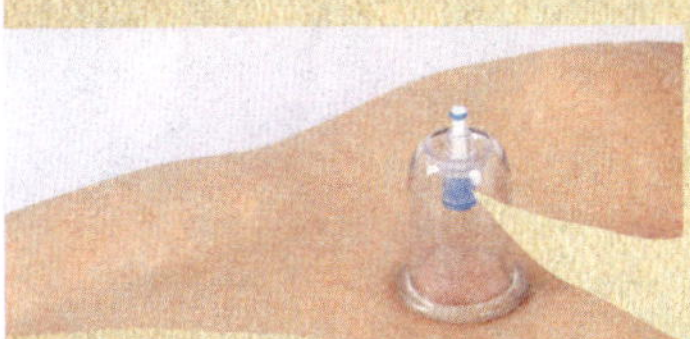

手把手教你拔罐

选取太阳、心俞、肝俞、肾俞、内关、足三里、三阴交中的 2~3 个穴位，用大小合适的真空罐或者火罐交替吸拔在穴位上，留罐 10~15 分钟，每周治疗 3 次，10 天为 1 个疗程。

日常护理原则

1. 食用大豆、牛奶、鸡蛋、鱼类等食物，可提高记忆力、调节大脑功能。

2. 坚持体育锻炼，舒缓筋骨，可促进大脑血液循环，使人神清气爽。

3. 保持乐观的生活态度，多动脑、多思考，保持脑部的思维活跃。

4. 经常做脑部按摩或刮痧，可改善脑部的血液循环，使人精力充沛。

补肾壮阳拔罐法

主治症状： 头晕、心慌气短、体虚乏力、腰膝酸软等。

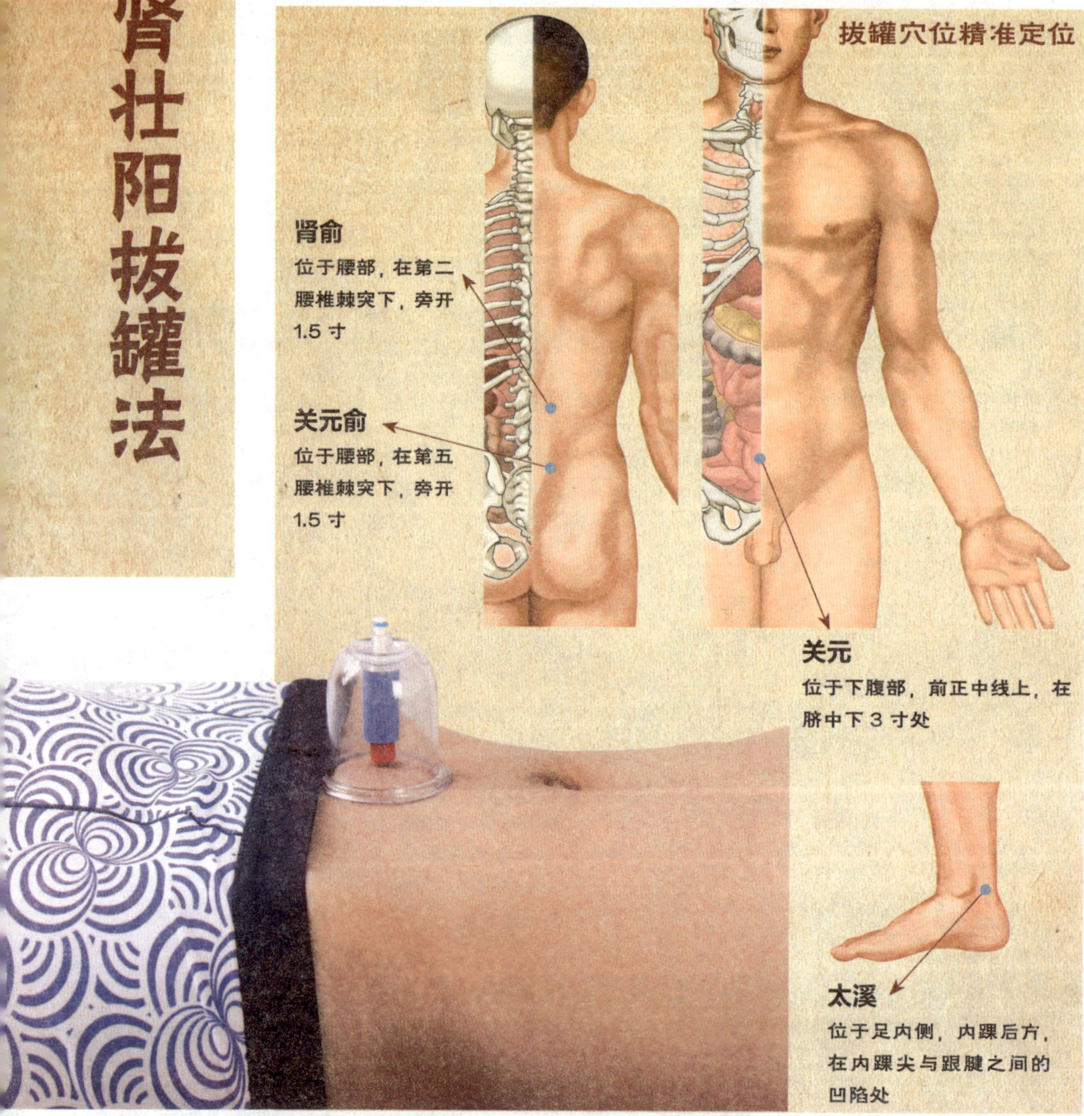

手把手教你拔罐

先让患者取仰卧位，把罐吸拔在关元穴上。留罐10~15分钟。操作结束后，再让患者取俯卧位，把罐吸拔在肾俞、关元俞、太溪，留罐10~15分钟，每周3次，2周为1个疗程。

日常护理原则

1. 经常锻炼身体，以养筋健骨、舒筋活络、畅通血脉、增强自身抵抗力。

2. 适量进行一些慢跑锻炼。

3. 可以在医生建议下进行膳食调养，均衡营养，多吃蔬果，忌烟酒。

培补元气拔罐法

主治症状：少气无力，体弱多病等。

拔罐穴位精准定位

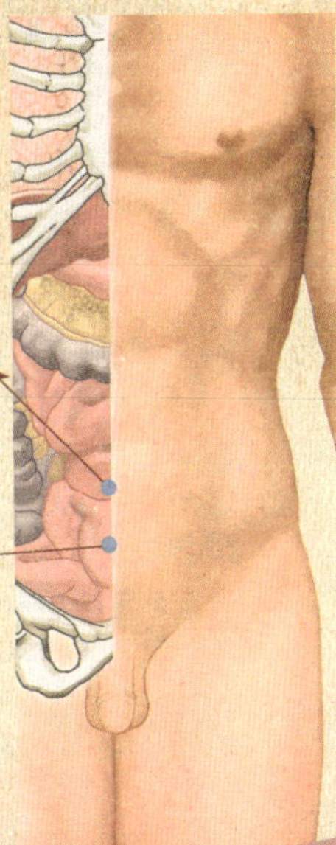

气海
位于下腹部，前正中线上，在脐中下 1.5 寸

关元
位于下腹部，前正中线上，在脐中下 3 寸处

肾俞
位于腰部，在第二腰椎棘突下，旁开 1.5 寸

命门
位于腰部，在后正中线上，第二腰椎棘突下凹陷中

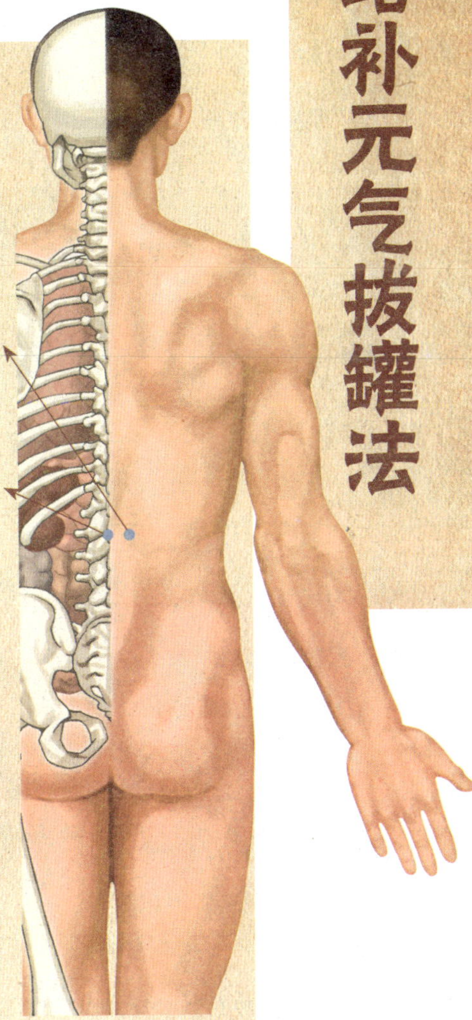

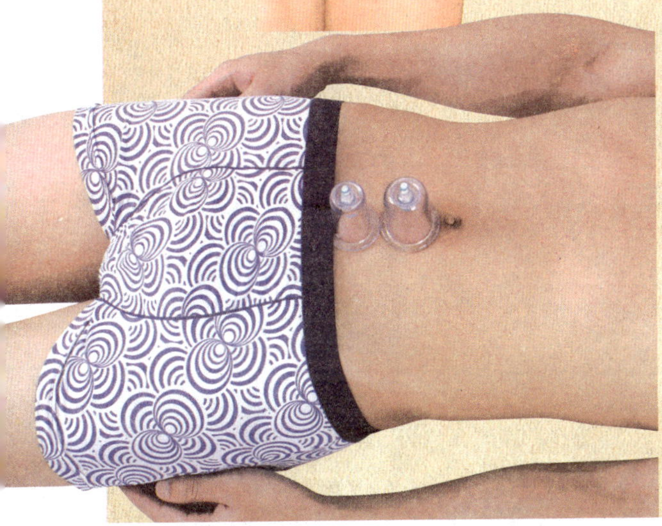

手把手教你拔罐

让患者取合适体位，用大小合适的真空罐或火罐吸拔关元、气海、命门、肾俞中的 2~3 个穴位，留罐 10~15 分钟。隔日 1 次，10 日为 1 个疗程。以上四穴都是人体中保健强身的重要穴位，可以益肾固精，培补元气。

日常护理原则

1. 注意饮食调节，多吃补血补气的食物。

2. 保持正常的作息规律，不熬夜，不过度劳累。

3. 适度运动，提高机体的抗病能力，恢复人体元气。

4. 保持心情愉快。

美容养颜拔罐法

主治症状： 面色无华，容易疲惫，睡眠不好，易出汗等症状。

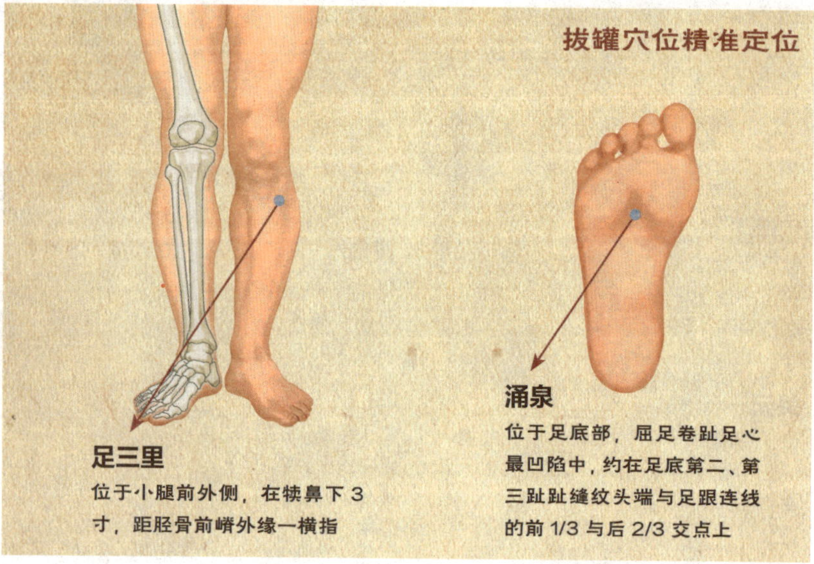

手把手教你拔罐

让患者取合适体位，选择大小合适的罐具吸拔涌泉和足三里，留罐 10~15 分钟，2 日 1 次，10 天为 1 个疗程。经常在涌泉穴拔罐，可以祛除体内的湿毒浊气，疏通肾经，使经络气血通畅。加拔配穴足三里更可使人体精力充沛，有强身健体的功效。

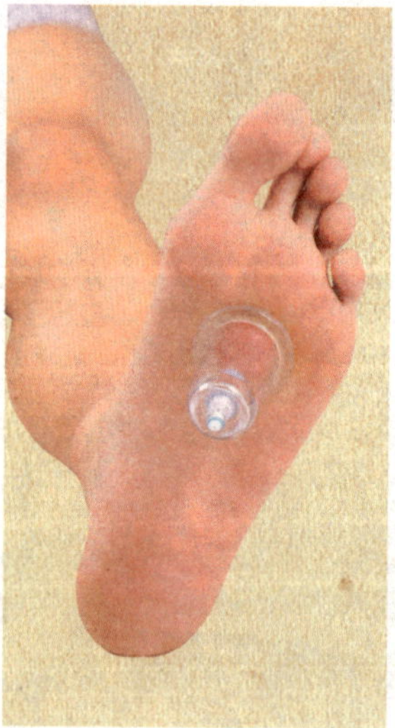

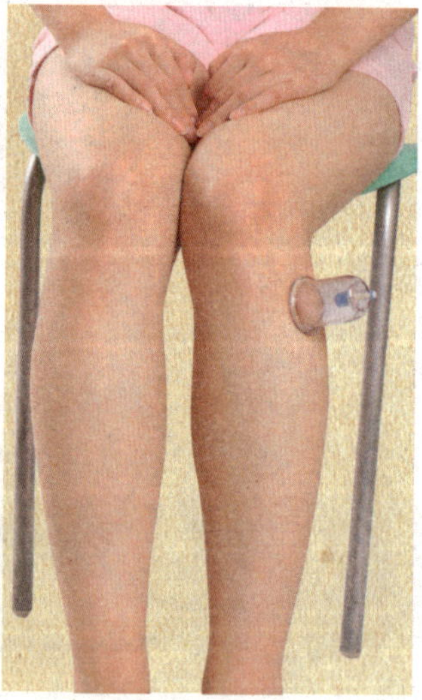

日常护理原则

1. 注意饮食，多吃新鲜蔬菜和水果，多喝水，少吃油腻及辛辣刺激性食物，减少体内湿浊之气的产生。

2. 多进行体育锻炼，以加速血液循环，促进新陈代谢，通过呼吸和汗液排出体内的废气。

3. 保持心情愉快，及时排解不良情绪。

内科病症拔罐疗法

家庭常见的内科疾病，通过拔罐疗法，可以有效改善疾病的症状，还能增强体质，让身体少生病，更健康。

失眠

失眠是指入睡困难、早醒及睡眠时间不足或质量差。长期失眠会导致人精神不振、心悸、健忘、食欲不佳等。常见的导致失眠的原因有睡眠环境、躯体疾病、精神因素等。

拔罐穴位精准定位

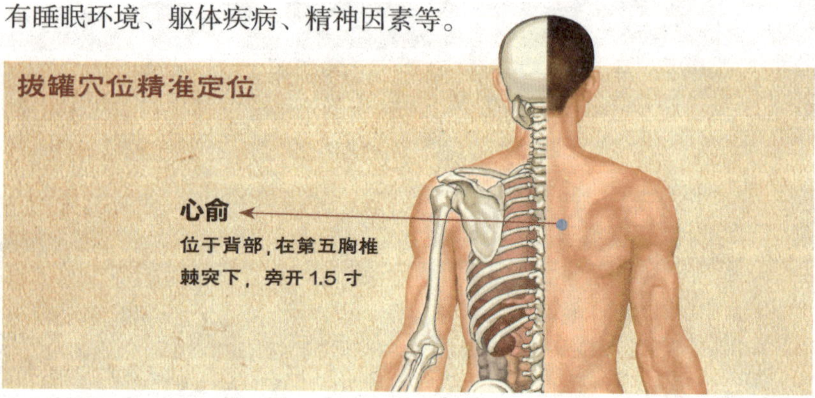

手把手教你拔罐

1 者取俯卧位，暴露背部。在背部涂满润滑油。以免皮肤太过干燥，走罐时罐体不易移动，拉伤皮肤。

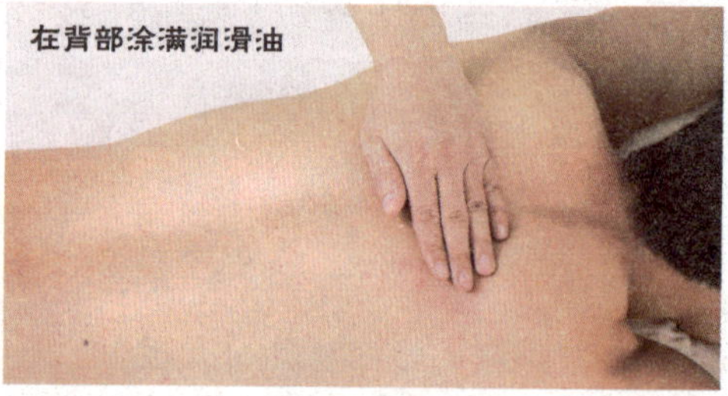
在背部涂满润滑油

2 大小合适的玻璃罐，用闪火法把罐吸拔于背部，来回走罐数次，至皮肤潮红，走罐时手法要轻，以免弄伤皮肤。

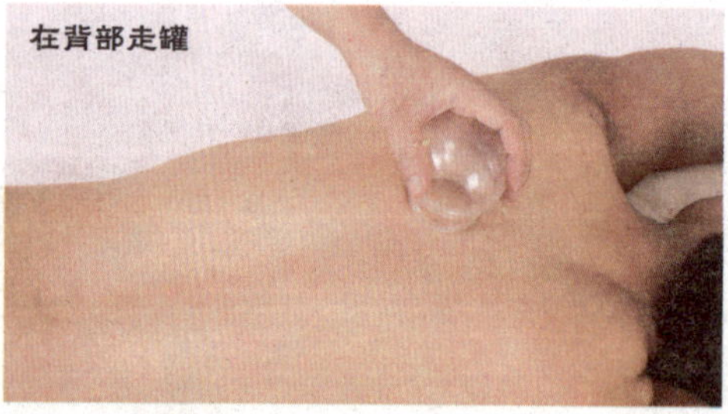
在背部走罐

3 走罐结束后，将罐吸拔在心俞穴，留罐10~15分钟。拔心俞穴可散发心室之热，滋养心脏。

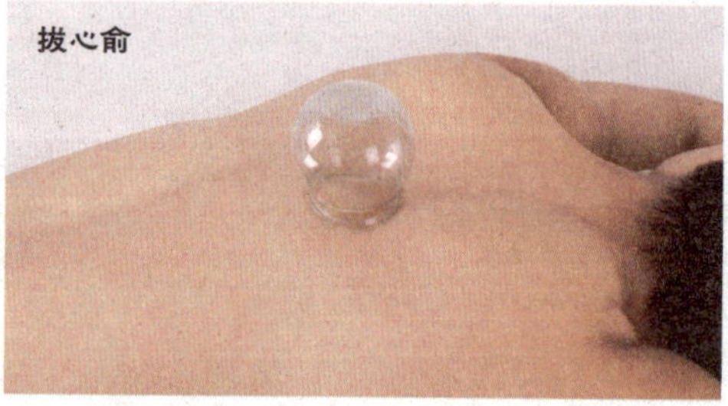
拔心俞

日常护理原则

1. 不要吸烟、喝咖啡和浓茶，可以喝牛奶来促进睡眠。
2. 睡前可以用微烫的热水泡脚，至额头微微出汗为佳。
3. 经常用红枣、玉米、小米等补气血的食材熬粥食用，有助于改善失眠。
4. 合理安排作息，不熬夜，每天固定的时间睡觉和起床，养成良好的习惯。

风寒感冒

感冒又称为“伤风”，是由病毒引起的上呼吸道感染，症状以鼻塞、喷嚏、流涕、咳嗽、咽痛、头痛、全身酸痛、乏力、怕冷等为主。由风邪入侵引起的感冒叫风寒感冒。

拔罐穴位精准定位

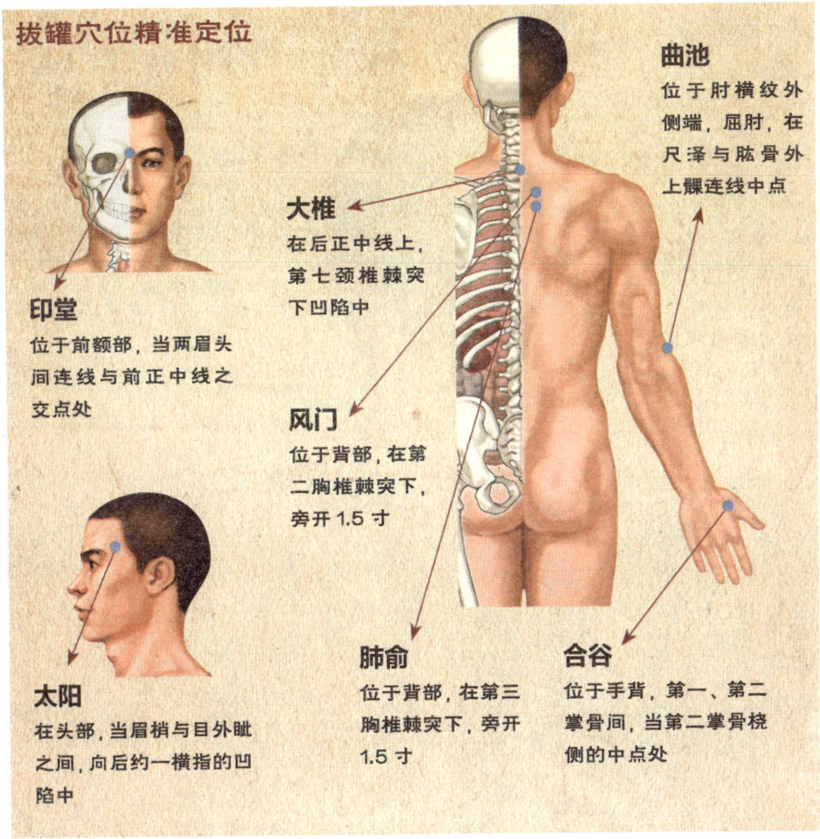

手把手教你拔罐

取大椎、风门、肺俞、曲池、印堂、太阳、合谷中的3~5个穴位，直接把罐吸拔在穴位上，留罐10~15分钟，以皮肤潮红为度。起罐后，对穴位皮肤进行消毒处理。

拔合谷

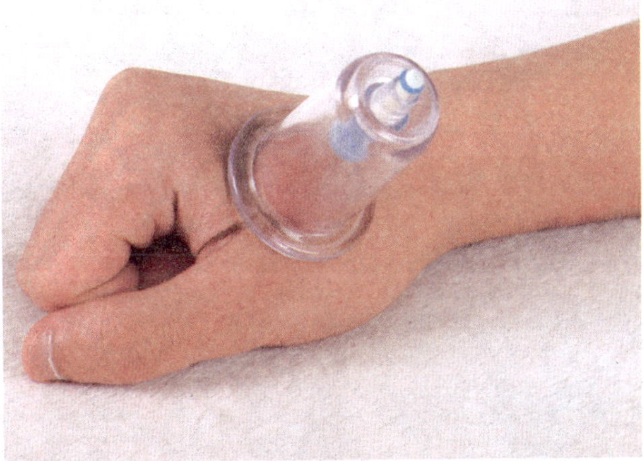

风热感冒

风热感冒在中医上又叫风热之邪犯表，是肺卫失和犯表所致。风热感冒主要症状为恶寒轻、发热重、咽痛、汗出、口渴。

拔罐穴位精准定位

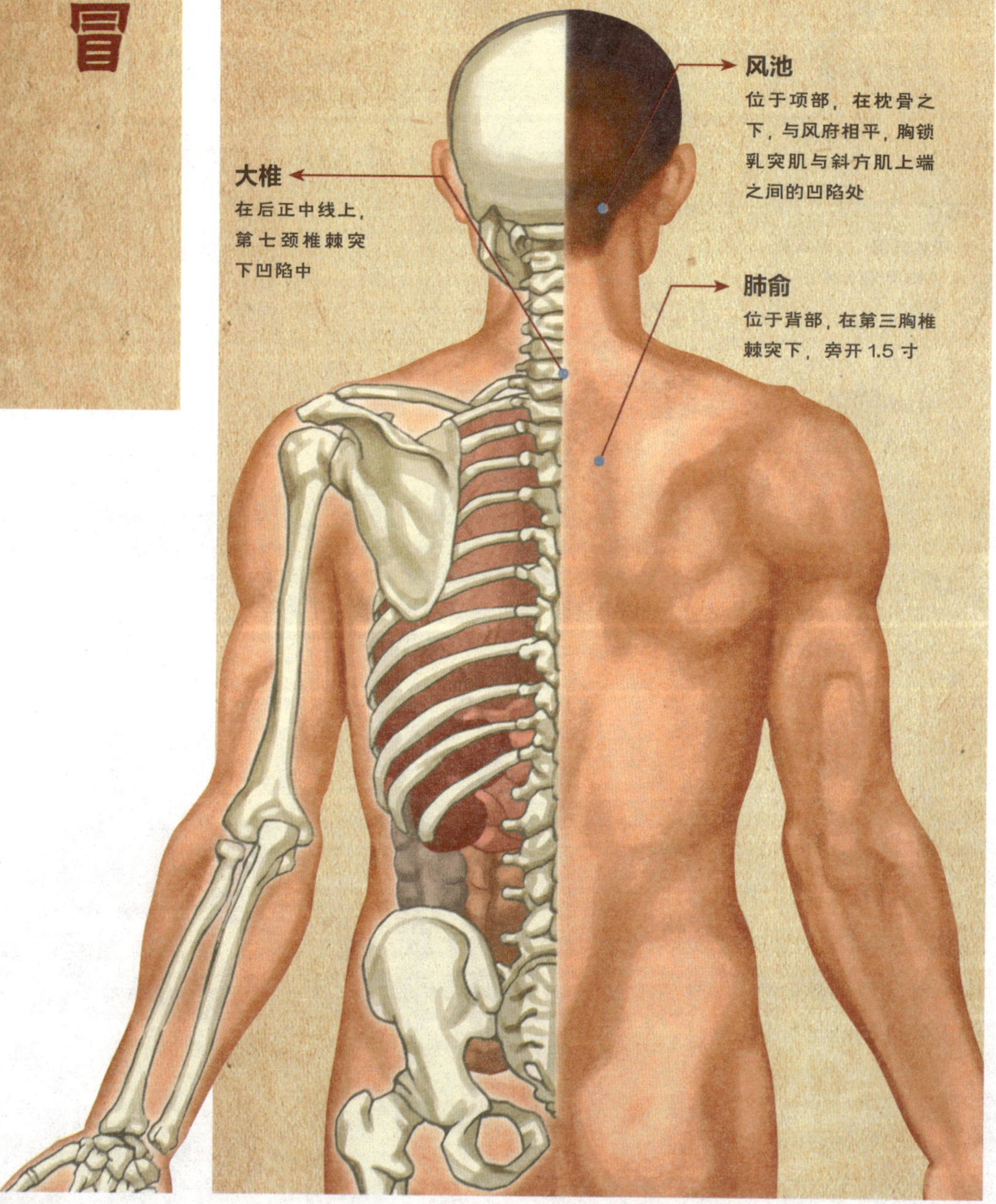

手把手教你拔罐

1 让患者取坐位，对大椎、肺俞、风池所在部位进行消毒。注意在拔罐过程中，一定要注意保暖，以免患者病情加重。

2 用三棱针在步骤 1 已消毒的穴位上点刺，以微微出血为度。在点刺过程中，要缓解患者情绪，以免患者过于紧张致使身体抖动，影响治疗。

3 把罐立即吸拔在点刺过的穴位上，每个穴位均留罐 20 分钟。起罐后将吸拔处的血液用消毒棉球擦净。亦可用银翘散、桑菊饮药水煮罐，对穴位施以药罐。

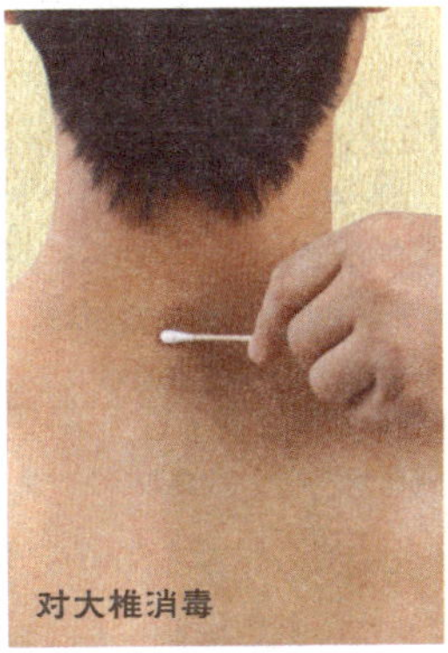

对大椎消毒

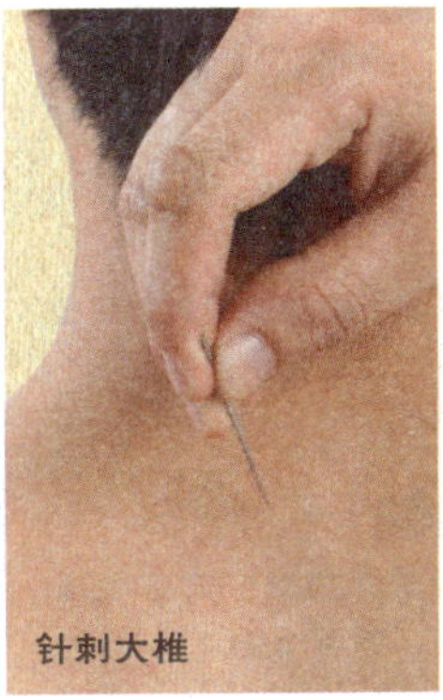

针刺大椎

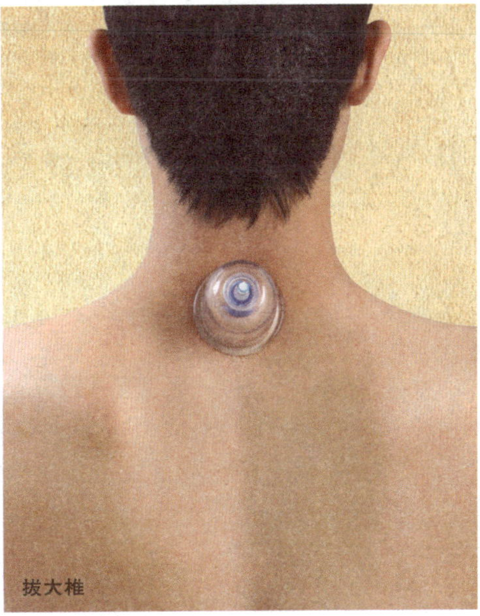

拔大椎

日常护理原则

1. 拔罐过程中，如感到头晕、心悸、脉搏变弱，应迅速取下罐，喝一些开水，一般能够缓解。

2. 儿童、初次使用者以及体弱的患者，宜选小罐。拔罐时间不宜太长，以免引起气胸。

3. 患者可配以药物治疗，且忌食生冷、辛辣、油腻食物，并要加强身体锻炼，以增强抗病能力。

低血压

低血压是指由于血压降低而引起的一系列症状，如头晕和晕厥等。主要症状：头晕、眼黑、肢软、冷汗、心悸、少尿等。

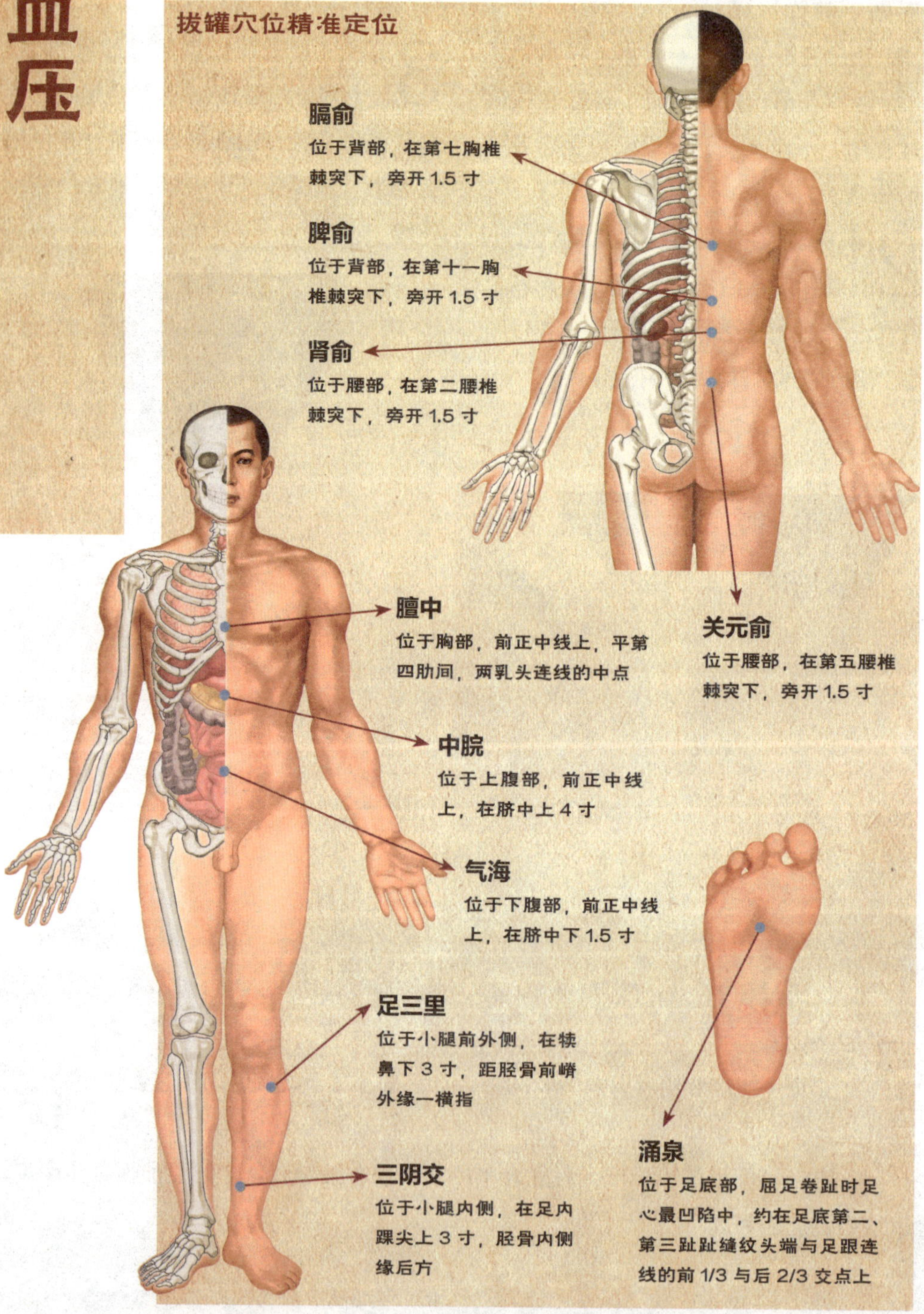

手把手教你拔罐

1 让患者取合适体位，把罐拔在膻中、中脘、气海、足三里、三阴交上，留罐 10~15 分钟。在拔罐过程中，注意对患者保暖。

2 让患者取俯卧位，把罐吸拔在膈俞、脾俞、肾俞、关元俞、涌泉上，留罐 10~15 分钟。这样的治疗隔日 1 次，7 次为 1 个疗程。

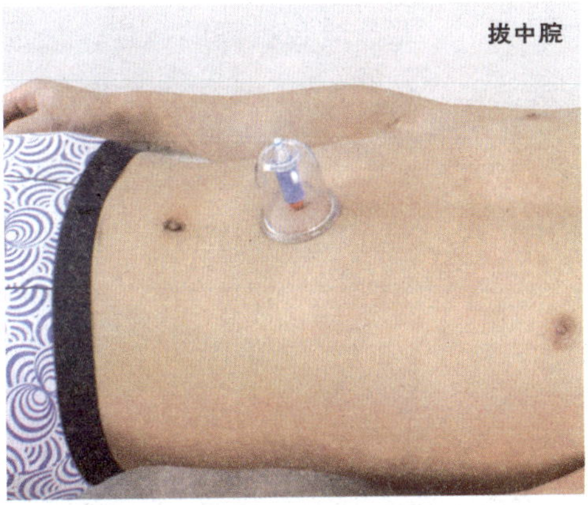

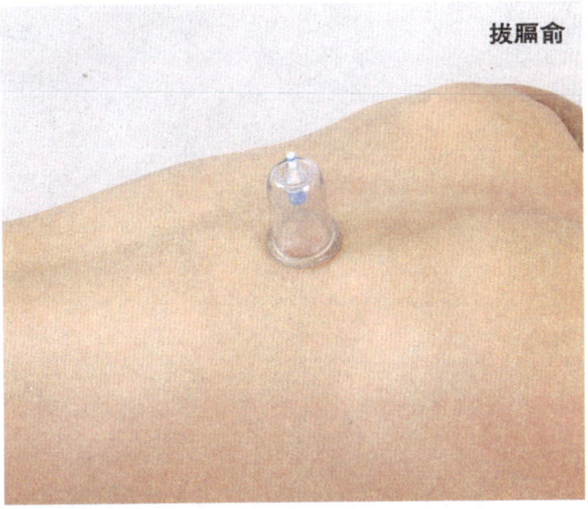

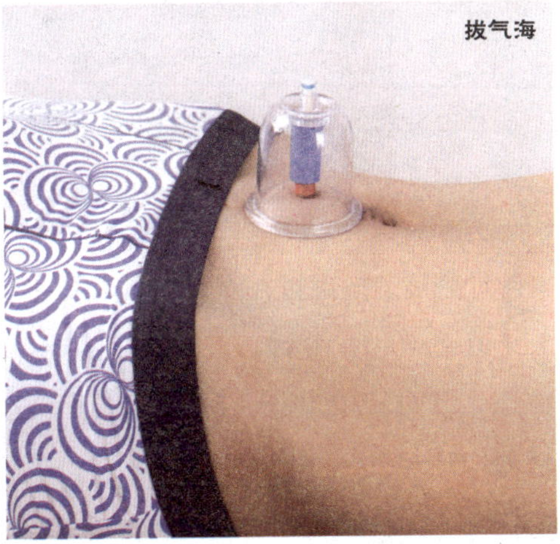

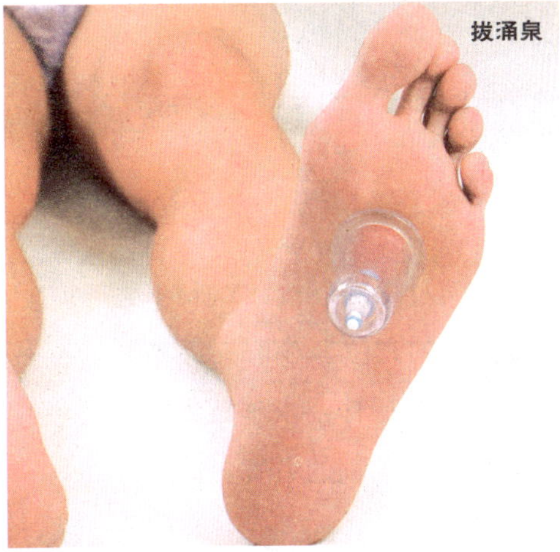

日常护理原则

1. 多食用高营养、易消化和富含维生素的食物。
2. 适当饮用咖啡、浓茶。
3. 适当参加体育锻炼，以改善心肺功能，提升血压。
4. 老年人患低血压应注意平日活动不可过快过猛，防止出现晕厥。

高脂血症

高脂血症是指血浆胆固醇、甘油三酯、低密度脂蛋白等血脂成分的浓度超过正常标准而引起的一种疾病。它可引发脂肪肝、高血压、动脉硬化、冠心病等心脑血管疾病。

拔罐穴位精准定位

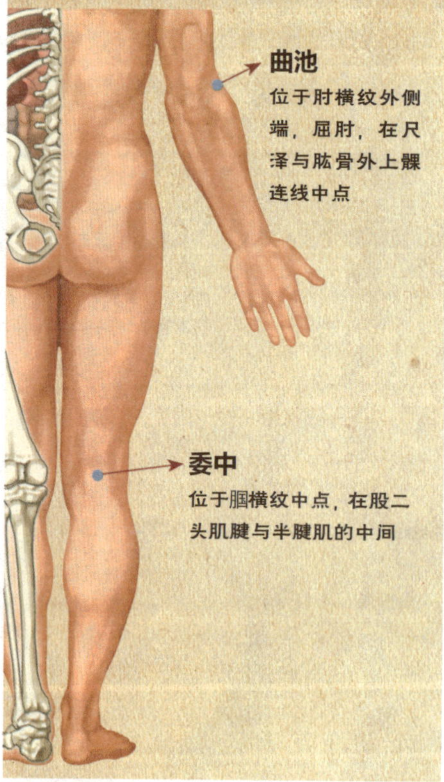

手把手教你拔罐

1 让患者取俯卧位，对曲池、委中穴位皮肤进行消毒。在拔罐前要咨询患者有无不适合拔罐的病症，是否有出血倾向或体质虚寒。

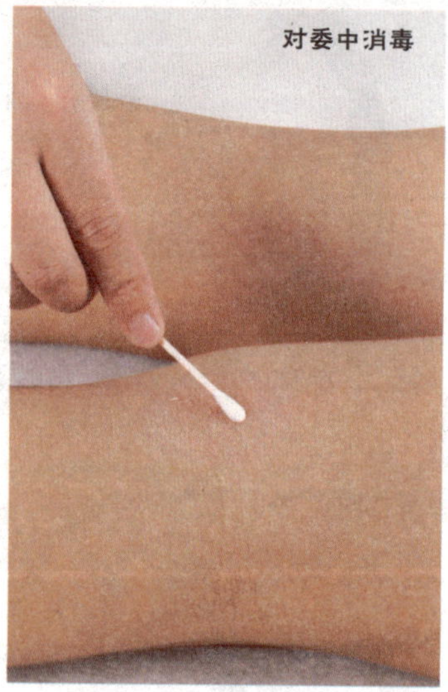

2 用消过毒的三棱针点刺步骤 1 中已消毒的穴位 3~5 下，每穴出血 8~10 毫升。此步操作要求施罐者能熟练使用针灸疗法，点刺的力度要恰到好处。

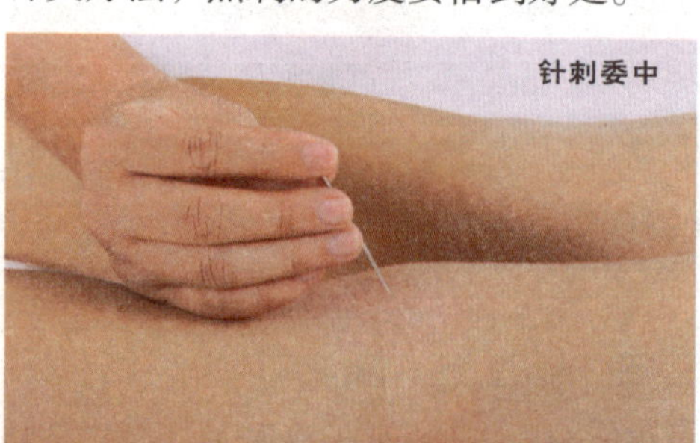

3 针刺后，把罐拔在点刺过的穴位上，留罐 10~15 分钟。起罐后，擦干净血迹，并对穴位皮肤进行消毒处理。这样的治疗每 3 日 1 次。

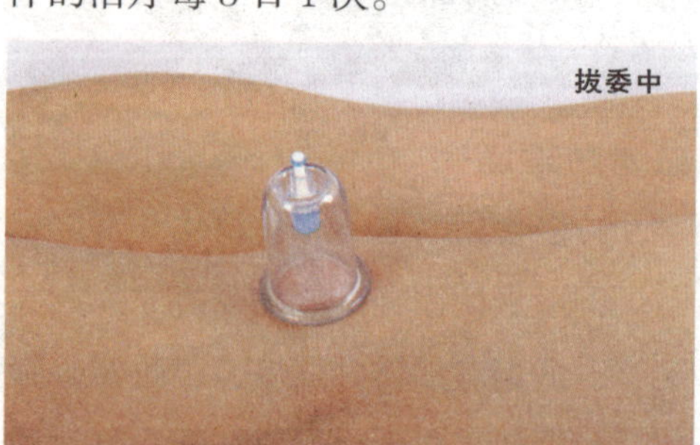

高血压

高血压是一种由动脉血压升高导致的慢性全身性血管疾病，伴有头痛、头晕、耳鸣、失眠、心烦易激动等症状，可导致心脏、血管、脑和肾脏等器官功能性或器质性改变。

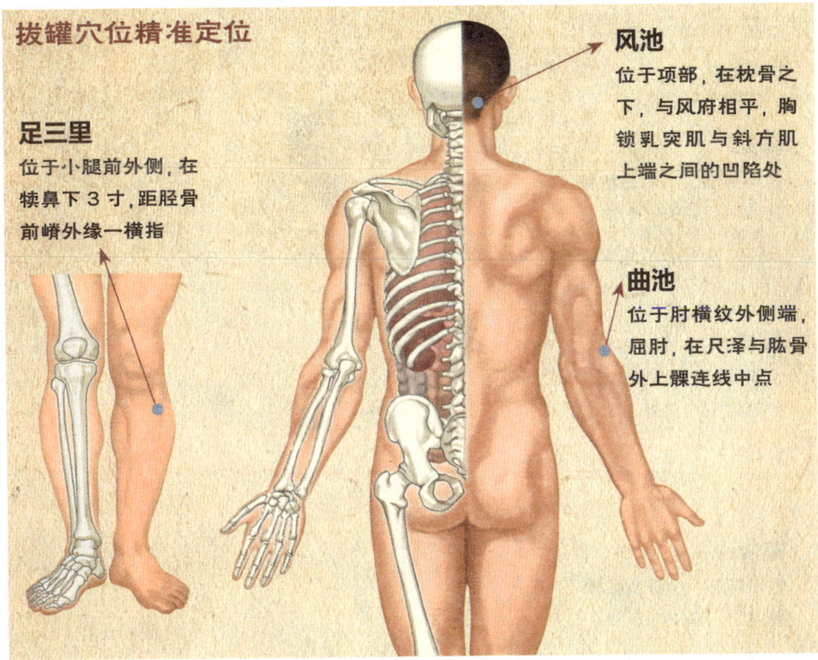

手把手教你拔罐

1 让患者取坐位，对曲池、风池、足三里所在部位皮肤进行消毒。施罐者要缓解患者的情绪，不可使患者精神过于紧张或激动，以免影响治疗效果和患者的健康。

2 把罐吸拔在步骤1中已消毒的穴位上，留罐10~15分钟，隔日1次。

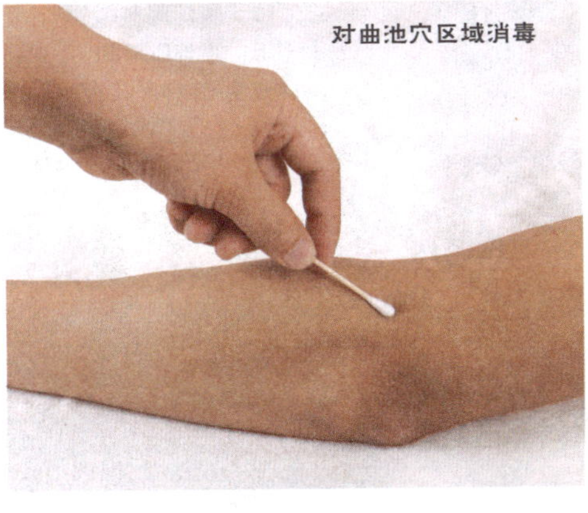

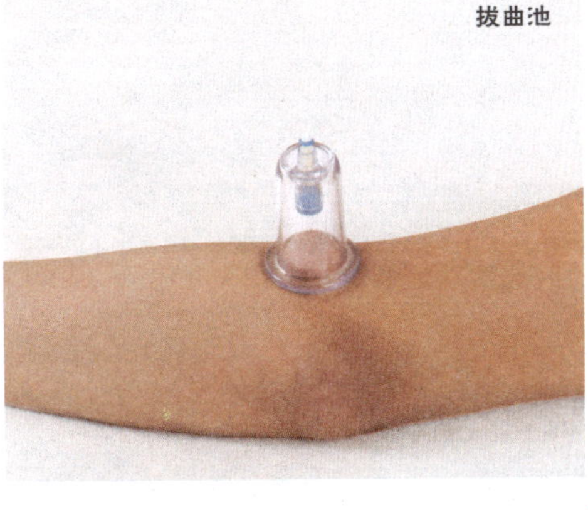

糖尿病

糖尿病是由体内胰岛素分泌不足或胰岛素抵抗而引发的糖、蛋白质、脂肪、水和电解质等一系列代谢紊乱综合征，以高血糖为主要特点，患者有多尿、多饮、多食、消瘦等特点。

拔罐穴位精准定位

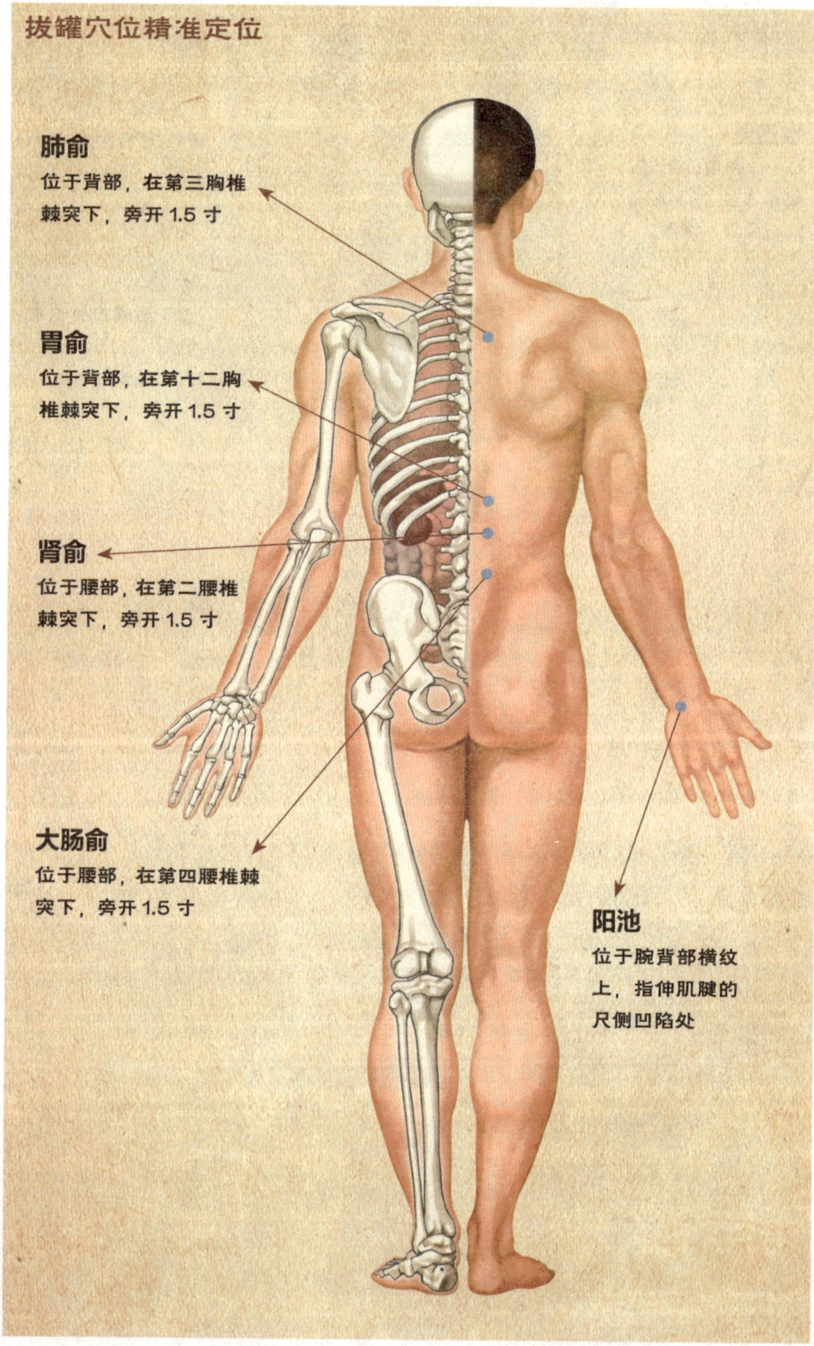

手把手教你拔罐

1 先让患者取卧位，暴露出背部，然后将罐吸拔在肾俞、肺俞、胃俞、大肠俞。拔罐过程中，注意保暖。每次拔罐可选择背部一侧的穴位，下次可选择另一侧。

同时拔肾俞、肺俞、胃俞、大肠俞

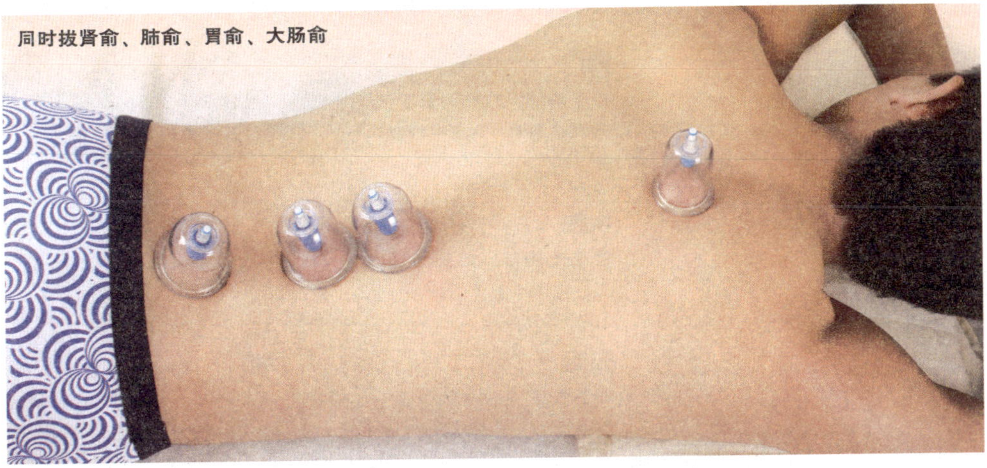

2 手平伸，在阳池穴拔罐。留罐 15~20 分钟。两侧交替拔罐，每日 1 次，10 次为 1 个疗程。起罐后，对拔罐部位进行消毒，以免感染。

拔阳池

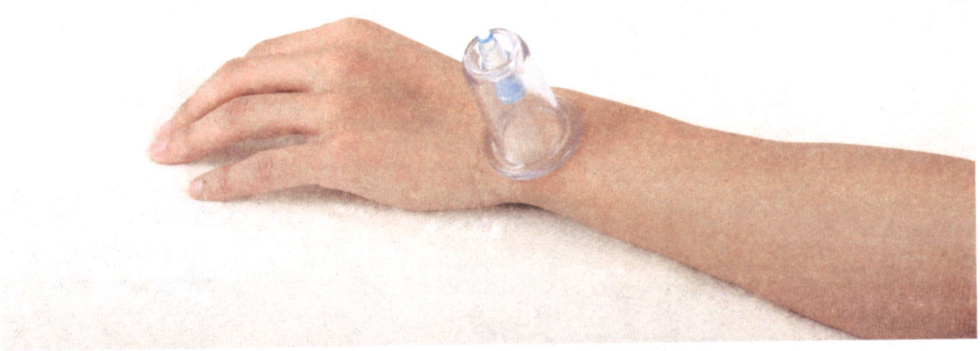

日常护理原则

1. 糖尿病患者一定要合理控制饮食，营养要均衡，限制脂肪摄入。
2. 不吃过甜过油的东西，少吃多餐，保持七分饱。
3. 同时每日至少饮水 2000 毫升以上，多次少饮。
4. 合理的运动和良好的心态对病情的好转也有积极的作用。

腹胀

腹胀即腹部胀大或胀满不适。患者感到腹局部或全腹部胀满，常伴有呕吐、腹泻、嗳气等症状，检查也可发现腹局部或全腹部膨隆。引起腹胀的原因主要是胃肠道胀气、腹水、腹腔肿瘤等。

拔罐穴位精准定位

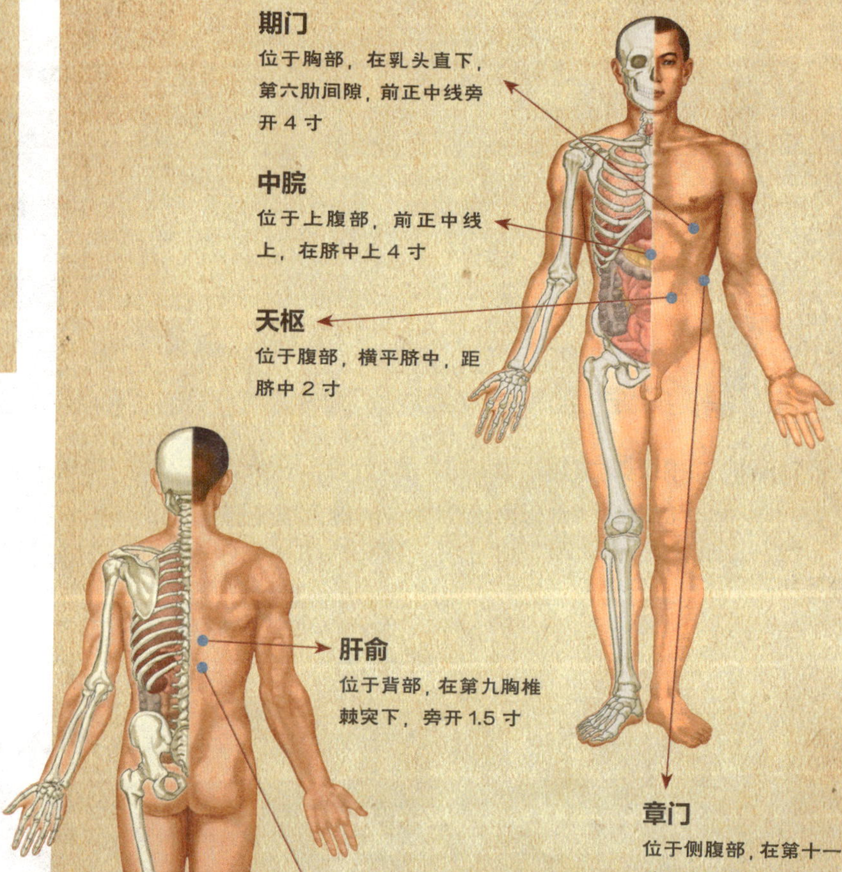

手把手教你拔罐

1 让患者取仰卧位，在期门、章门、中脘、天枢拔罐，留罐 10 分钟，至罐内皮肤充血为度。

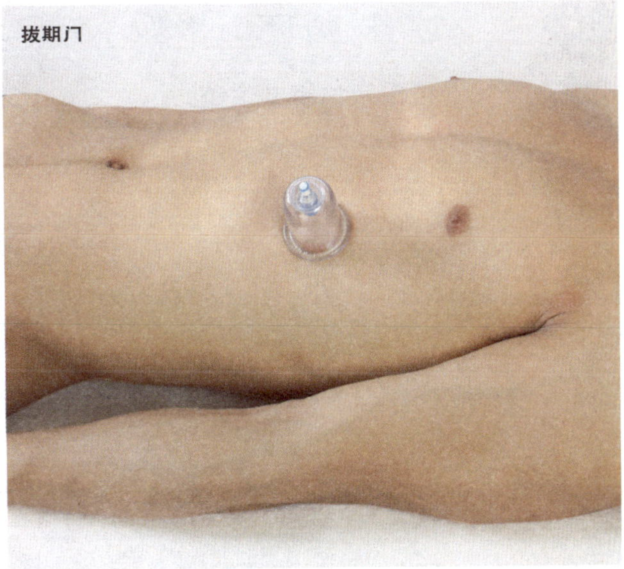

2 让患者采取俯卧位，在肝俞、胃俞拔罐，留罐 10 分钟。起罐后，对穴位皮肤进行消毒，以防感染。隔日 1 次，5 次为 1 个疗程。

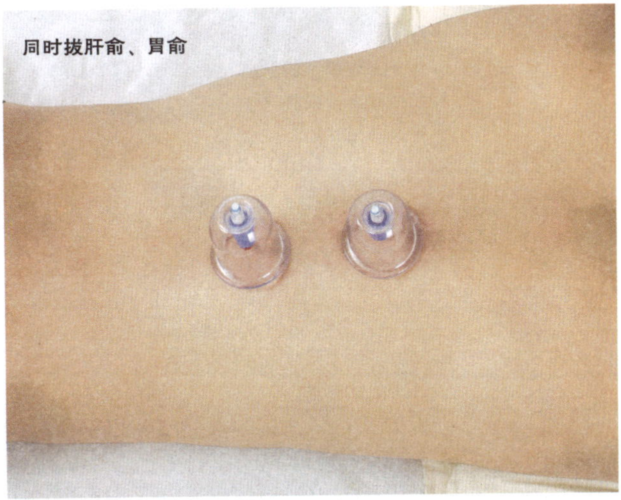

日常护理原则

1. 每天应该坚持 1 小时左右的运动。
2. 饭后也应做些温和舒缓的运动以助于消化。
3. 不食用不易消化的食物，少食高纤维食物。
4. 改变狼吞虎咽的饮食习惯。
5. 克服不良情绪，以免使消化功能减弱，造成腹胀。

急性腹泻

腹泻是一种常见症状，是指排便次数明显超过平日习惯的频率，粪质稀薄，水分增加，或含未消化食物、脓血、黏液等。常伴有排便急迫感、肛门不适、大便失禁等症状。

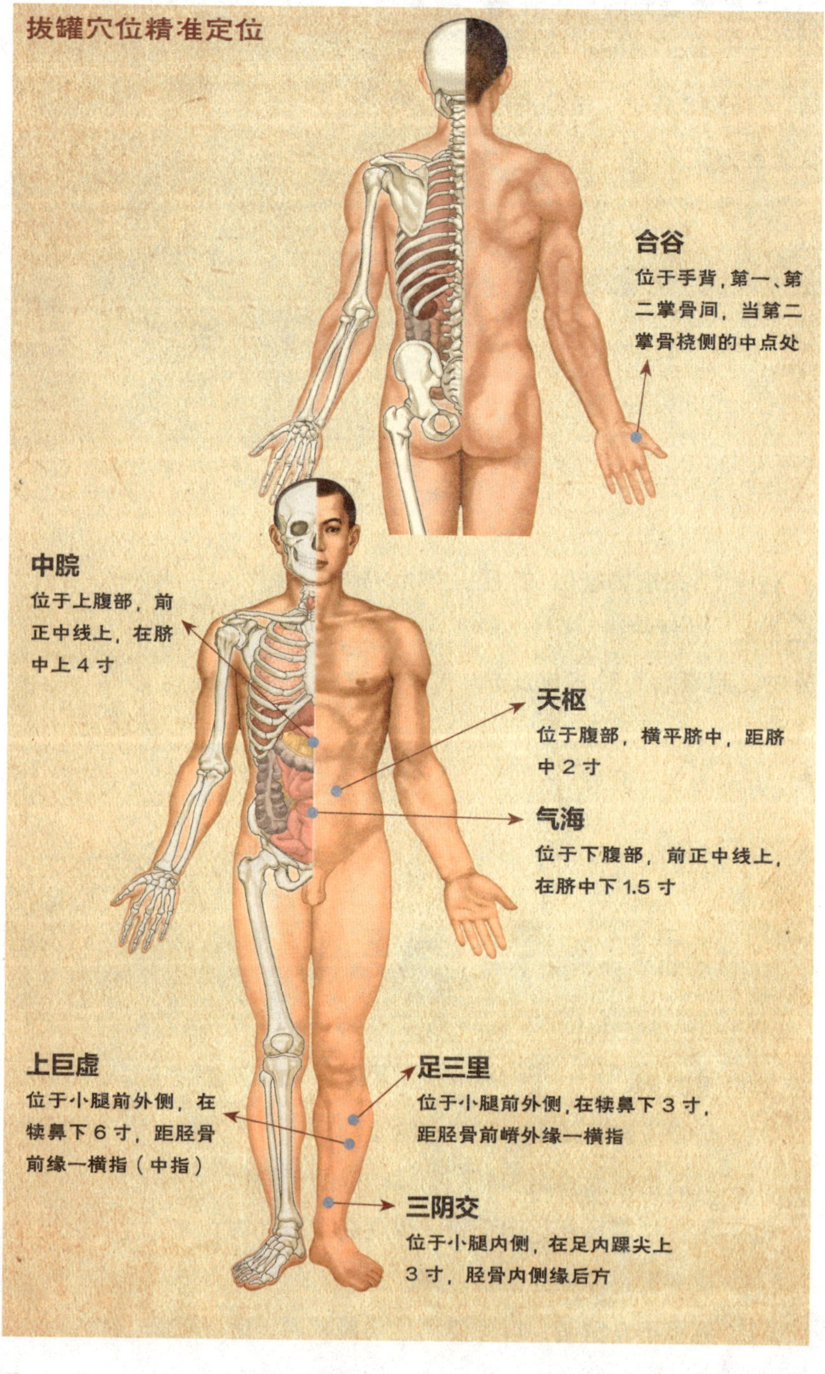

手把手教你拔罐

让患者取仰卧位，选择大小合适的罐体，把罐吸拔在天枢、中脘、气海、合谷、足三里、上巨虚、三阴交上，留罐10~15分钟。以皮肤充血为度。起罐后要对穴位皮肤进行消毒，以防感染。隔日1次，3次为1个疗程。此拔罐法可治疗急性腹泻。

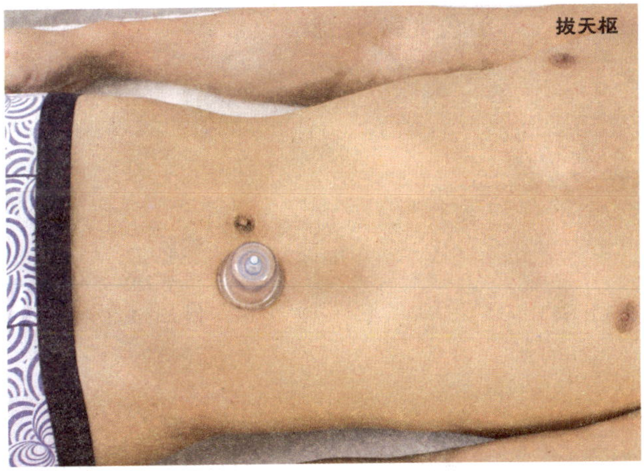
拔天枢

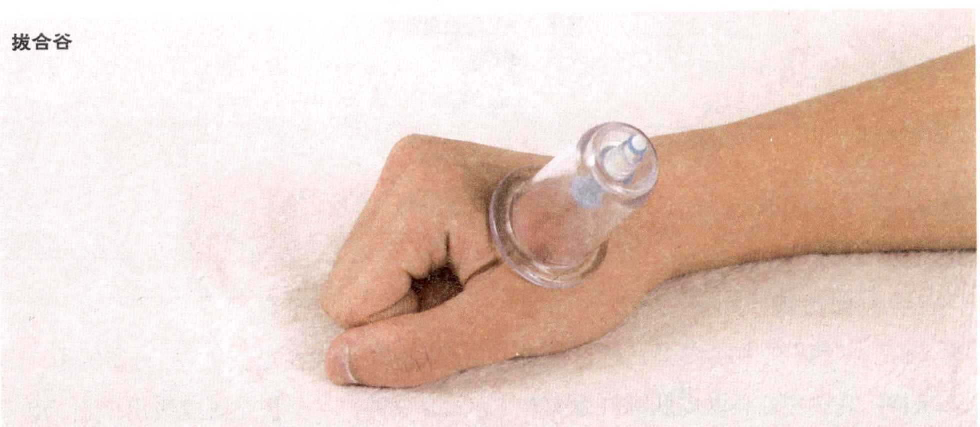
拔合谷

日常护理原则

1. 腹泻患者应补充水分，多饮开水、米粥等。
2. 禁食牛奶，以免加重腹泻。
3. 多吃蛋白质含量高的食物，如豆浆、豆腐、鸡蛋等，不宜多吃含糖食物。
4. 要注意个人卫生，饭前便后要洗手。
5. 凡腹泻病人使用的生活用品及餐具应做到严格的消毒，以免交叉感染。
6. 如果出现腹泻为水样便同时伴有精神差、腹痛、里急后重、尿少甚至休克现象时要立即到医院就诊。

消化不良

消化不良是由胃动力障碍所引起的疾病，也包括胃蠕动不好的胃轻瘫和食道反流病。大多是由情绪不好、工作过于紧张、天寒受凉或多食不易消化食物引起的，有上腹不适、饱胀、烧心、食欲不振、面色萎黄等症状。

拔罐穴位精准定位

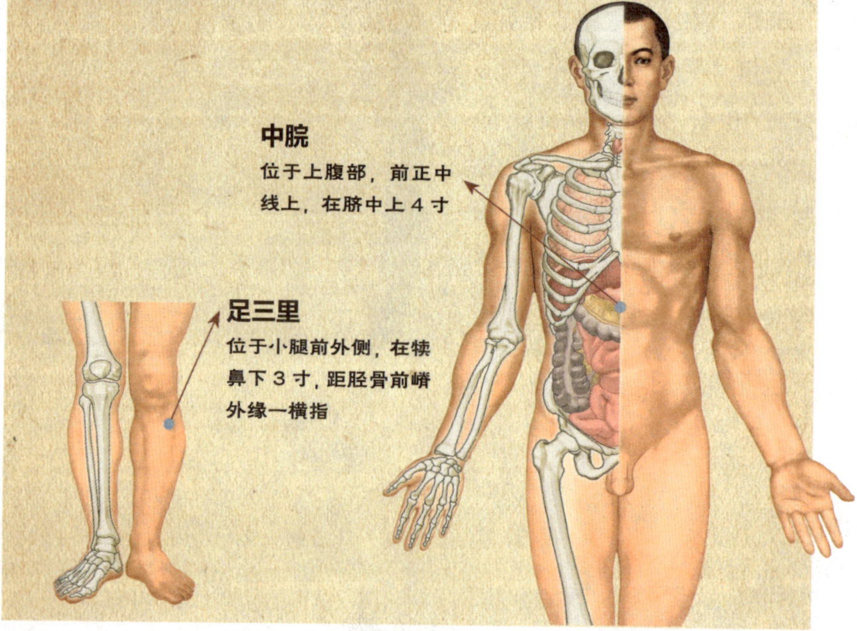

手把手教你拔罐

1 先把罐吸拔在中脘穴上，然后反复闪罐 20 次左右，以皮肤潮红发紫出现瘀点为止。闪罐过程中，若罐体温度过高，应换一个罐具重新操作。

2 把罐吸拔在足三里穴上，留罐 10~15 分钟，以皮肤充血或拔出瘀血为度。起罐后，要对穴位皮肤进行消毒。

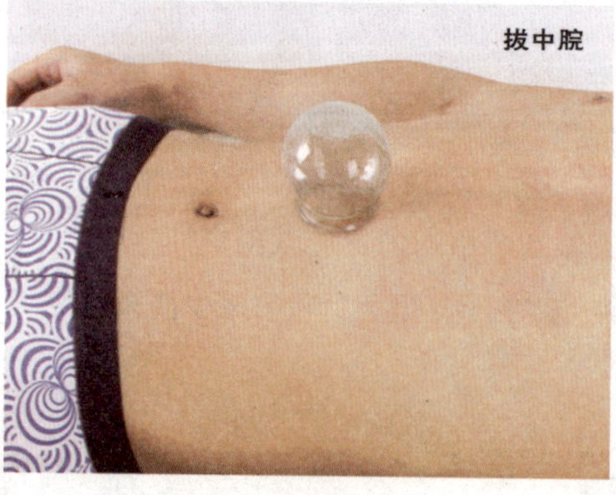

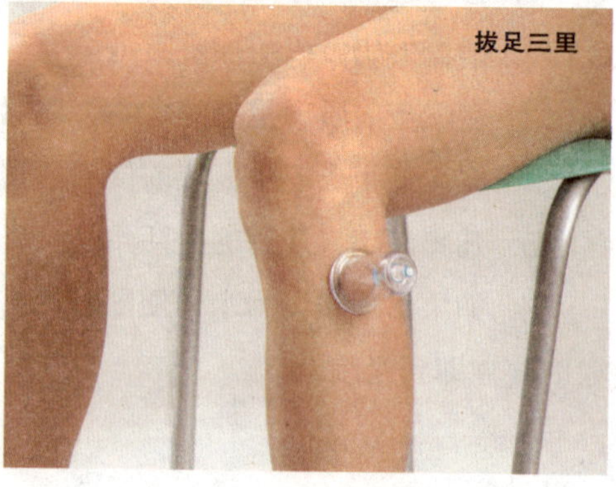

胃下垂

胃下垂是指站立时胃的下缘达盆腔，胃小弯弧线最低点降至髂嵴连线以下。轻度胃下垂多无症状，中度以上者常出现胃肠动力差、消化不良的症状。

拔罐穴位精准定位

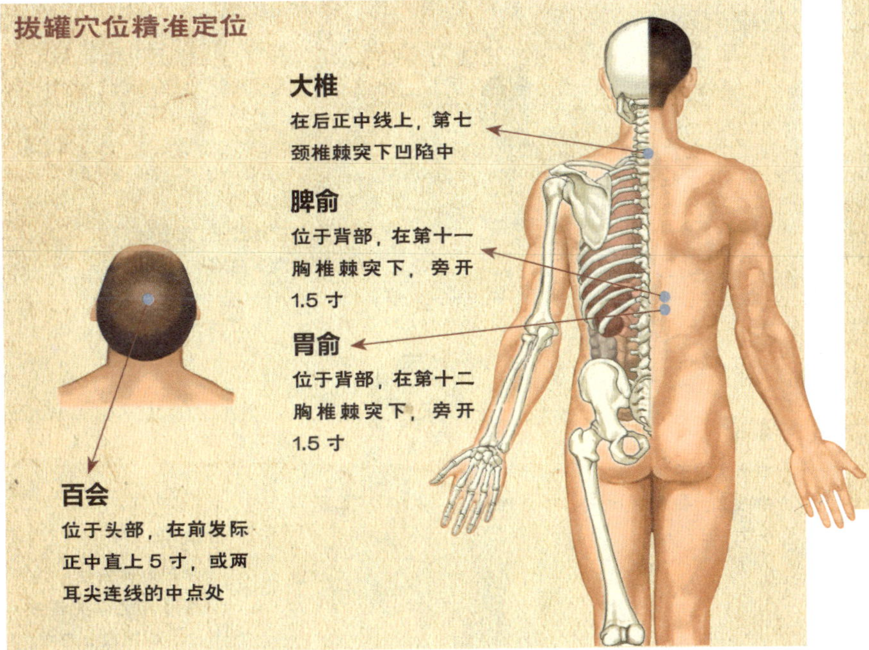

手把手教你拔罐

1 让患者取俯卧位，充分暴露背部，对大椎、脾俞、胃俞进行消毒。

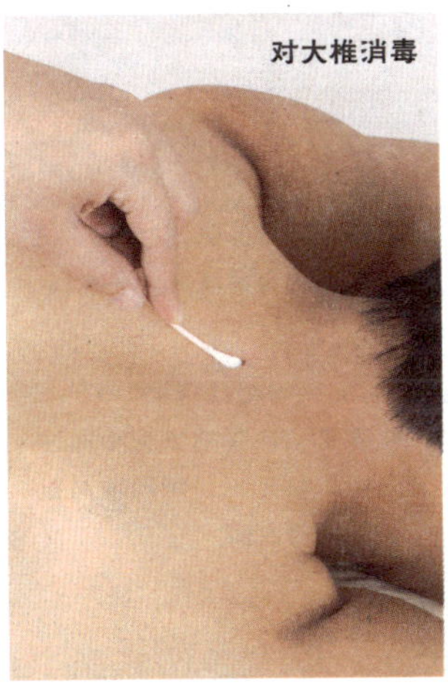

2 用三棱针点刺步骤1中已消毒的穴位，以微微出血为度。

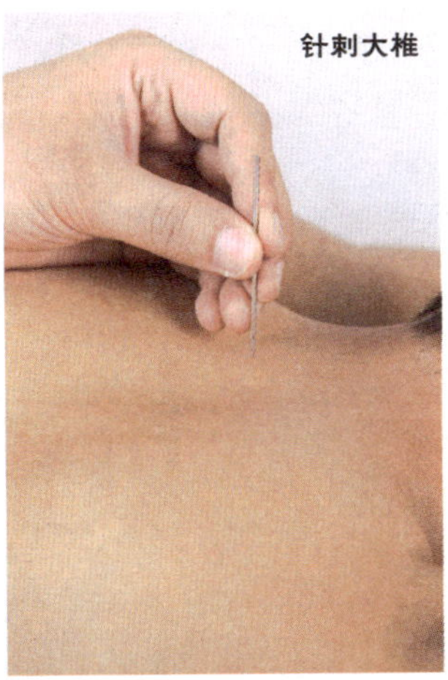

3 把罐吸拔在点刺过的穴位上，留罐10~15分钟。对百会穴采用直接拔罐法，不针刺，直接把罐吸拔在穴位上，留罐5~10分钟，以上操作隔日1次。

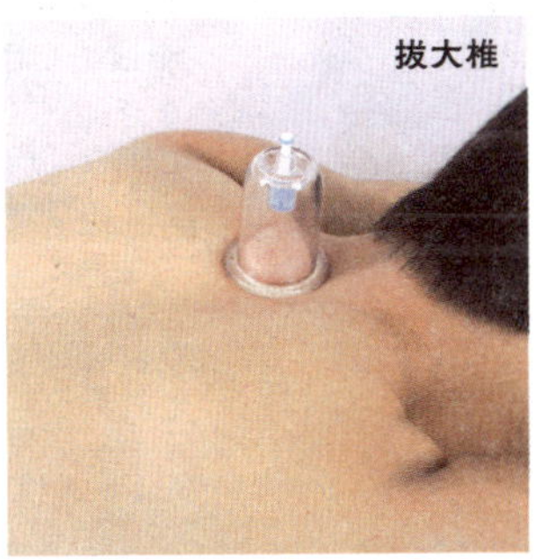

急性胃炎

急性胃炎常见的为单纯性和糜烂性两种。前者表现为上腹不适、疼痛、厌食和恶心、呕吐；后者以消化道出血为主要表现，有呕血和黑便现象。

拔罐穴位精准定位

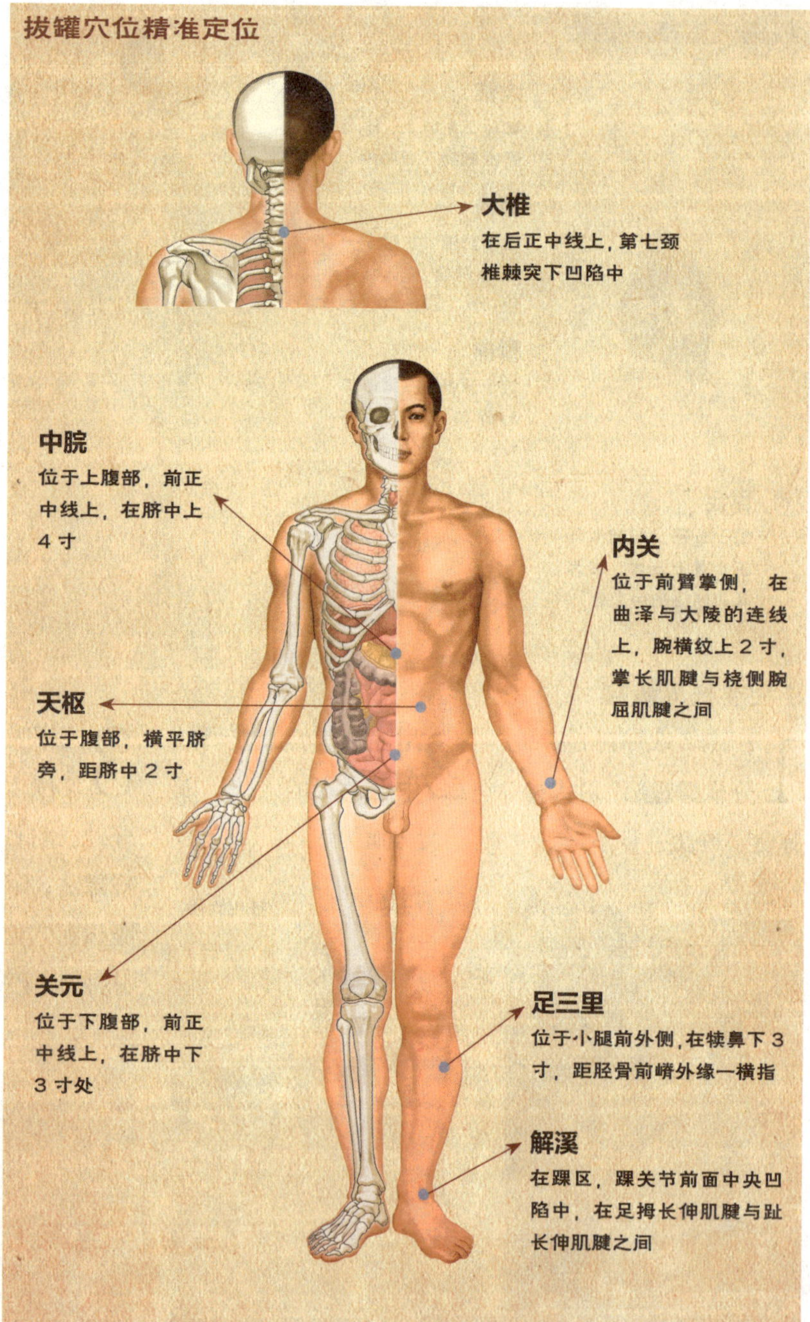

手把手教你拔罐

1 让患者取仰卧位，把罐吸拔在中脘、天枢、关元、内关、足三里、解溪上，留罐 10~15 分钟，以罐内皮肤充血为度。起罐后，要对穴位皮肤进行消毒处理。

2 让患者取俯卧位，把罐吸拔在大椎穴上，留罐 10~15 分钟。此法可治疗急性胃炎。但对急性胃炎患者拔罐时，要待其症状缓解后，才能用拔罐疗法辅助治疗。

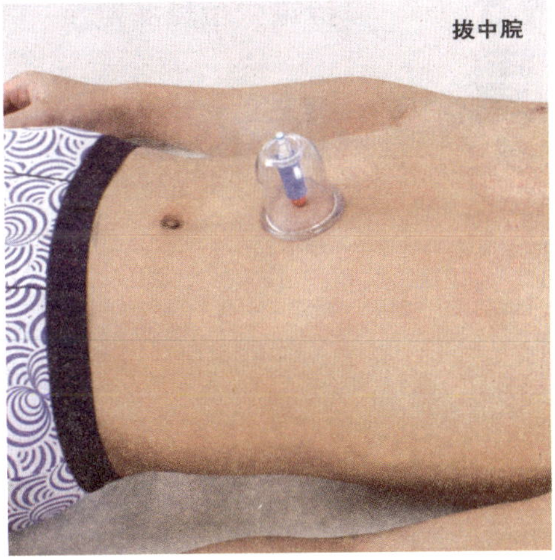

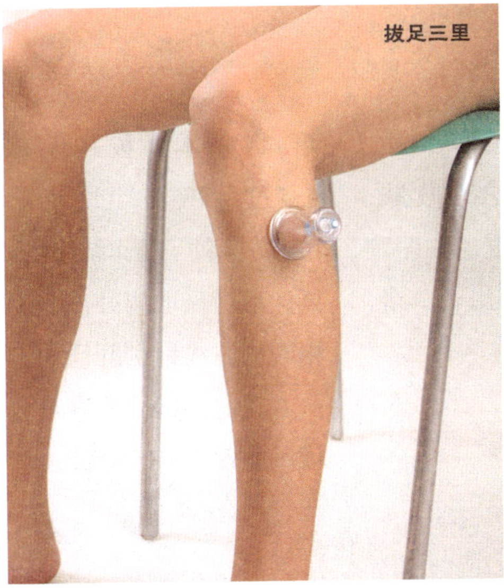

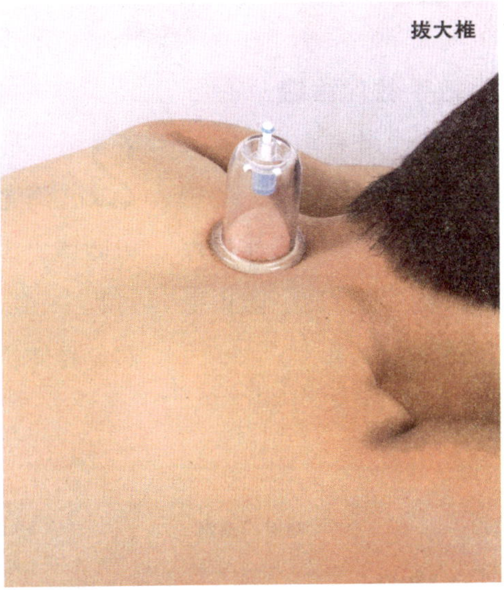

日常护理原则

1. 平时要注意养成良好的饮食习惯，进食宜细嚼慢咽，忌生冷、粗糙、辛辣食物，戒烟戒酒，以免胃黏膜受不良刺激。

2. 宜进食富含蛋白质及多种维生素的食物。

3. 胃炎患者还应注意适当的休息、锻炼，保持正常的生活规律。

4. 保持精神愉快，乐观豁达。

慢性胃炎

慢性胃炎是指不同病因引起的各种慢性胃黏膜炎性病变，是一种常见病。主要表现为消化道出血，胃痛，胃酸和腹泻现象。

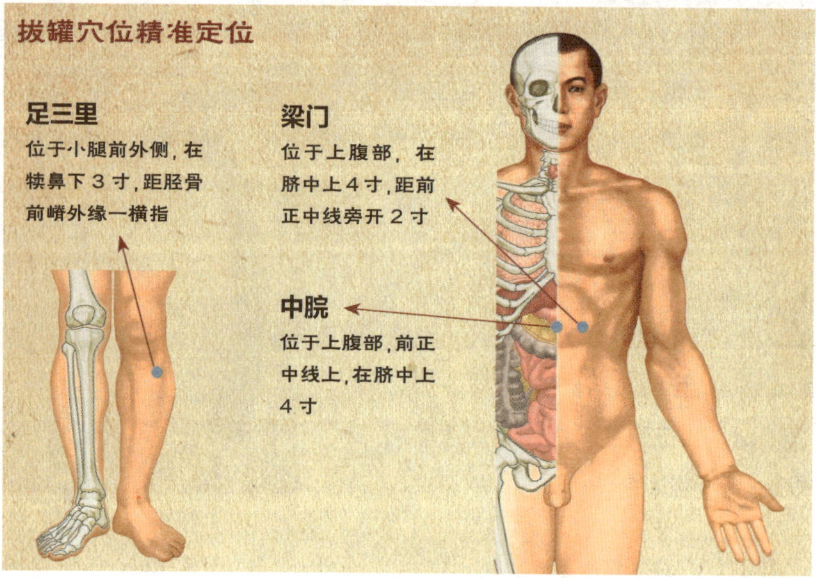

手把手教你拔罐

1 先让患者取仰卧位，对中脘、梁门、足三里进行消毒。在操作过程中，要注意保暖，防止患者受凉。

2 用三棱针轻叩步骤1已消毒的穴位皮肤，以微微出血为度。在叩刺过程中，要安抚患者情绪，避免身体抖动。

3 将罐体吸拔在叩刺过的穴位上，留罐10~15分钟。操作结束后，再让患者采取俯卧位，用相同的方法针刺肝俞、脾俞、胃俞，然后再进行拔罐，留罐10~15分钟。

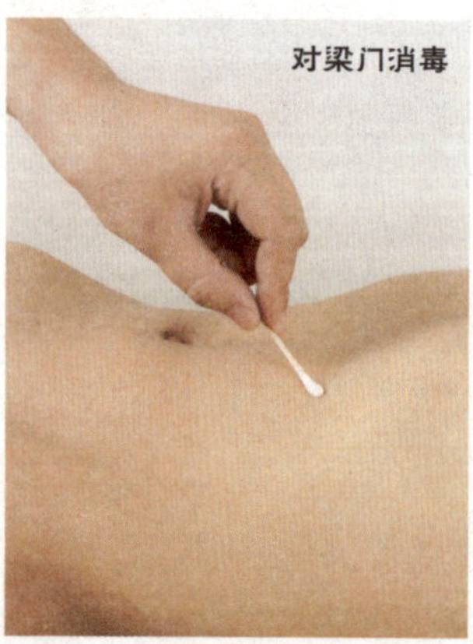
对梁门消毒

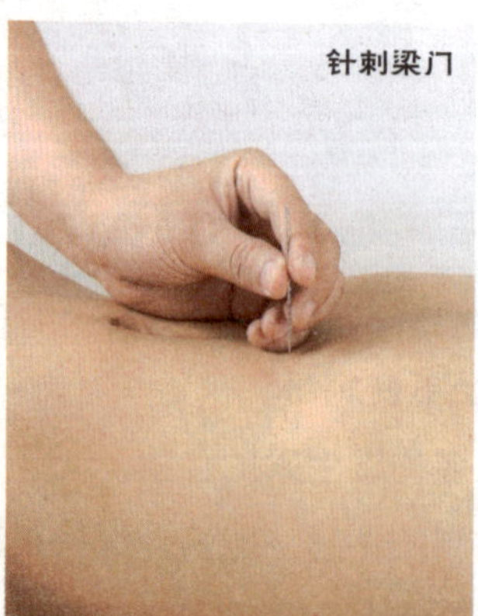
针刺梁门

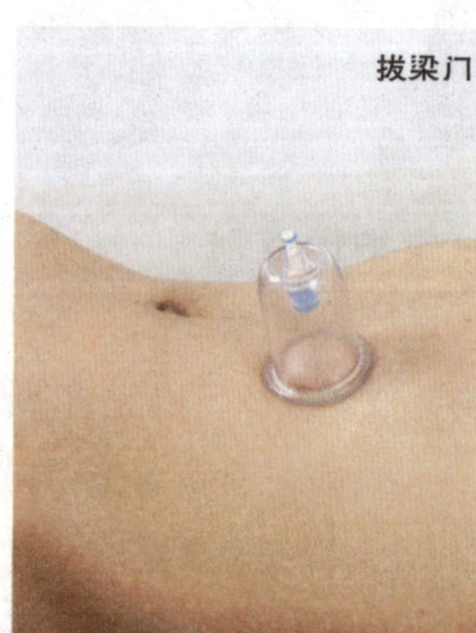
拔梁门

胃痉挛

胃痉挛就是胃部肌肉抽搐，主要表现为上腹痛、呕吐等。胃痉挛本身是一种症状，不是疾病，出现胃痉挛时，要对症解痉止痛止呕。

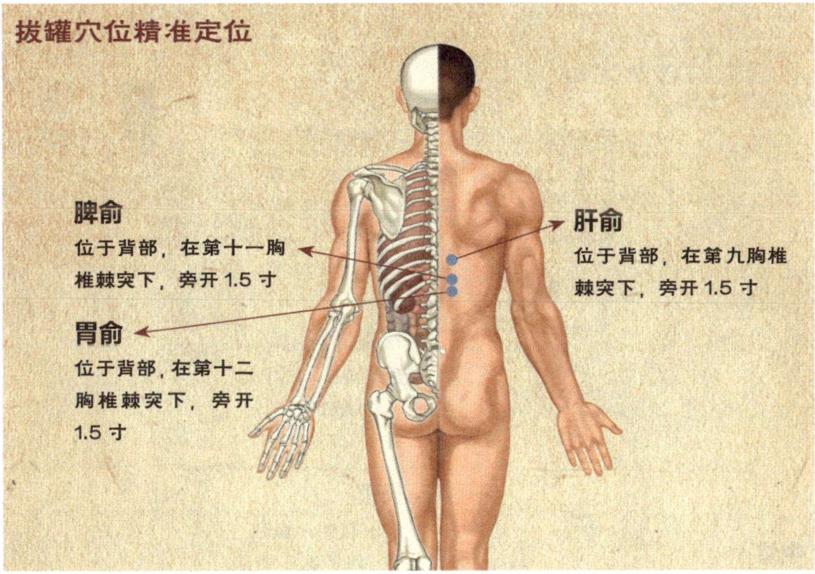

手把手教你拔罐

1 让患者采取俯卧位，充分暴露背部，在背上和罐口均匀地涂上适量润滑油。目的是防止走罐时拉伤皮肤。

2 将罐吸拔在背部，再沿背部脊柱两侧的足太阳膀胱经循行走罐，走罐的重点穴位是肝俞、脾俞、胃俞，上下来回走罐数次，直至局部皮肤潮红。

3 再将罐吸拔在肝俞、脾俞、胃俞。留罐10分钟。起罐后，擦去皮肤上的润滑油，并对穴位皮肤进行消毒。

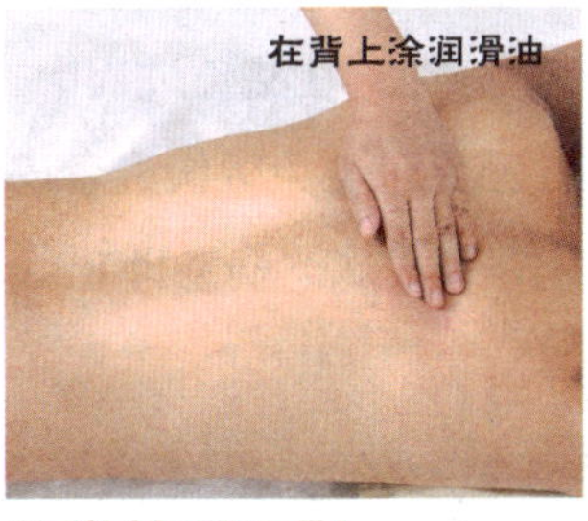

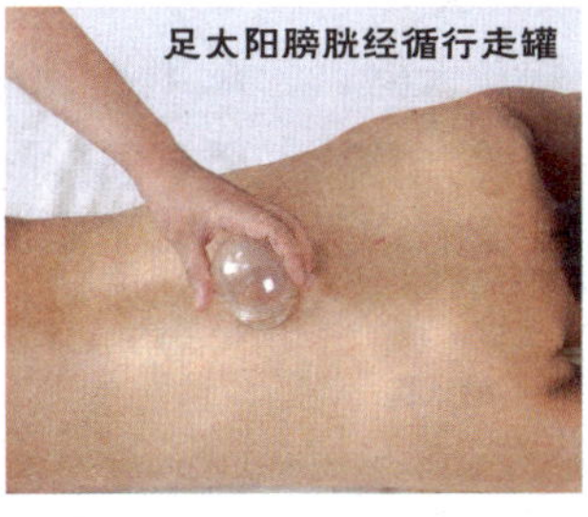

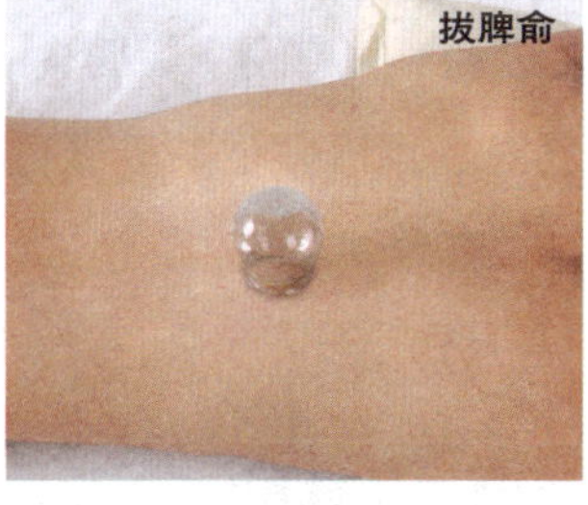

日常护理原则

1. 不要暴饮暴食，不要吃生冷刺激性的食物，更不能乱服药物，以免加重病情。

2. 出现胃痉挛时不要慌张，先平躺在床上，接着喝一些热水或用热水袋捂在胃上，能够缓解疼痛。

肠炎

肠炎是由细菌、病毒、真菌和寄生虫等引起的胃肠炎、小肠炎或结肠炎。临床表现有恶心、呕吐、腹痛、腹泻、稀水便或黏液脓血便等。

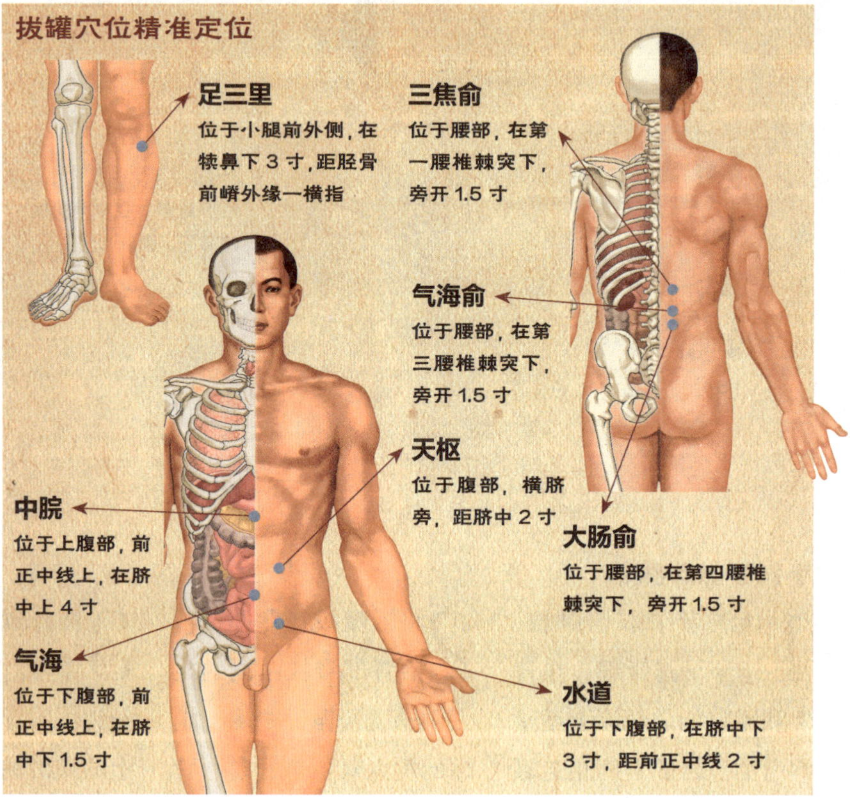

手把手教你拔罐

1 让患者采取合适体位，分别对三焦俞、气海俞、大肠俞、中脘、天枢、气海、水道、足三里进行拔罐，各留罐15~20分钟。

2 起罐后，用艾条温灸步骤1中各穴位，每穴灸5分钟。在艾灸过程中，要不断询问患者感受，避免烫伤患者皮肤。这样的治疗每日1次，病愈即止。

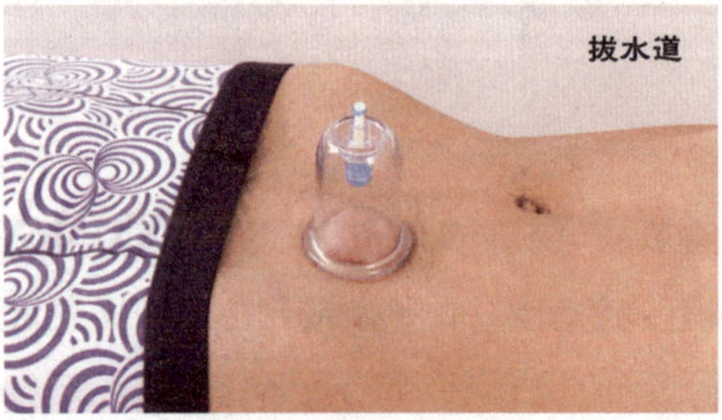

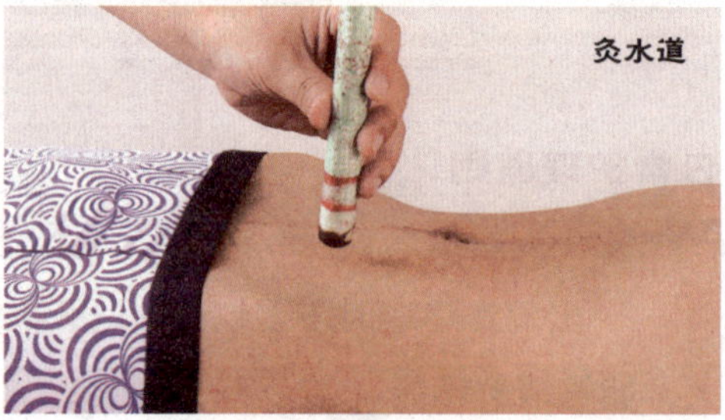

打嗝

打嗝，指气从胃中上逆，喉间频频作声，声音急而短促，是一种常见的生理现象。若打嗝持续不止，且伴随有胸膈痞闷、脘中不适、情绪不安等症状则需就医。

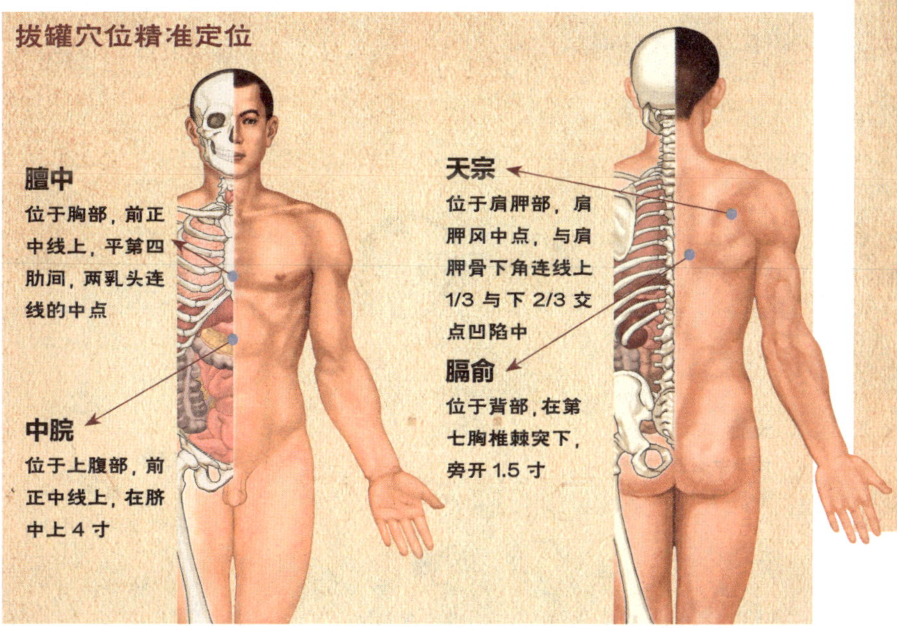

手把手教你拔罐

分两组穴位，一组为天宗、中脘，一组为膈俞、膻中。把罐吸拔在其中的一组穴位上，留罐15~20分钟。每日1~2次。两组穴位交替使用。若患者打嗝不止，就在天宗、中脘、膈俞、膻中四个穴位拔罐，留罐15~20分钟，每日1~2次，直到症状消失。

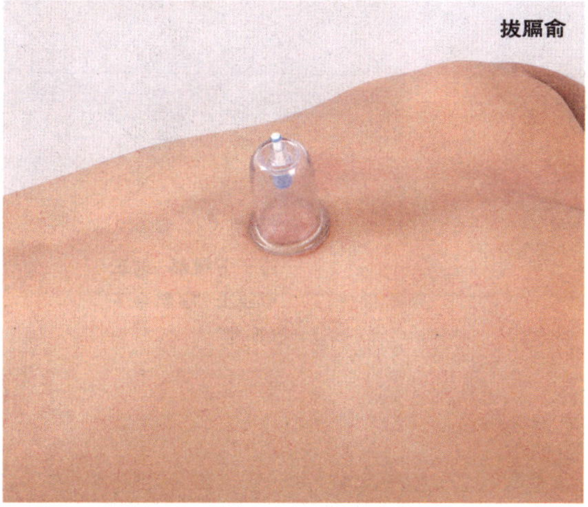
拔膈俞

日常护理原则

1. 吃饭不要过快，也不要吃太热、太冷、太辣的食物，以免引起打嗝。

2. 偶尔的短时间的打嗝数分钟即可平息。

3. 若是连续打嗝不止，且伴有身体不适，可能是胃、心脏、肝脏出现了病变，要及时就医。

便秘

便秘，是多种疾病的一种症状，特征是排便次数明显减少，每2~3 天或更长时间一次，无规律，粪质干硬，常伴有排便困难的病理现象。精神因素、饮食规律改变、滥用强泻药等都可导致便秘。

拔罐穴位精准定位

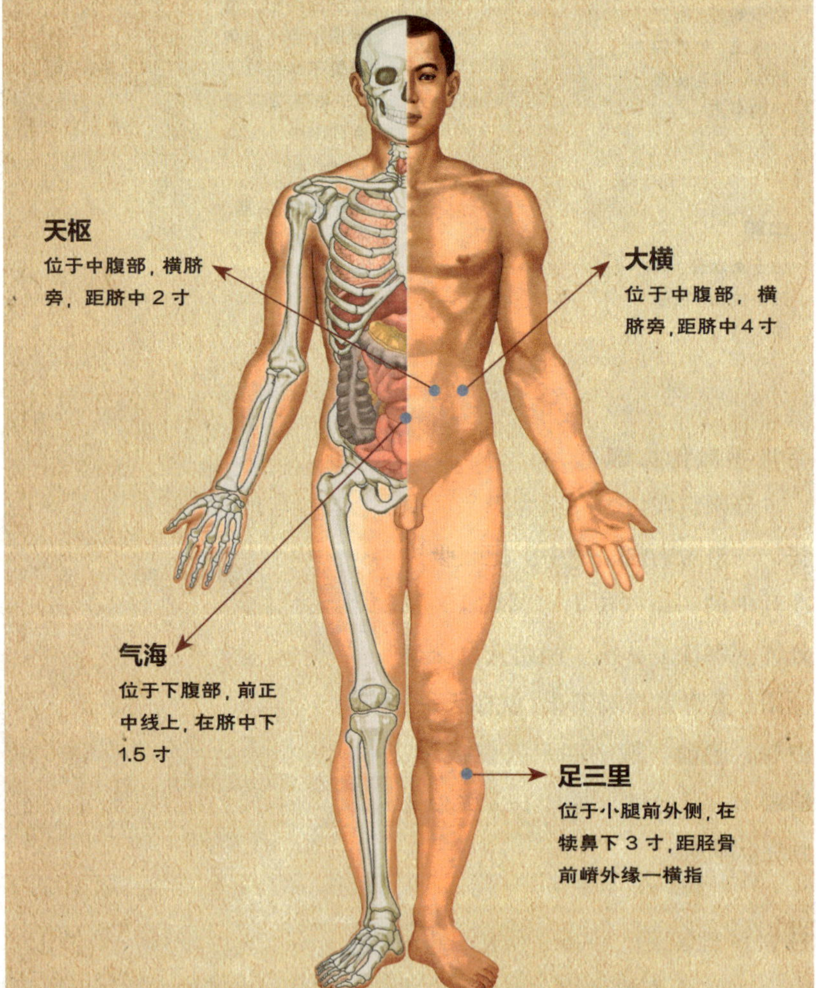

手把手教你拔罐

1 让患者采取仰卧位，对天枢、大横、气海足三里穴位皮肤消毒。选择大小合适的玻璃罐，并对其消毒。

2 用针灸针，针刺步骤1 中各穴，待得气后留针。要求施罐者懂得针灸知识，针法熟练。在操作中也要注意，罐不宜太小，以免触及罐底，陷入体内。

3 将罐吸拔在针刺过的穴位上，留针在罐内，停留 10~15 分钟。起罐后，将针轻轻拔出。上述操作完毕后，再让患者取俯卧位，用同样的方法对脾俞、大肠俞拔罐，留罐 10~15 分钟。这样的治疗每日 1 次。

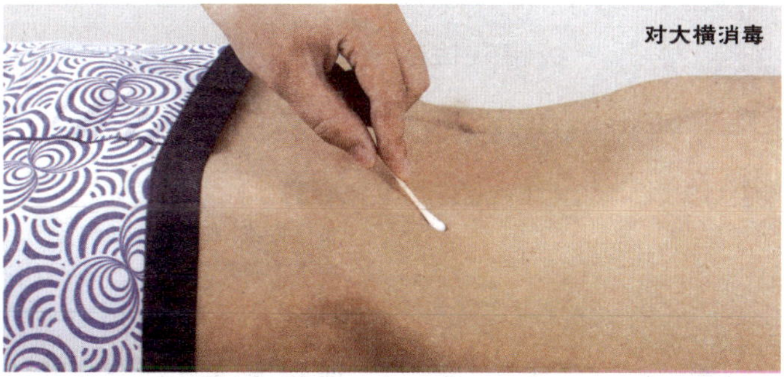

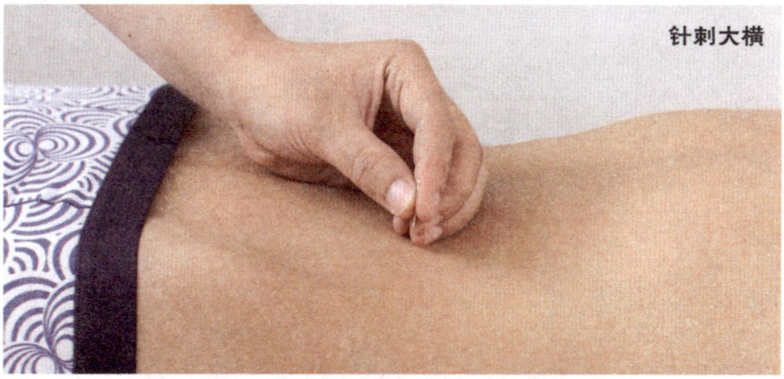

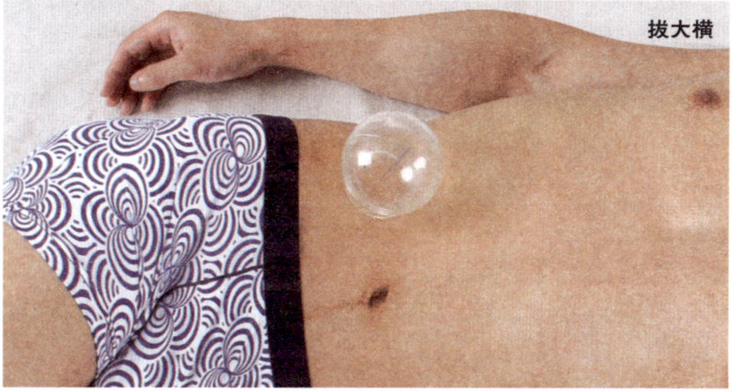

日常护理原则

1. 宜食含粗纤维丰富的蔬菜和水果，多饮水。
2. 多食富含 B 族维生素及润肠的食物。
3. 忌酒、浓茶、辣椒、咖啡等食品。
4. 养成按时排便的习惯，使直肠对排便运动产生条件反射。
5. 每天早晨饮一杯淡盐水，能刺激肠蠕动，有利于排便。

神经衰弱

神经衰弱是由于大脑神经活动长期处于紧张状态，导致大脑兴奋与抑制功能失调而产生的一组以精神易兴奋、脑力易疲劳、情绪不稳定等症状为特点的神经功能性障碍。

拔罐穴位精准定位

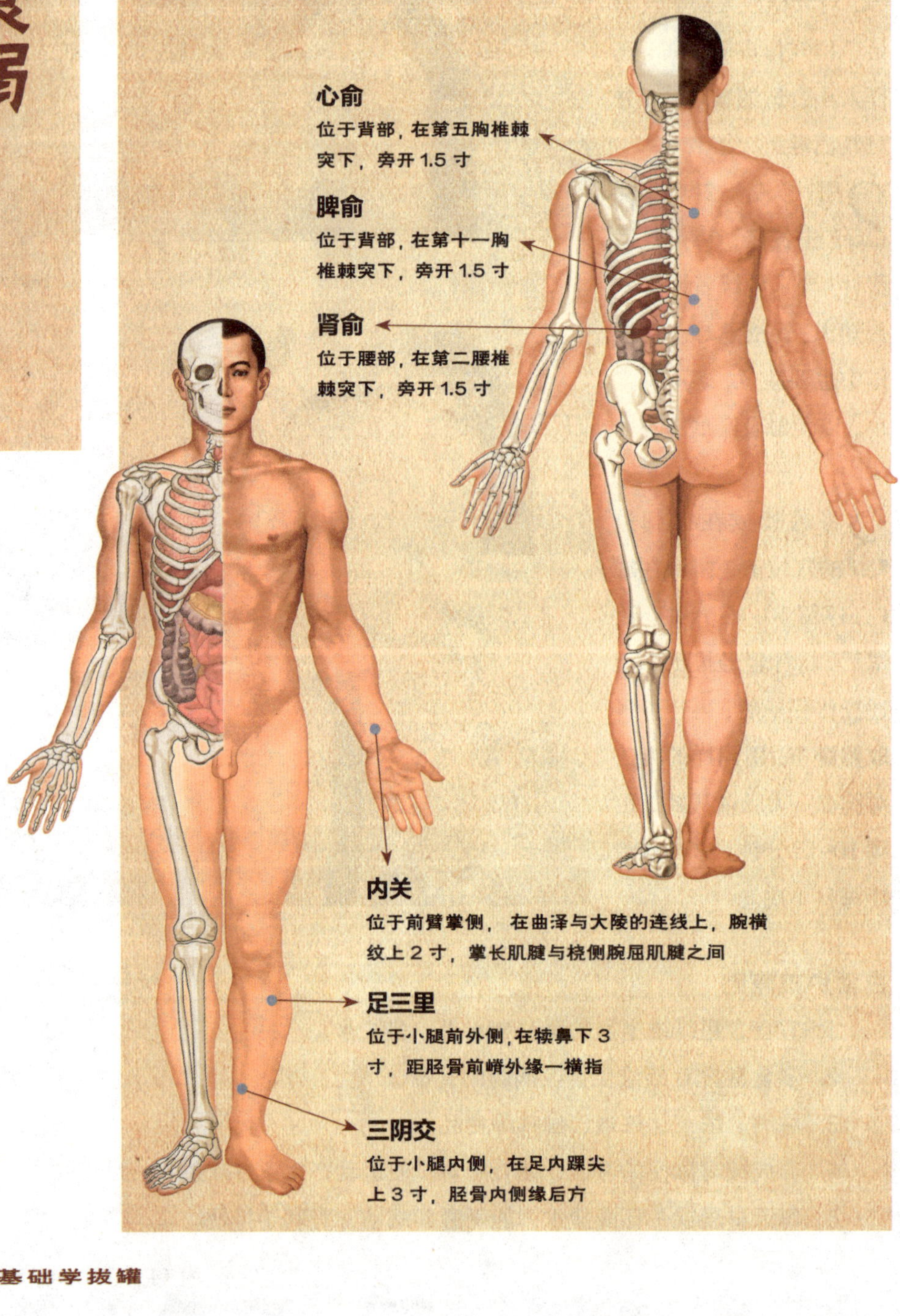

手把手教你拔罐

1 让患者取合适体位，对心俞、肾俞、脾俞、三阴交、足三里、内关进行消毒。第一次拔罐时先选择身体的一侧穴位，第二次再拔另一侧穴位。

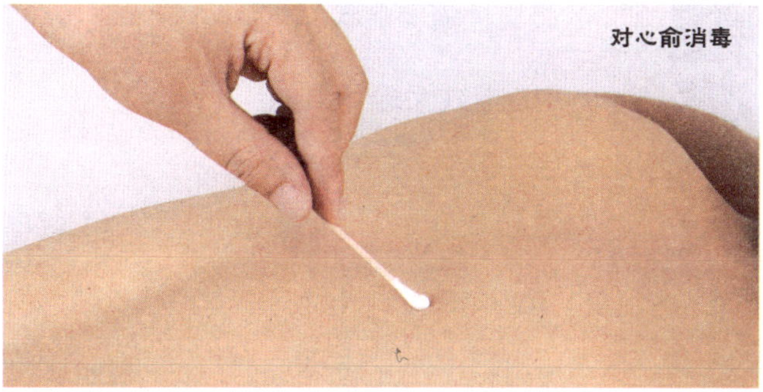

2 用三棱针点刺步骤1中已消毒的穴位，以皮肤发红或微微出血为度。在针刺过程中，要缓解患者紧张情绪，以免过于紧张造成身体抖动。

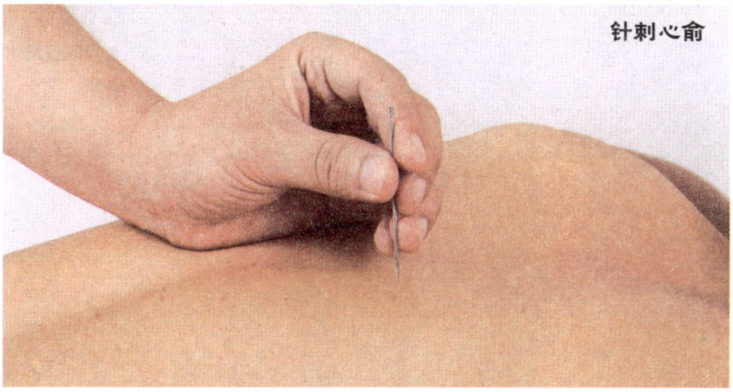

3 将罐吸拔在点刺后的穴位上，密切关注罐内皮肤的变化，留罐10分钟左右，至有瘀血拔出。起罐后，要对穴位皮肤进行消毒处理。这样的治疗每3日1次，10次为1疗程。

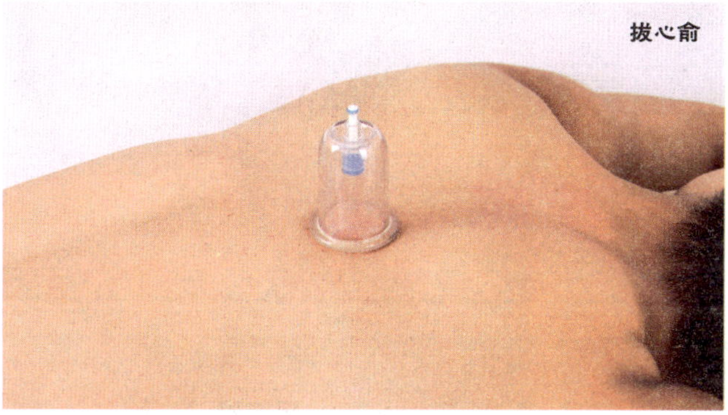

日常护理原则

1. 要选择合适的方法进行治疗。
2. 在治疗的同时也要自我调整。
3. 要注意保持良好的情绪，培养广泛的兴趣，以解除心理压力和精神紧张。
4. 睡前用热水洗脚，促进血液循环，以利于入睡。
5. 适当进行体育锻炼。
6. 合理安排工作和生活，注意劳逸结合。

慢性肾炎

慢性肾炎是病因多样而临床表现相似的一组肾小球疾病。它们共同的表现是水肿、高血压和尿异常改变，伴有神疲乏力、食欲不振、腰腿酸痛等症状。

拔罐穴位精准定位

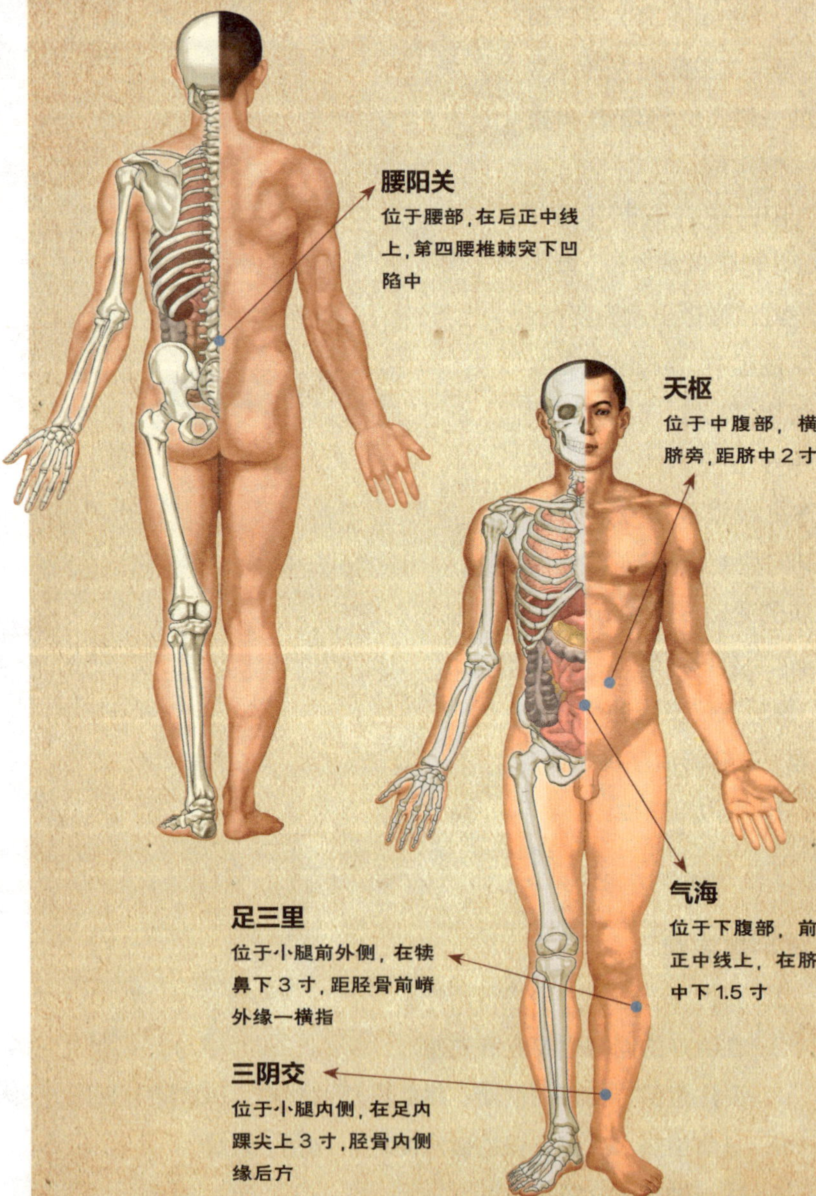

手把手教你拔罐

让患者取合适体位，将罐吸拔在天枢、气海、腰阳关、足三里、三阴交及第 11~12 胸椎棘突间、第 1~2 腰椎棘突间。留罐 15~20 分钟，每日或隔日 1 次。

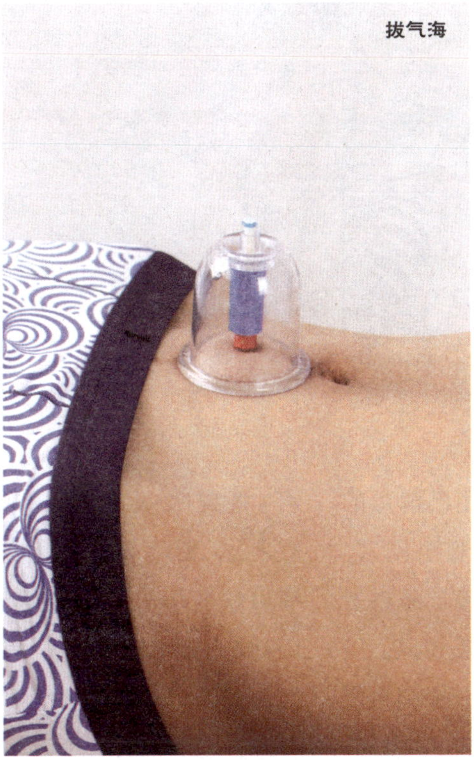

拔气海

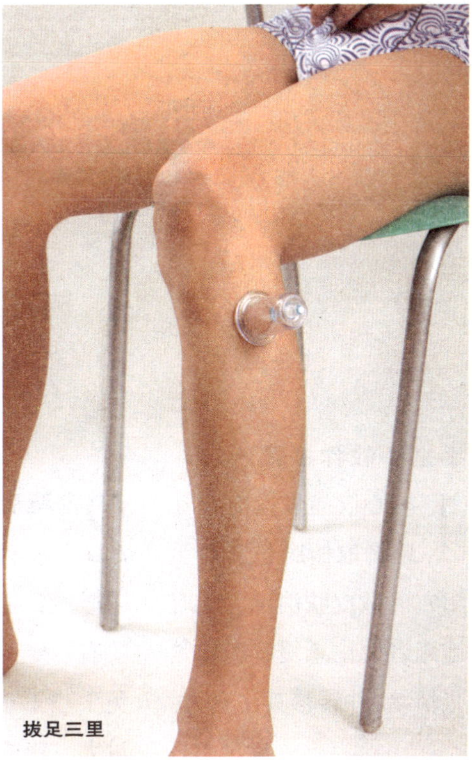

拔足三里

日常护理原则

1. 慢性肾炎患者要多注意休息，避免过度劳累。
2. 进行适当的体育锻炼，增强自身抵抗力。
3. 避免受凉感冒、上呼吸道感染及泌尿系统感染。
4. 避免使用对肾脏有害的药物。
5. 在饮食方面更要注意，要多吃新鲜蔬菜和水果。
6. 有水肿、高血压和心功能不全者，应控制盐的摄入量，每日应少于 5 克。

心绞痛

心绞痛是冠状动脉供血不足，心肌急剧的暂时缺血与缺氧所引起的以阵发性胸前区压榨性闷痛不适为主要表现的临床综合征。常在劳累、兴奋、受寒或饱餐后突然发生，持续时间数秒或数分钟。

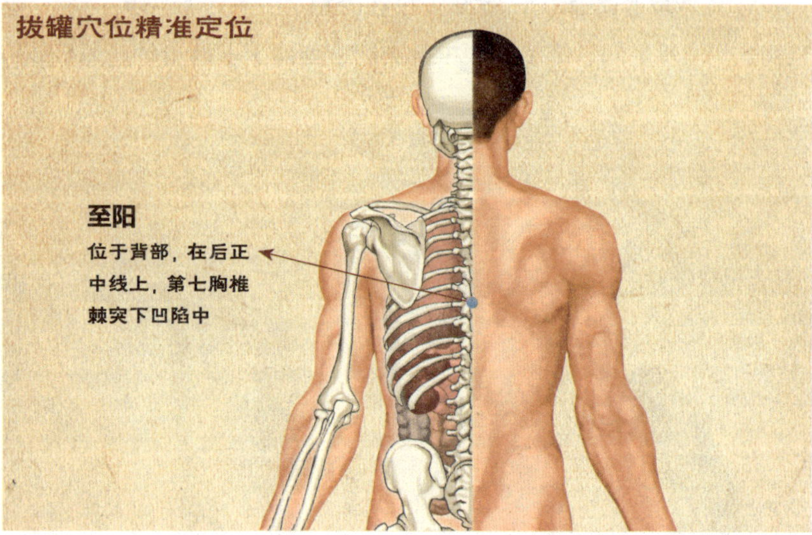

手把手教你拔罐

1 当心绞痛发作时，让患者取俯卧位，对至阳穴区域皮肤消毒。此时施罐者要注意缓解患者紧张情绪，并转移其注意力。

2 消毒后，用已消毒的三棱针点刺至阳穴，以微微出血为度。施罐者要有一定的针灸知识，以免手法不正确或针刺力度过大，影响治疗。

3 将罐吸拔在至阳穴上，留罐 5 分钟。疼痛可快速缓解。起罐后，用酒精棉球擦去血迹，适当消毒以防感染，病情重者应打 120 就医。

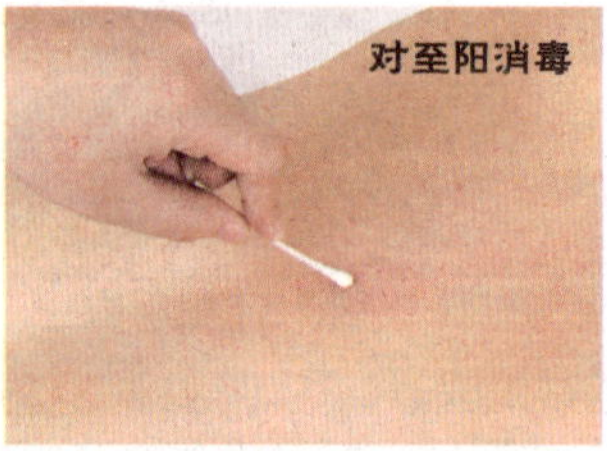

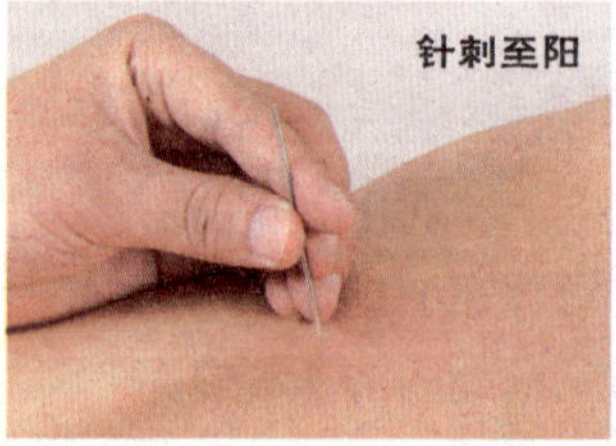

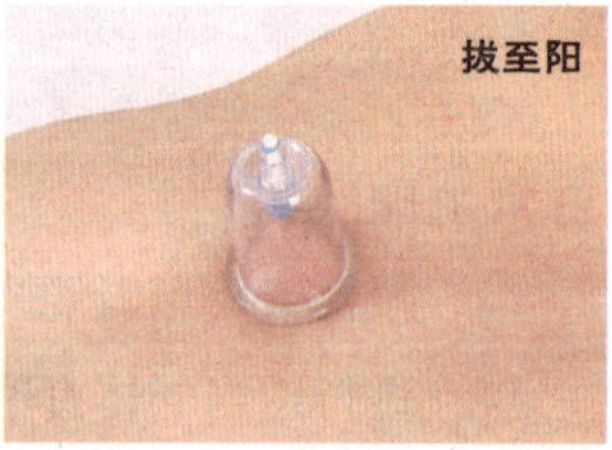

日常护理原则

1. 进餐时要遵循少量多餐的原则，不吃油腻及刺激性食物，不饮酒。
2. 少吃盐，每天盐的摄入量应少于 5 克。
3. 多吃富含维生素和膳食纤维的食物，如新鲜蔬菜、水果、粗粮等。
4. 控制脂肪的摄入量，尽量避免浓茶、咖啡、辣椒、咖喱等食物。

癫痫

癫痫，俗称“羊癫疯”，是大脑神经元突发性异常放电，导致短暂的大脑功能障碍的一种慢性疾病。当此病发作时，患者的主要表现为意识丧失，身体抽搐。

拔罐穴位精准定位

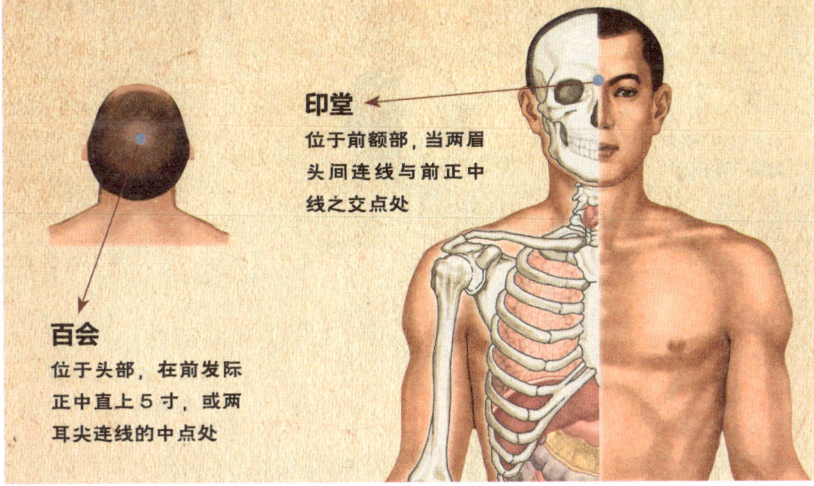

手把手教你拔罐

1 让患者取合适体位，对百会、印堂进行消毒。拔罐会在面部留下罐印，影响美观，但3~5日后即可消除。

2 用三棱针点刺已消毒的穴位，使之微微出血。施罐者手法要熟练，要把握好针刺的力度，过大或过小都会影响治疗。

3 用抽气罐法把罐吸拔在点刺过的穴位上，留罐10分钟，每3日1次。起罐后用酒精棉球擦去血迹，以免皮肤感染。

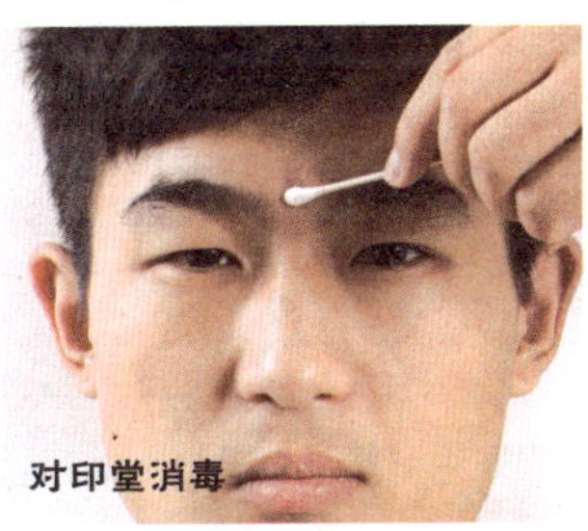
对印堂消毒

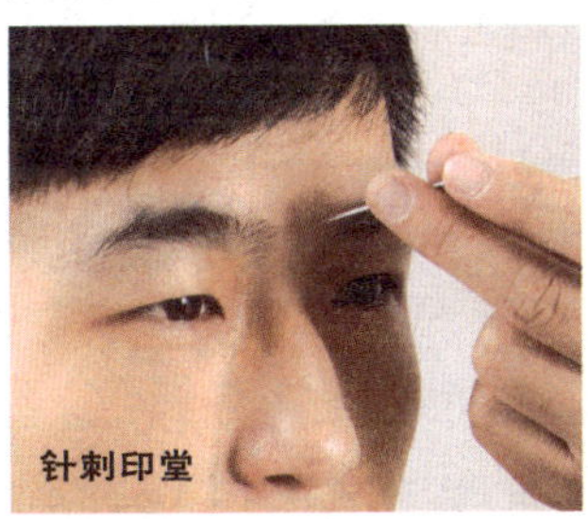
针刺印堂

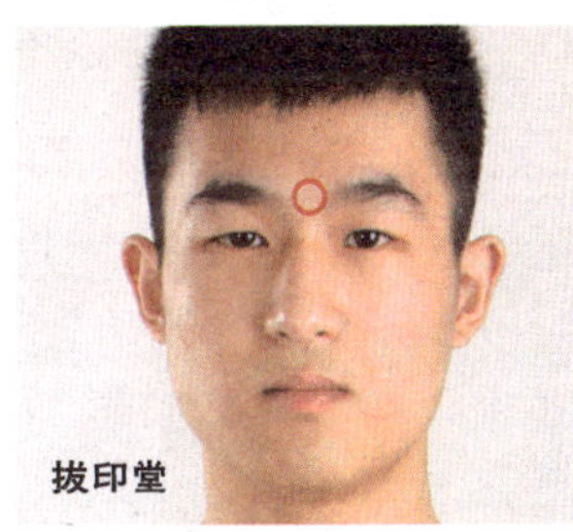
拔印堂

日常护理原则

1. 不宜做剧烈的运动，不宜过度劳累。

2. 不宜暴饮暴食，不宜喝咖啡、吃巧克力。

3. 不吸烟，不喝酒。

4. 尽量避免感冒、发烧。

5. 在日常生活中避免精神过于激动，不要登高、骑车、游泳。

6. 不宜在机器旁工作，以免癫痫发作时发生意外。

偏头痛

偏头痛是反复发作的一种搏动性头痛，发作前常有闪光、视物模糊、肢体麻木等先兆，同时可伴有神经、精神功能障碍。

拔罐穴位精准定位

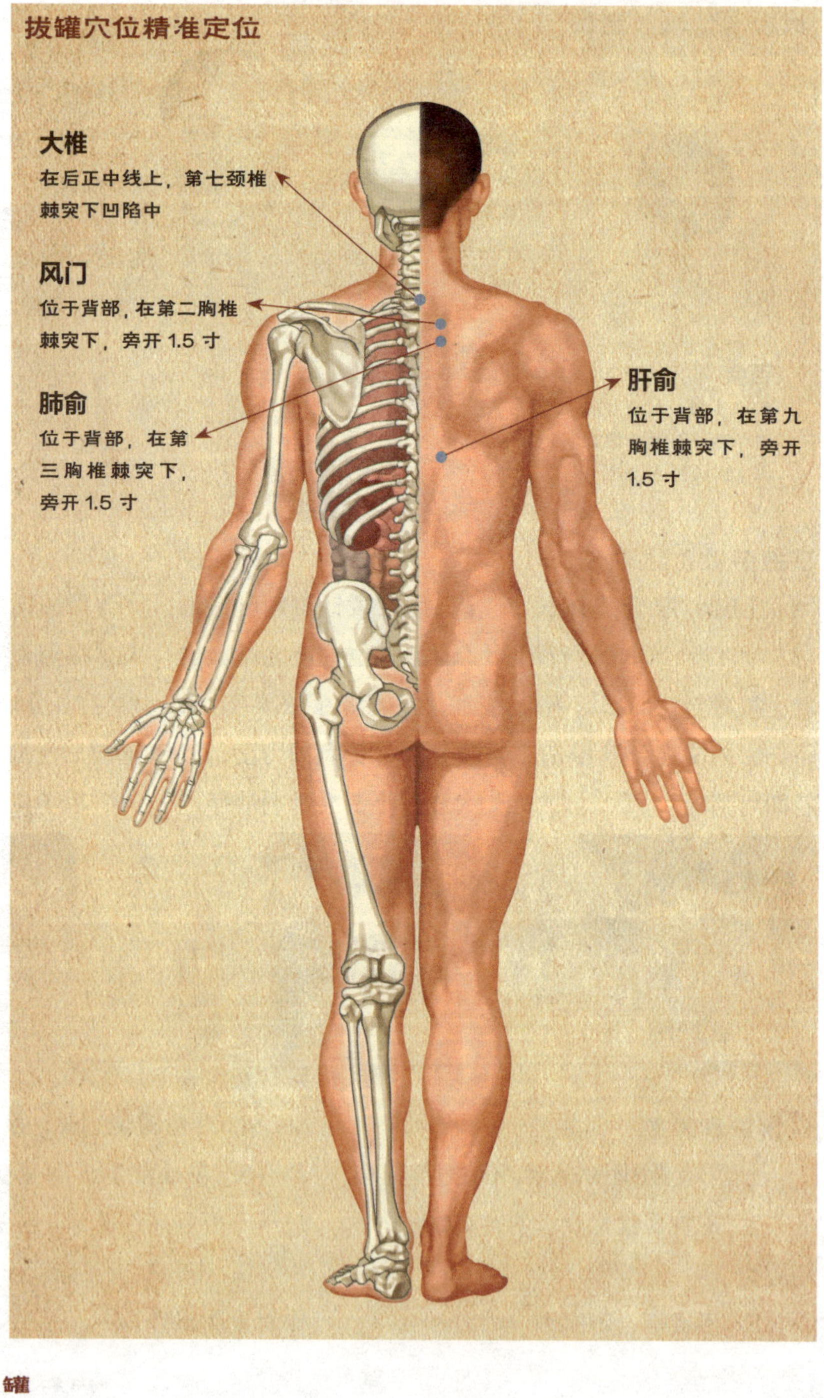

手把手教你拔罐

1 让患者取俯卧位，对大椎、风门、肝俞、肺俞进行消毒。

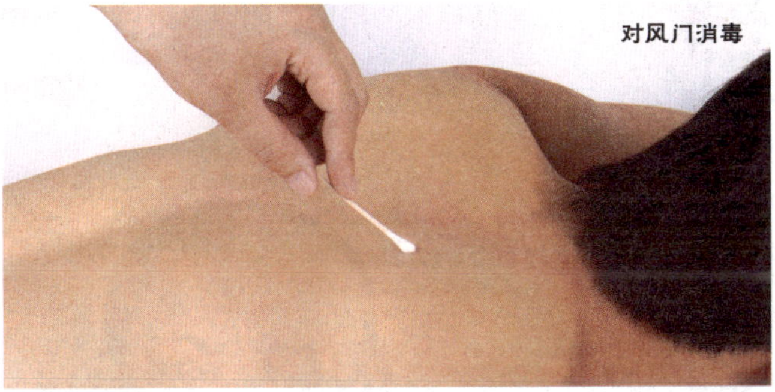

2 用毫针斜刺步骤 1 已消毒的穴位，得气后留针 15 分钟。此步操作要求施罐者能够熟使用针灸疗法。

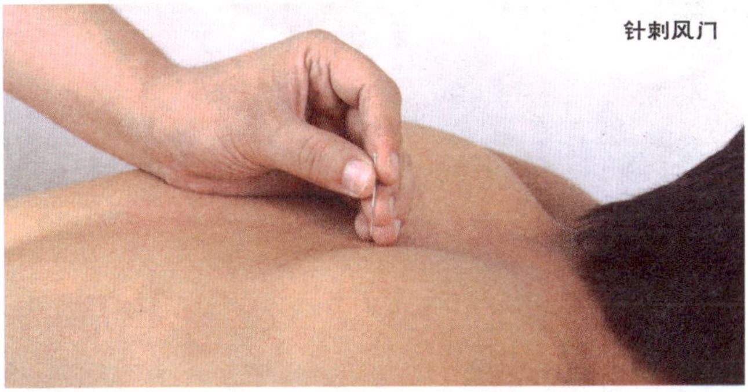

3 15 分钟后，将针轻轻拔出皮肤，然后将罐吸拔在留针后的穴位上，留罐 10~15 分钟。这样的治疗隔日 1 次。

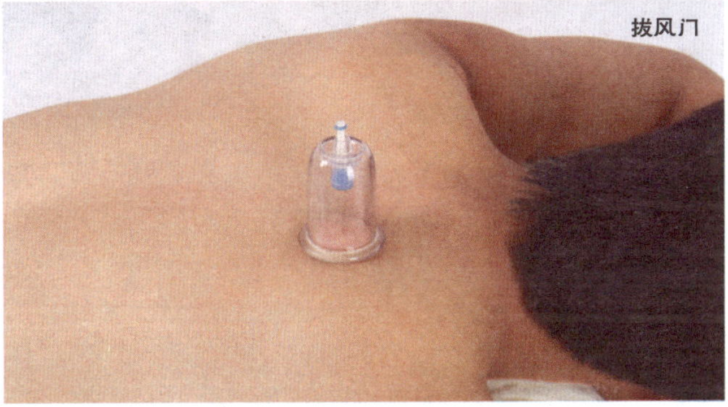

日常护理原则

1. 避免情绪紧张，避免服用血管扩张剂等药物。
2. 避免饮用红酒和进食含奶酪的食物、咖啡、巧克力、熏鱼等。
3. 多吃些含镁丰富的蔬菜、水果，增加大脑中的镁含量。
4. 尽量避免过度劳累和忧虑、焦虑等情绪，保证良好的睡眠。

面部神经麻痹

面神经麻痹，俗称“面瘫”、“歪嘴巴”，以面部表情肌群运动功能障碍为主要特征的一种常见病，一般症状是口眼歪斜。患者面部往往连最基本的抬眉、闭眼、鼓嘴等动作都无法完成。多为一侧发病。

拔罐穴位精准定位

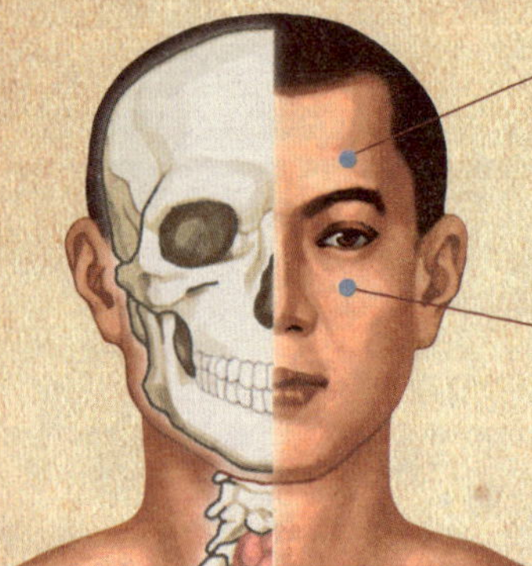

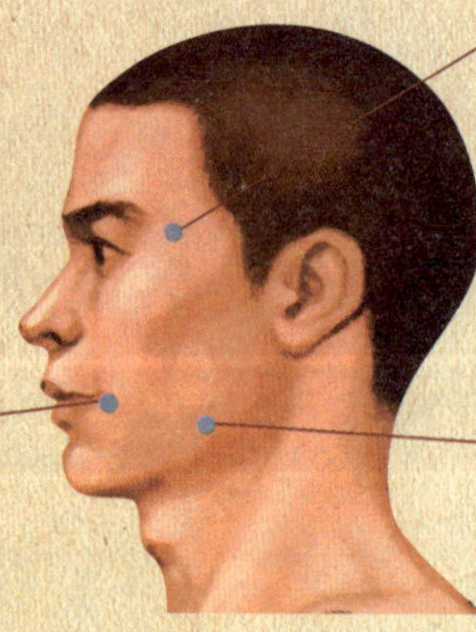

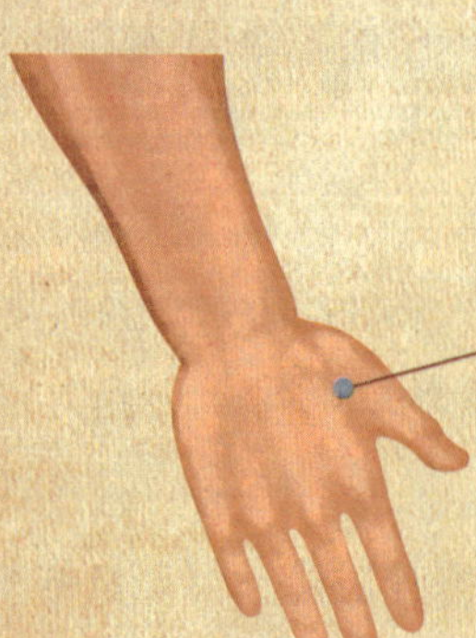

手把手教你拔罐

1 让患者取坐位，对地仓、颊车、太阳、四白、阳白、合谷进行按摩，每个穴位按摩 2~3 分钟。按摩可以起到促进血液循环的作用。

2 在按摩过的穴位上拔罐，各留罐 15~20 分钟。在罐内皮肤充血后即可起罐。这样的治疗每日 1 次，10 次为 1 个疗程。

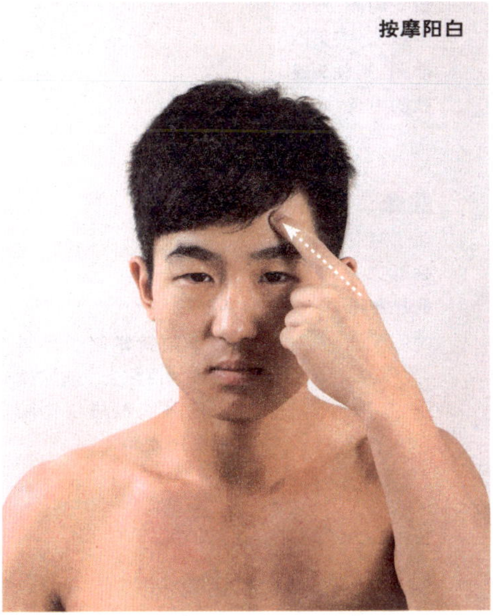

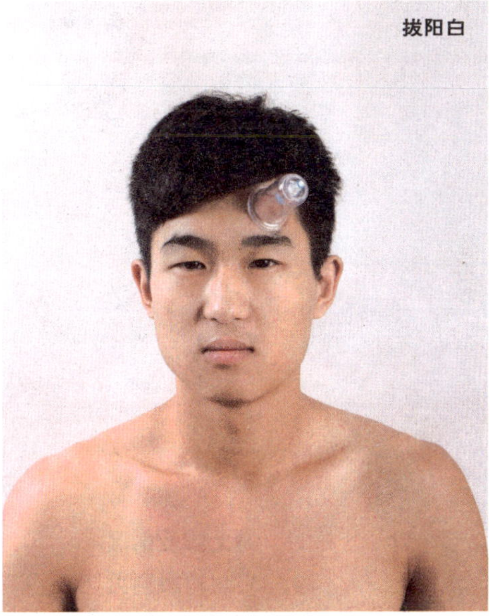

日常护理原则

1. 要保持良好的心情，多进行体育锻炼，以增强抵抗疾病的能力。

2. 饮食上以清淡易消化食物为主，适当增加维生素 B 族的摄入。

3. 用温水洗脸，保证充足的睡眠。

4. 减少电视、电脑、紫外线等的辐射。

5. 在急性期，将患侧面部用湿热毛巾外敷，水温 45℃左右，每日 3~4 次，每次 15~20 分钟。

6. 每天早晚自己按摩患侧，按摩时用力应轻柔、适度、持续、稳重、部位准确。

7. 建议患者对镜进行自我表情动作训练，进行皱眉、闭眼、吹口哨、示齿等简单活动，每日 2~3 次，每次 3~10 分钟。

咳嗽

咳嗽是肺脏疾病的主要症状之一，有急慢性之分，急性为外感，慢性属内伤。外感咳嗽是由风寒、风热、风燥等外邪侵袭所引起的，多见于急性呼吸道感染、支气管炎。内伤咳嗽即慢性气管炎、支气管扩张、肺部感染。

拔罐穴位精准定位

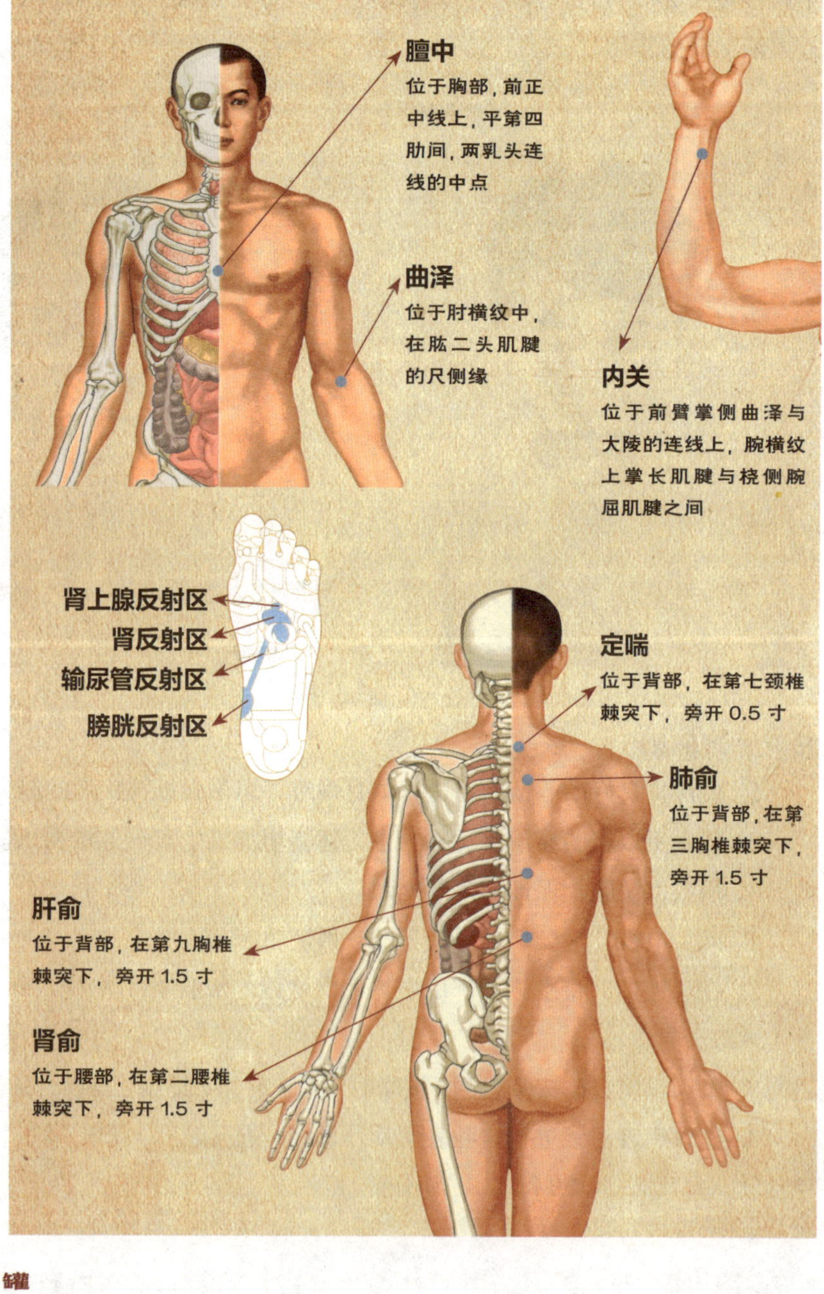

手把手教你拔罐

1 用手指按压两侧曲泽穴，按压3~5 分钟。因拔罐时间较长，要保持房间的温暖，避免着凉。若拔罐中有身体不适，可适当减少拔罐步骤。

2 在两侧内关穴拔罐，留罐5~10 分钟。

3 让患者保持俯卧位，用拇指点按定喘穴，按压 3~5 分钟。

4 在肺俞、肝俞、肾俞进行拔罐，留罐 5~10 分钟。

5 结束后，保持仰卧位，在膻中穴拔罐，留罐 5~10 分钟。

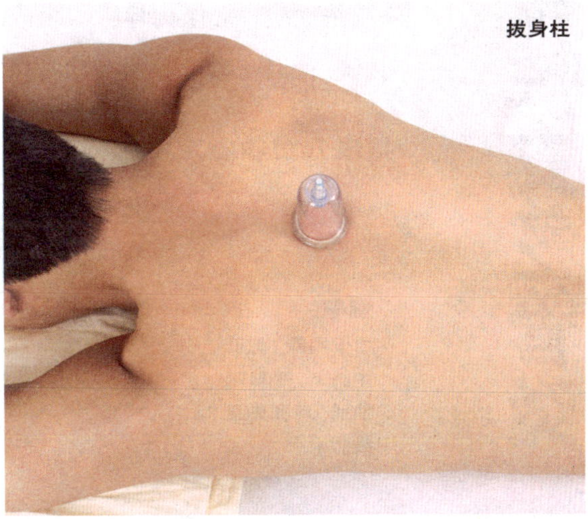

拔身柱

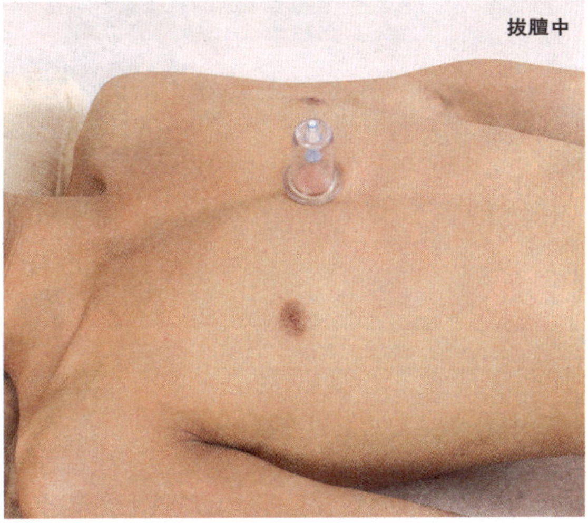

拔膻中

日常护理原则

1. 对于原因不明、长时间的慢性咳嗽，要及时去医院治疗。
2. 在日常生活中要保持居室内空气新鲜，经常开窗，使空气流通。
3. 家人有感冒时，室内可用醋熏蒸消毒，防止病毒感染。
4. 少去公共场所，减少感染机会。
5. 气候转变时及时增减衣被，防止过冷或过热。
6. 加强锻炼，多进行户外活动，提高机体抗病能力。

急性支气管炎

急性支气管炎主要表现为咳嗽，病初为短、干性痛咳，后期咳黏痰或脓性痰，常伴胸骨后闷胀或疼痛、发热等全身症状，多在3~5天内好转，但咳嗽、咳痰症状常持续2~3周才恢复。

拔罐穴位精准定位

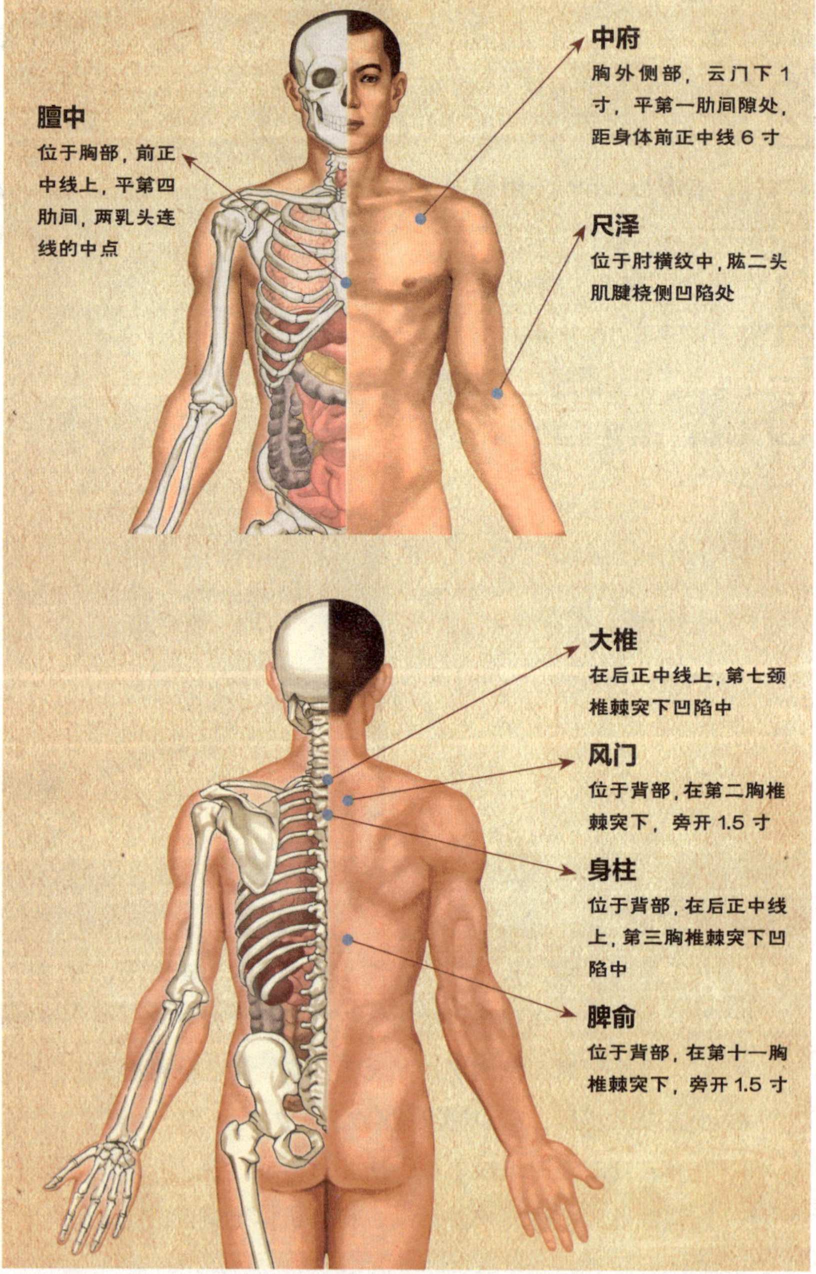

手把手教你拔罐

让患者取坐位，分别将罐吸拔在大椎、风门、身柱、脾俞、膻中、中府、尺泽。每个穴位留罐 20 分钟，以皮肤充血为度。这样的治疗每日一次。拔罐时可根据患者体质，一次性把罐全部吸拔在穴位上，也可拔完一部分穴位，起罐后，再拔另外一些。

拔大椎

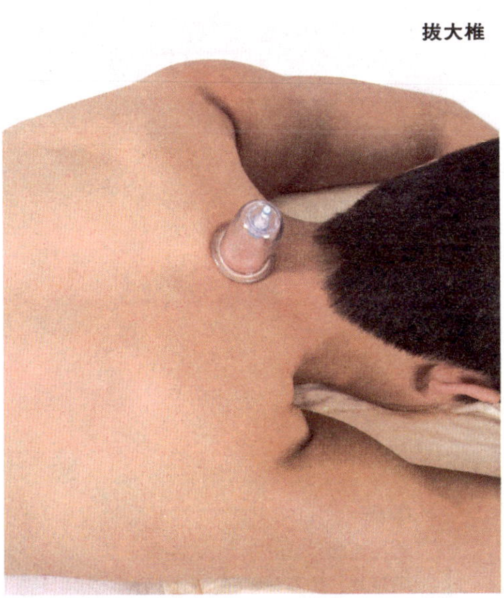

拔风门

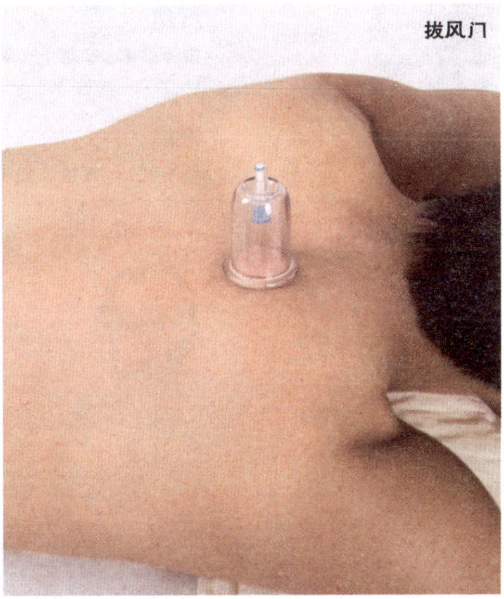

拔身柱

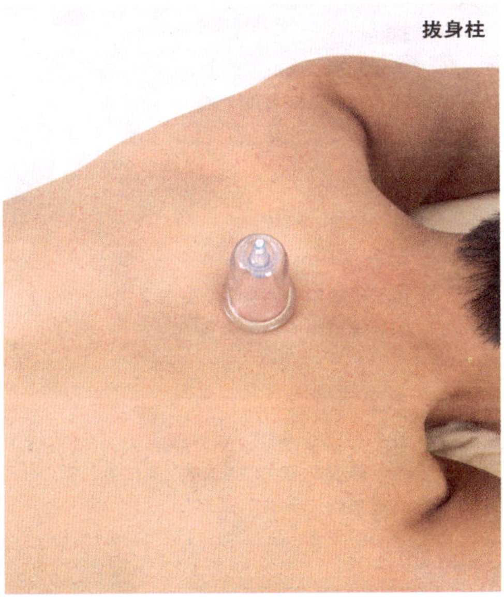

拔膻中

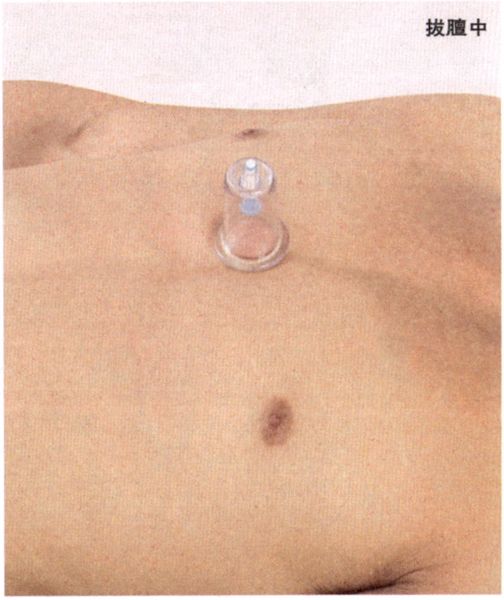

慢性支气管炎

以长期顽固性咳嗽为特征。早晚气温较低或饮食刺激时，频频发咳。

拔罐穴位精准定位

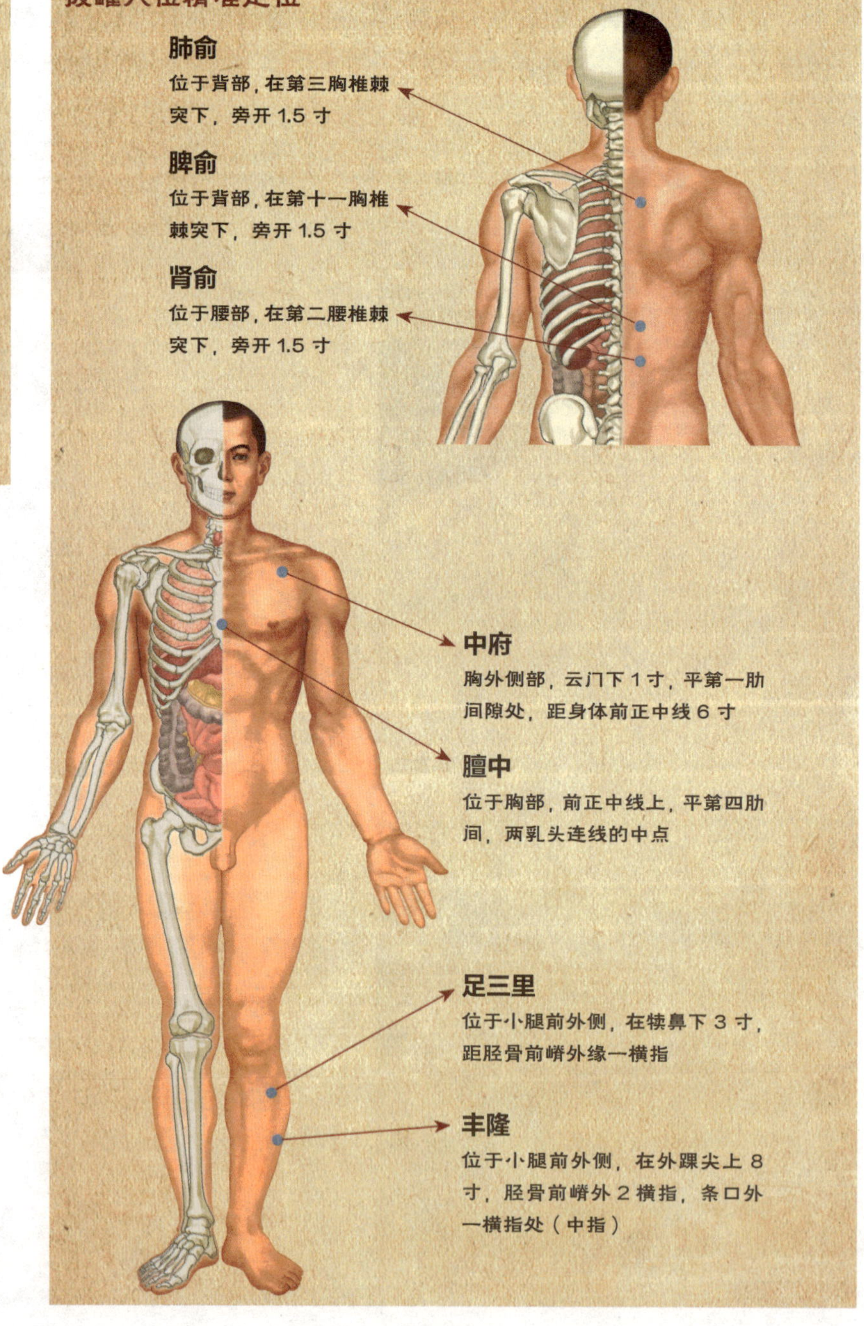

手把手教你拔罐

让患者取坐位，分别把罐吸拔在肺俞、脾俞、肾俞、中府、膻中、足三里、丰隆，留罐 15 分钟，隔日拔罐 1 次。因所拔穴位较多，进行时间较长，所以一定要注意保暖，防止感冒，以免加重病情。

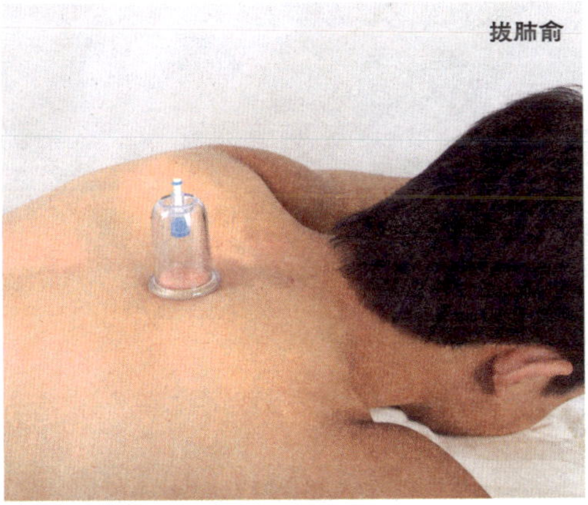

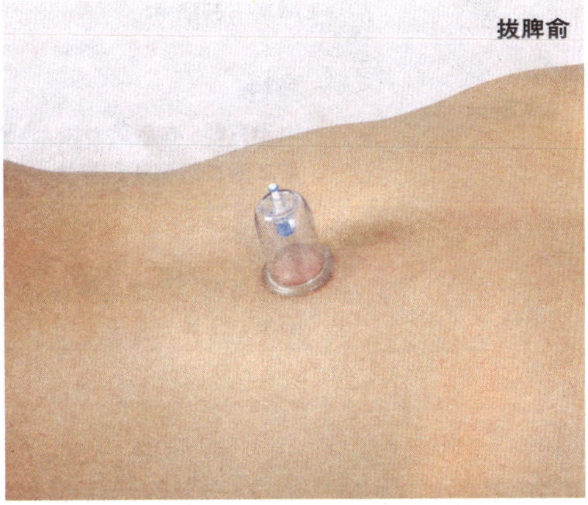

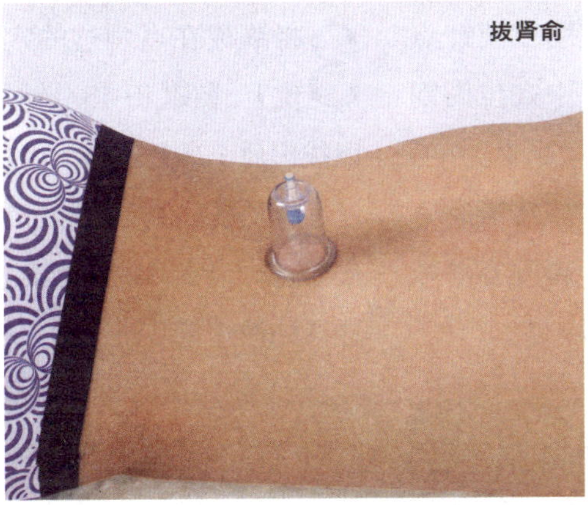

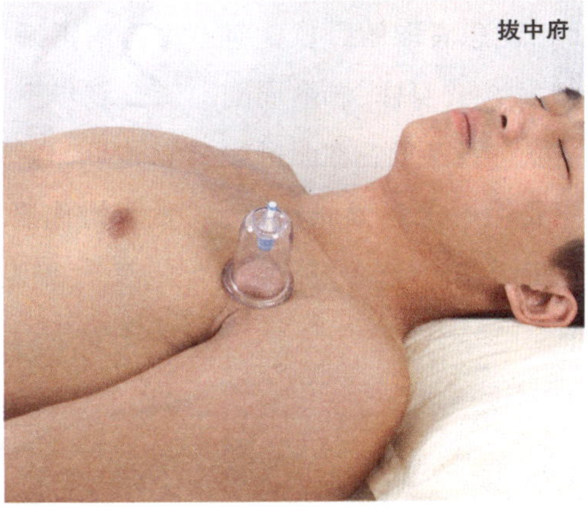

日常护理原则

1. 支气管炎患者宜多吃一些止咳、平喘、祛痰、润肺的食物。

2. 忌食生冷、过咸、辛辣、油腻及烟、酒等有刺激性的东西，以免加重症状。

3. 按时进餐，每餐可适当多吃一些豆制品与蔬菜，如白萝卜、胡萝卜及绿叶蔬菜等清淡易消化的食物。

4. 适当进行体育锻炼并尽量选择不太刺激的项目，增强对疾病的抵抗能力。

肺炎

肺炎是由细菌或病毒引起的急性肺部性症，可由多种细菌、真菌、病毒或者寄生虫引起，化学物质、过敏等反应也能引起肺炎。

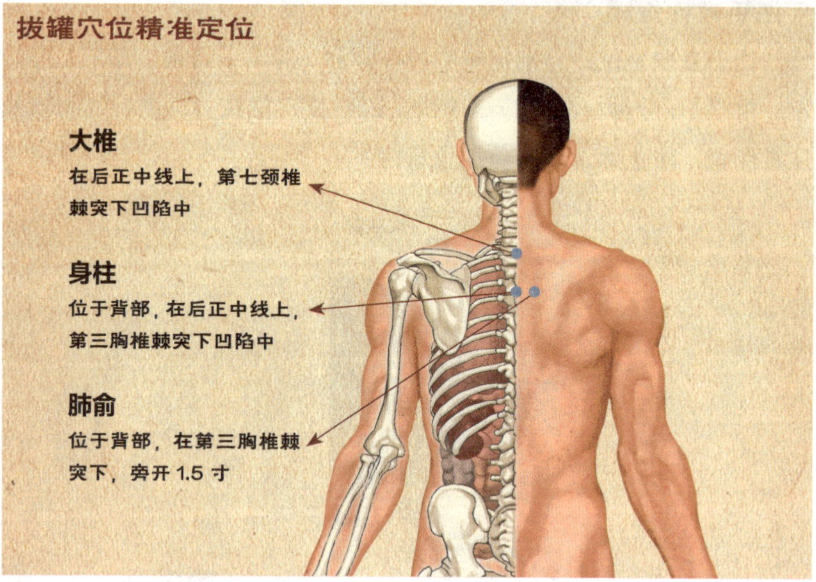

手把手教你拔罐

1 让患者取俯卧位，对大椎、身柱、肺俞周围皮肤进行消毒。在此过程中要缓解患者紧张情绪，以免影响治疗。

2 消毒后，用三棱针点刺步骤 1 中穴位周围的皮肤，以微微出血为度。此步操作要求施罐者有一定医学知识，否则容易产生不安全因素。

3 将罐拔在点刺过的穴位上，留罐 10~15 分钟，以拔出血 1 毫升左右为度。起罐后要擦去血渍，对穴位皮肤进行消毒，以防感染。这样的治疗每 3 日 1 次。

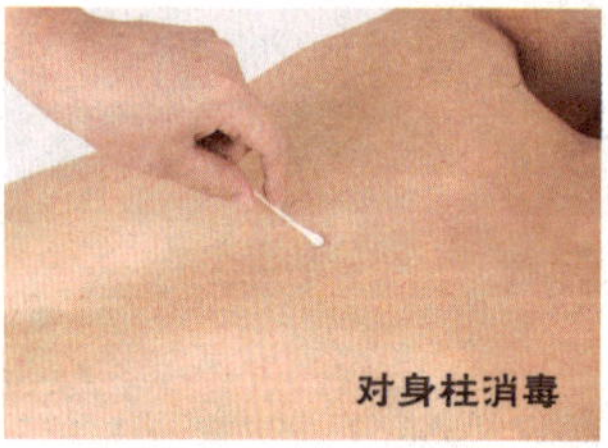
对身柱消毒

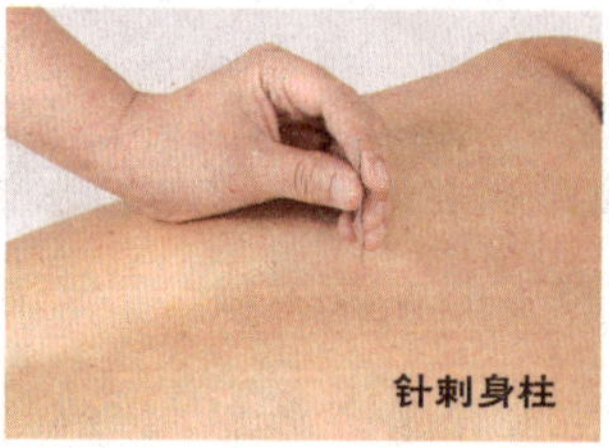
针刺身柱

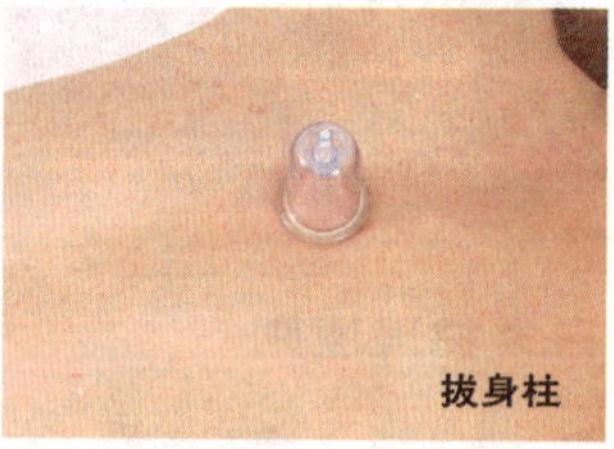
拔身柱

日常护理原则

1. 饮食上要注意搭配，吃一些有营养且易消化的食物，少吃油炸食品，不吃过冷且有刺激性的食物。

2. 注意休息，少去人多的场所，避免感冒。

3. 保持好心情，增强治疗疾病的信心。

空调病

长时间在空调环境下工作学习的人，因空气不流通，环境得不到改善，会出现鼻塞、头晕、打喷嚏、耳鸣、乏力、记忆力减退等症状，以及一些皮肤上的不适，如皮肤发紧发干、易过敏、皮肤变差等。这类现象在现代医学上称为空调病。

拔罐穴位精准定位

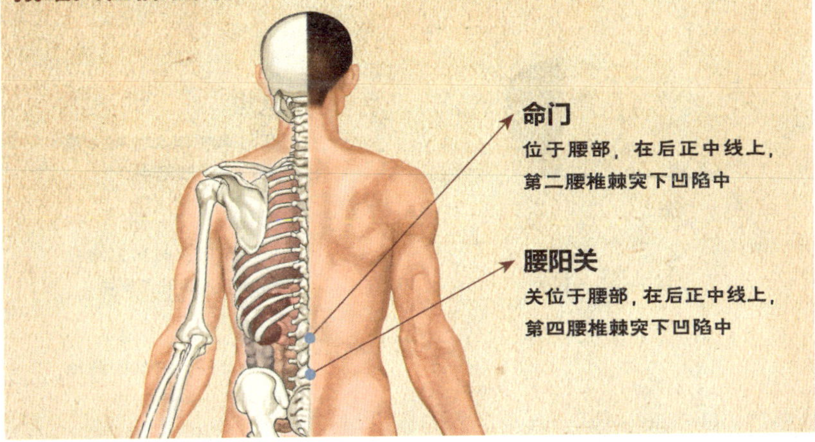

手把手教你拔罐

1 让患者取俯卧位，在腰背部涂上适量的润滑油，以防止在走罐时因皮肤干燥而拉伤皮肤。选择大小适宜的罐具，如有必要，也要在灌口涂上润滑油。

2 将罐吸拔在背部，然后沿背部脊柱正中及两侧经穴循行走罐，直至皮肤潮红。走罐时不可太用力，以免拉伤皮肤。

3 走罐结束后，把罐吸拔在腰阳关和命门，留罐 10 分钟。起罐后，擦去皮肤上的润滑油，并对走罐部位皮肤进行消毒。

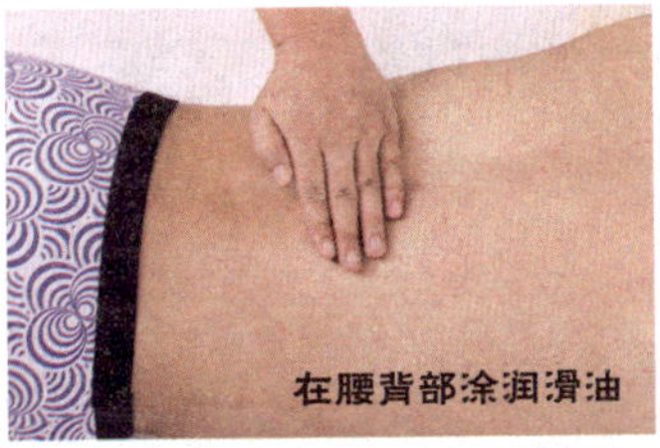

在腰背部涂润滑油

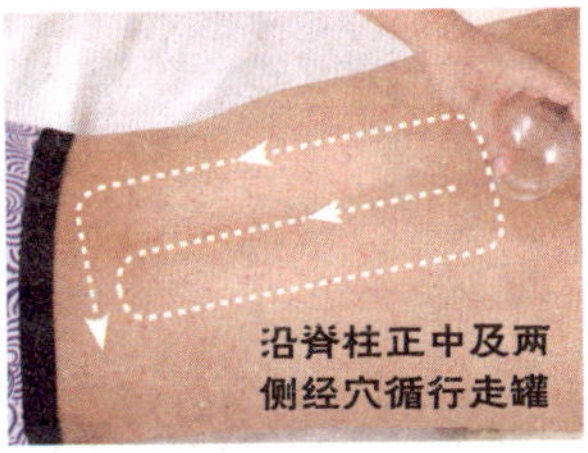

沿脊柱正中及两侧经穴循行走罐

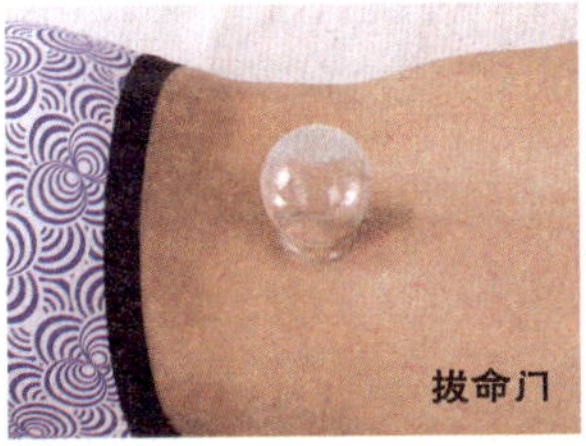

拔命门

日常护理原则

1. 使用空调必须注意通风，定时打开窗户，关闭空调，让室内空气流通。
2. 若长时间在空调室者应多喝开水，并适当到户外锻炼，加速体内新陈代谢。
3. 夜间睡眠最好不要开空调，不要让冷风直接吹到身上。
4. 定期清洗空调机，防止滋生细菌。

肺结核

肺结核是由结核杆菌引起的慢性传染病，一年四季都可以发病，15~35 岁的中青年是结核病的高发年龄段。主要症状为咳嗽、发热、疲倦、不思饮食、咳血等。

拔罐穴位精准定位

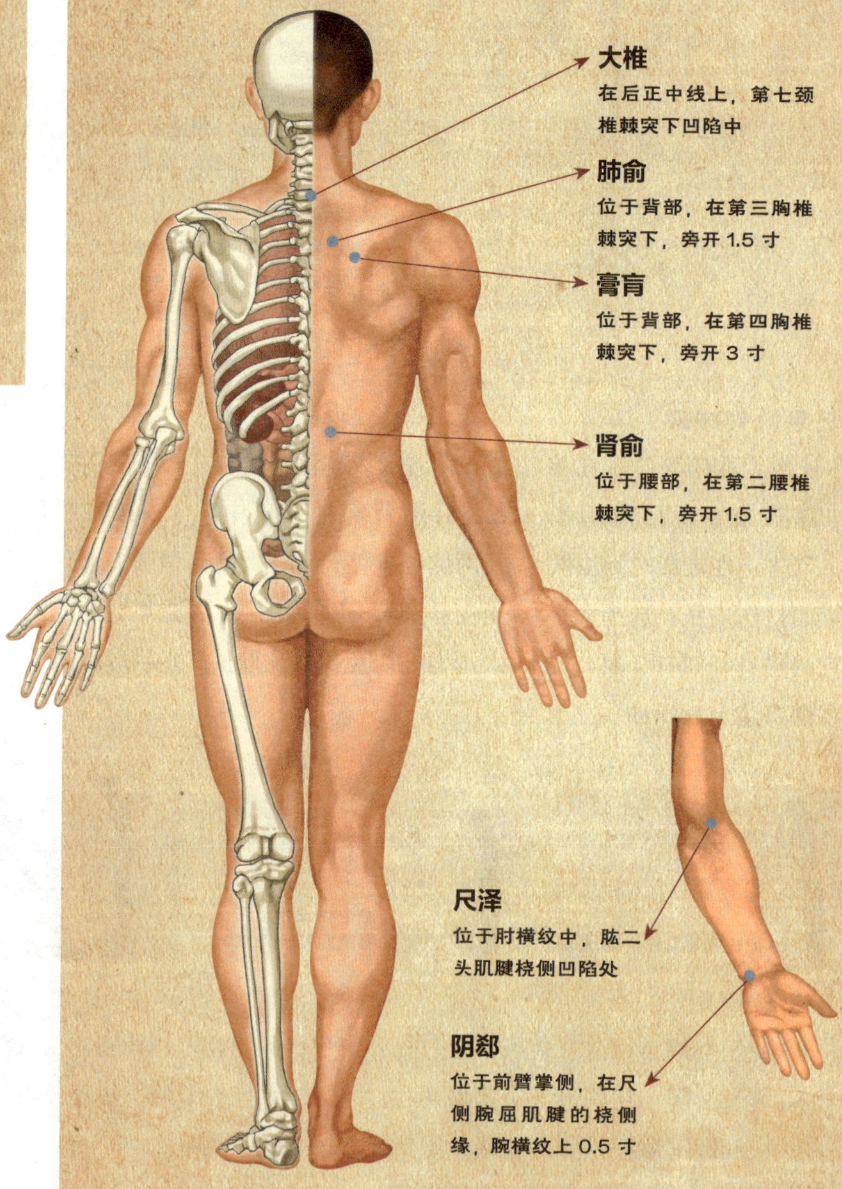

手把手教你拔罐

1 让患者取坐位，对大椎、肺俞、肾俞、膏肓、阴郄、尺泽进行消毒。注意对患者保暖，避免着凉。

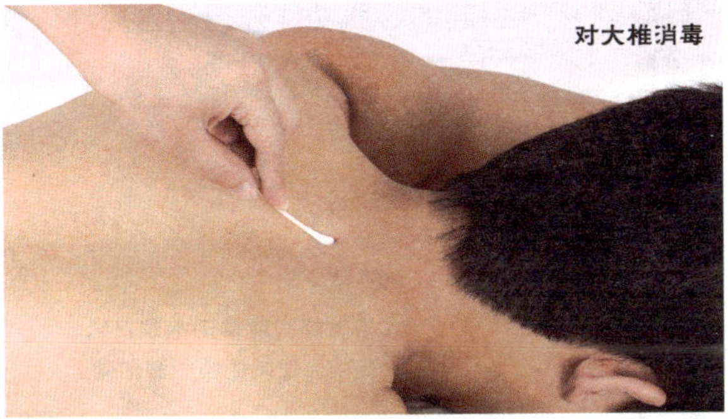

2 用毫针针刺步骤 1 中已消毒的穴位。针刺后出针。此步操作要求施罐者能够熟练使用针灸疗法，能准确把握针刺的深度。

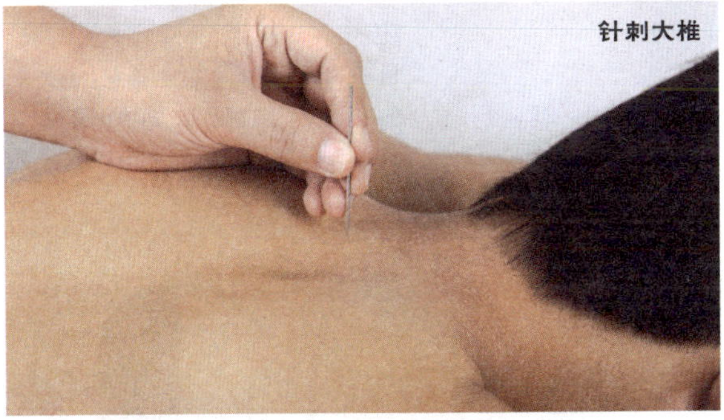

3 在针刺过的穴位上拔罐，留罐 15~20 分钟。起罐后，对穴位皮肤进行消毒。这样的治疗每日或隔日 1 次，10 次为 1 疗程，2 个疗程之间间隔 7 天。

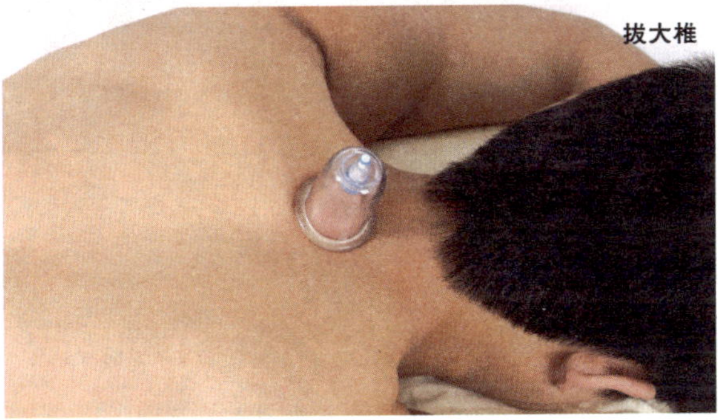

日常护理原则

1. 肺结核患者要加强自身机体抵抗力，补充足够的营养和维生素，以满足身体修复需要。

2. 多摄入含优质蛋白质高的食物，如瘦肉、鱼、虾、豆制品等。

3. 多吃含钙丰富的食物，多喝牛奶。

4. 适当补充维生素，经常食用富含铁的食物，禁止吸烟和喝酒。

5. 居住环境注意通风，不到人多的地方去。

6. 经常锻炼身体，增强抵御疾病的能力。

冠心病

冠心病是一种常见的心脏病，是指因冠状动脉狭窄、供血不足而引起的心肌功能障碍和器质性病变，故又称缺血性心脏病。

拔罐穴位精准定位

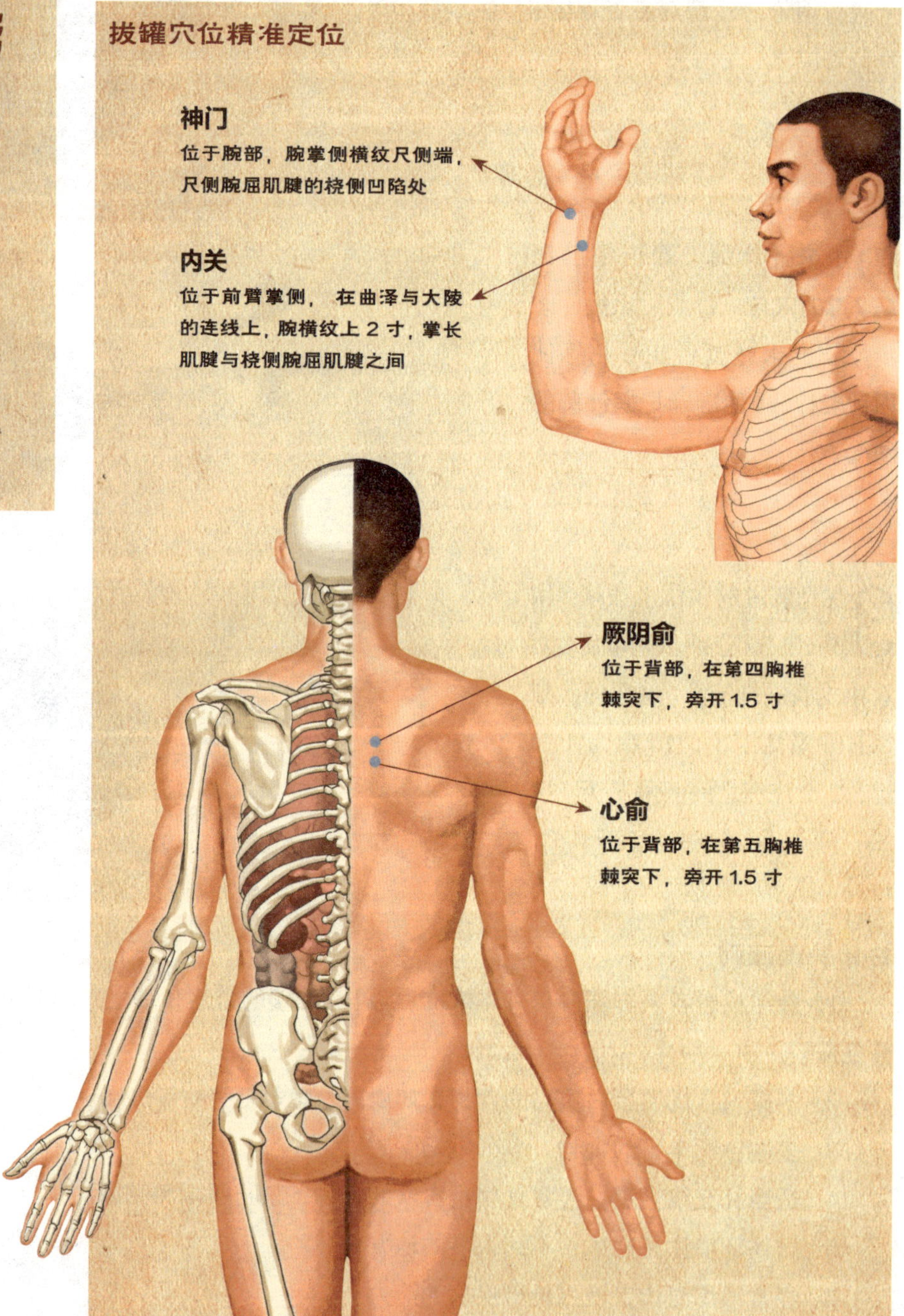

手把手教你拔罐

1 让患者取俯卧位，在厥阴俞、心俞拔罐。留罐10~15分钟。在拔罐过程中，一定要不断询问患者的感受，以免患者出现胸闷、心悸等情况从而诱发心脏病。

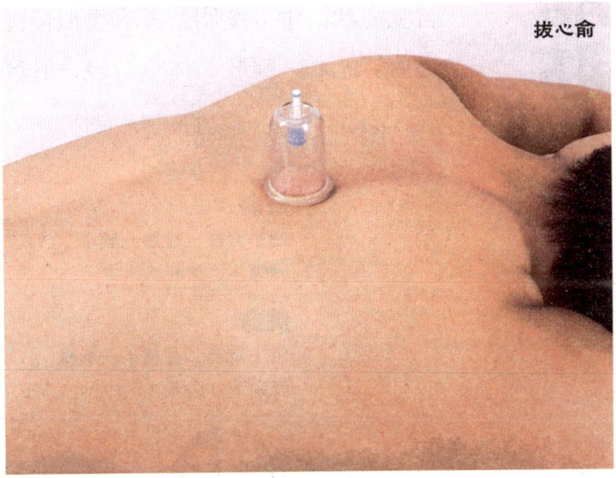

2 让患者取坐位，手臂平放在桌面上，在内关、神门拔罐。留罐10~15分钟。

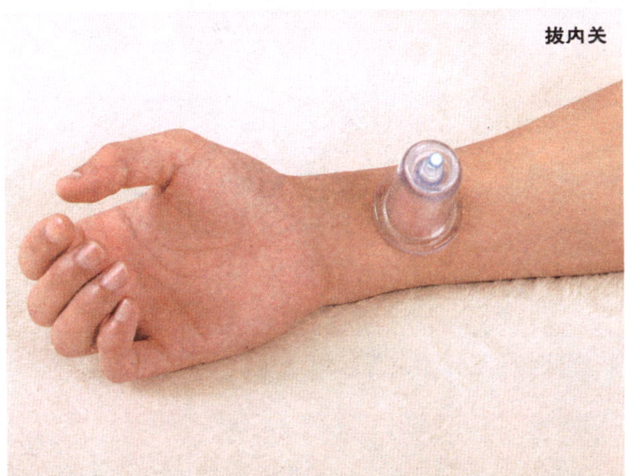

日常护理原则

1. 冠心病患者要合理膳食，饮食宜清淡、低脂低盐。
2. 多食富含不饱和脂肪酸的食品，如鱼类，多食粗粮和水果。
3. 严禁暴饮暴食或过饱，可少食多餐。
4. 生活要规律，保证充足睡眠。
5. 注意保暖，预防上呼吸道感染。
6. 经常对居室环境通风换气，避免供氧不足而加重病情。
7. 冠心病患者还应随身携带急救药物，以便发病时及时服用。

脂肪肝

轻度脂肪肝患者有的仅有疲乏感，多数脂肪肝患者较胖，很难有自觉症状。中重度脂肪肝有类似慢性肝炎的表现，如食欲不振、疲倦乏力、恶心、呕吐、体重减轻、肝区或右上腹隐痛等。

拔罐穴位精准定位

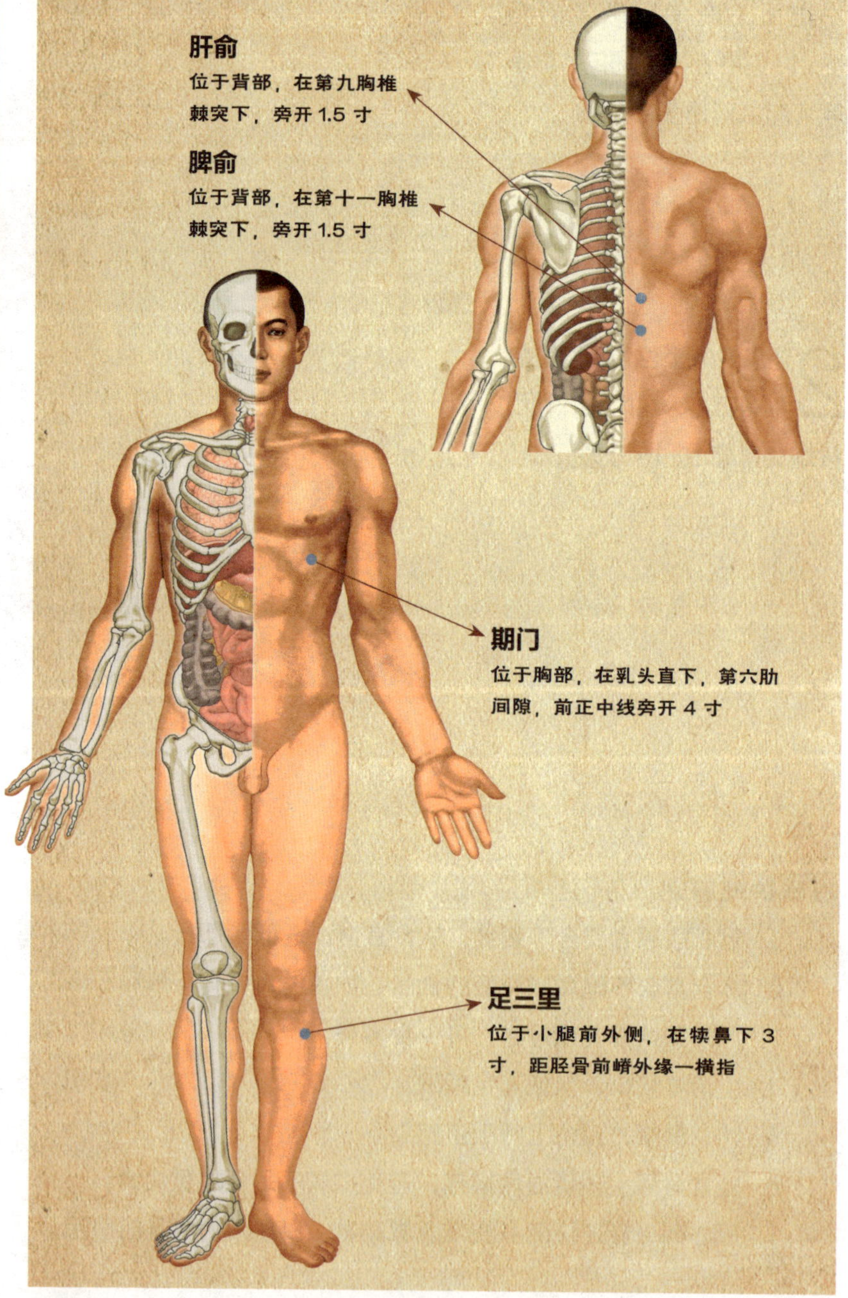

手把手教你拔罐

1 让患者取俯卧位，对脾俞、肝俞穴位皮肤进行消毒。施罐者在消毒过程中要缓解患者紧张情绪，转移其注意力。

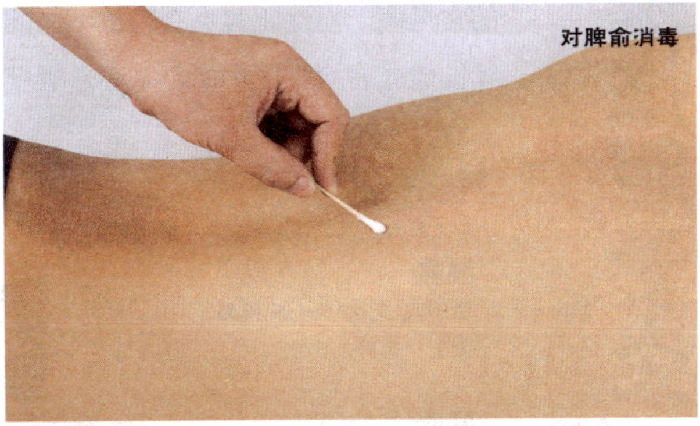

2 消毒后，用三棱针点刺步骤 1 中的穴位，以微微出血为度。使用刺络拔罐法时施罐者一定要会针灸，否则易发生危险。

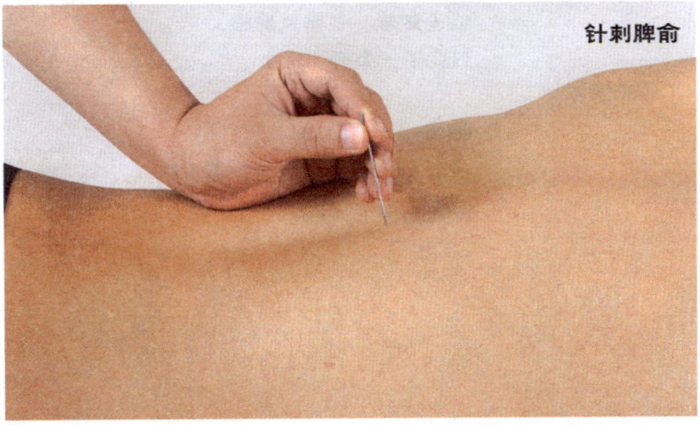

3 把罐吸拔在步骤 2 点刺过的穴位上，留罐 10~15 分钟。起罐后，对穴位皮肤进行消毒，以免感染。对期门和足三里用同样的方法拔罐，留罐 10~15 分钟。这样的治疗每 3 日 1 次，10 次为 1 个疗程。

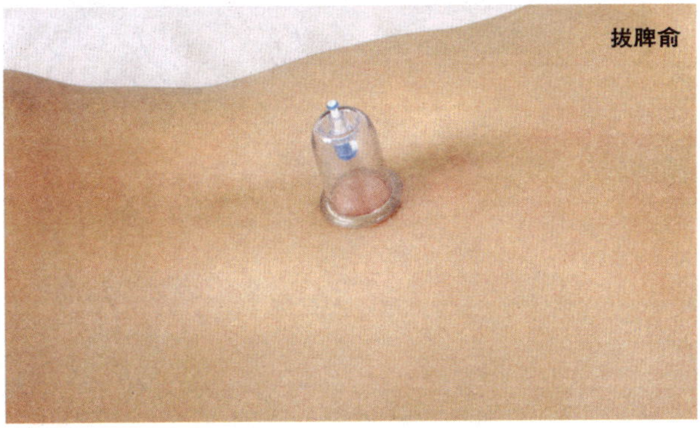

日常护理原则

1. 每天坚持体育锻炼，根据体质选择适宜的运动项目，如慢跑、乒乓球、羽毛球、太极拳等。

2. 可从小运动量开始，循序渐进逐步达到适当的运动量，逐步加强体内脂肪的消耗。

慢性胆囊炎

胆囊炎是细菌性感染或化学性刺激引起的胆囊炎症病变，是胆囊的常见病。慢性胆囊炎有轻重不一的腹胀、上腹部或右上腹部不适、持续钝痛或右肩胛区疼痛、恶心、嗳气等不良症状。

拔罐穴位精准定位

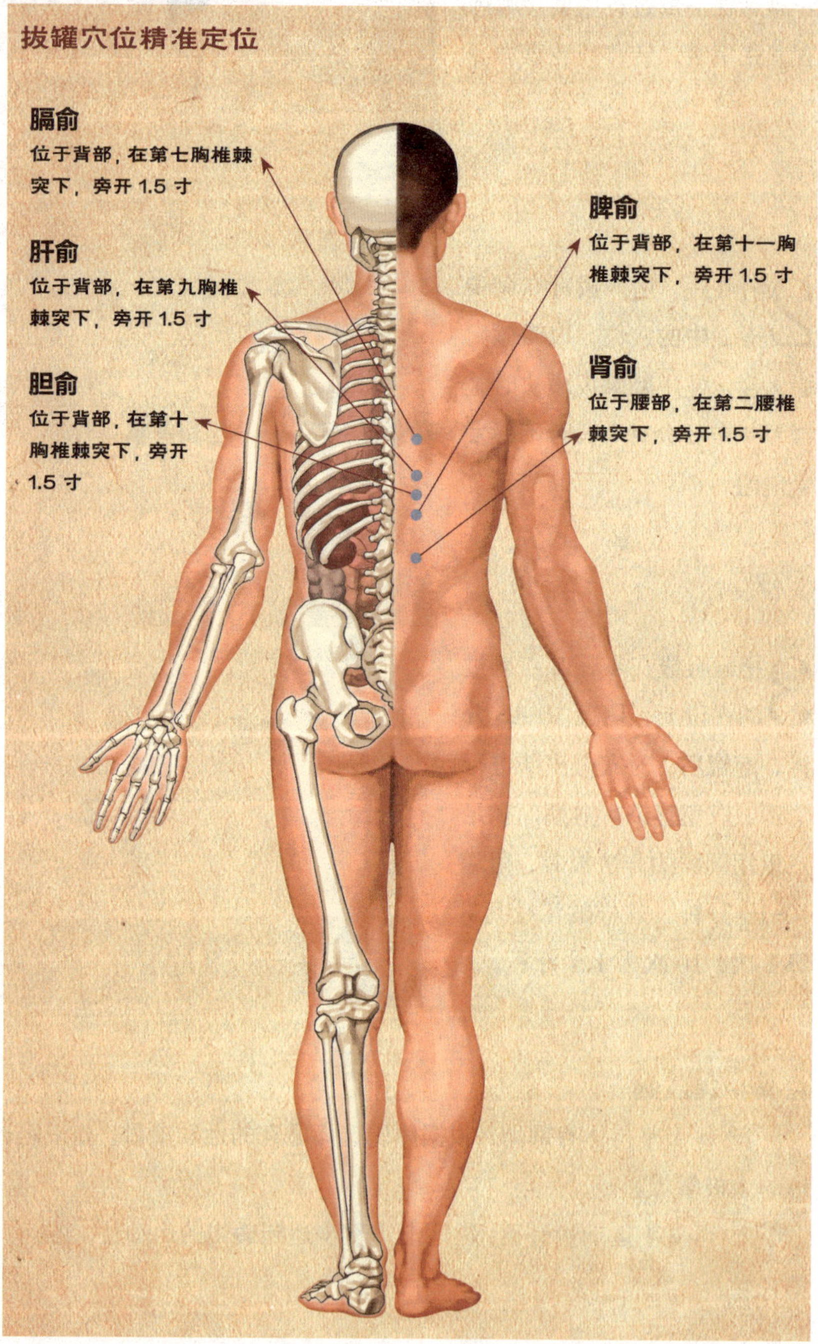

手把手教你拔罐

1 在背部脊柱两侧涂上润滑油，必要时在罐口也涂上润滑油，以免走罐时拉伤皮肤。

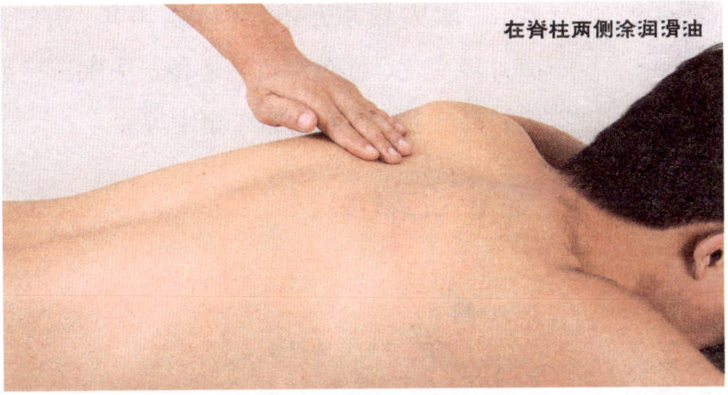

2 在背部脊椎两侧的膈俞、肝俞、胆俞、脾俞、肾俞走罐，以皮肤潮红为度。

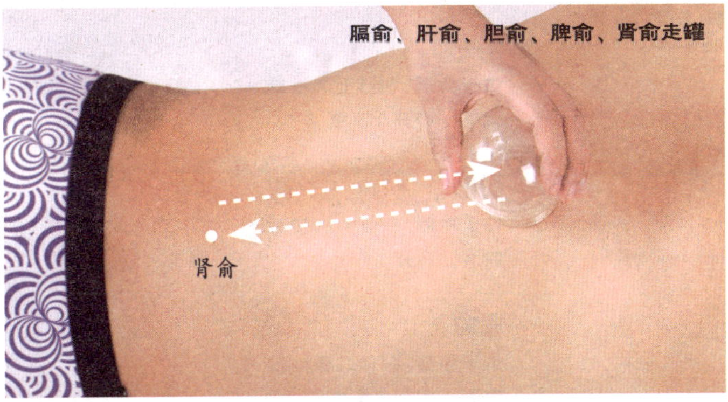

3 在背部和下肢压痛点先闪罐 7~10 次，再留罐 15 分钟。每日 1 次，痛止即止。

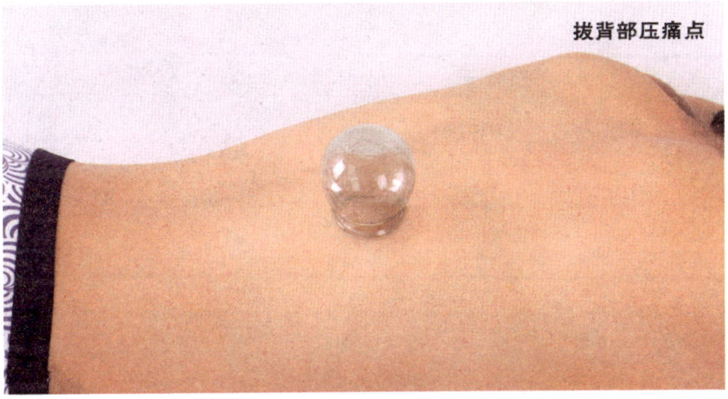

日常护理原则

1. 胆囊炎患者在日常生活中要注意调节饮食，避免暴饮暴食。

2. 养成良好的卫生习惯，便前便后要洗手，生吃瓜果要洗净，注意居住环境的卫生。

3. 养成良好的排便习惯，保持胃肠道正常的生理功能活动。

4. 对伴有肝内胆管结石、胆结石的部分患者必要时要配合药物治疗。

更年期综合征

更年期综合征是由女性体内雌激素水平下降而引起的一系列症状，一般从45岁开始，可持续10年，有的女性甚至更早或更晚。症状有月经变化、面色潮红、心悸、失眠、乏力、抑郁、多虑、情绪不稳定、易激动、注意力难于集中等。

拔罐穴位精准定位

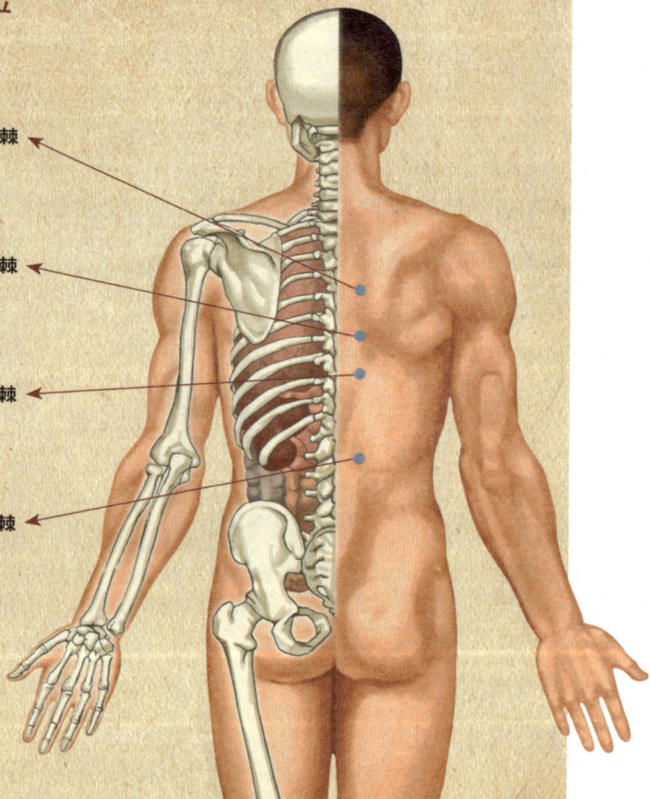

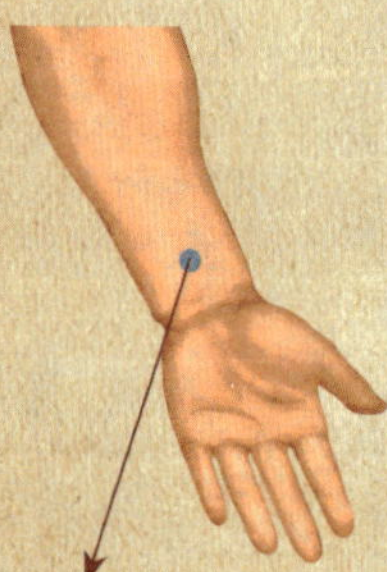

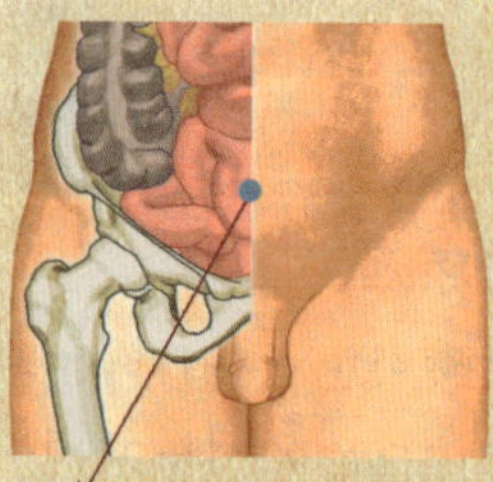

手把手教你拔罐

1 让患者取俯卧位，先用食指指腹在心俞、膈俞、肾俞、肝俞上按摩 3~5 分钟，再让患者取仰卧位，用食指指腹在关元穴上按摩 3~5 分钟。

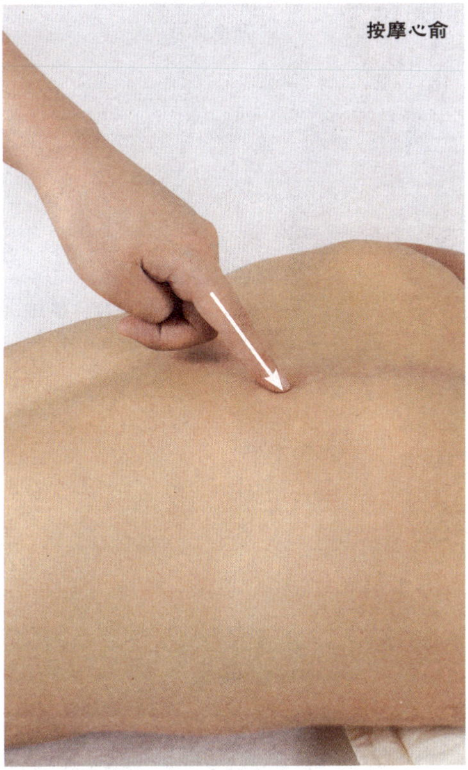

2 将罐吸拔在步骤 1 中背部的穴位上，留罐 10~15 分钟。拔罐完毕，再把罐吸拔在关元穴上，留罐 20~25 分钟。每日 1 次，5 次为一个疗程。

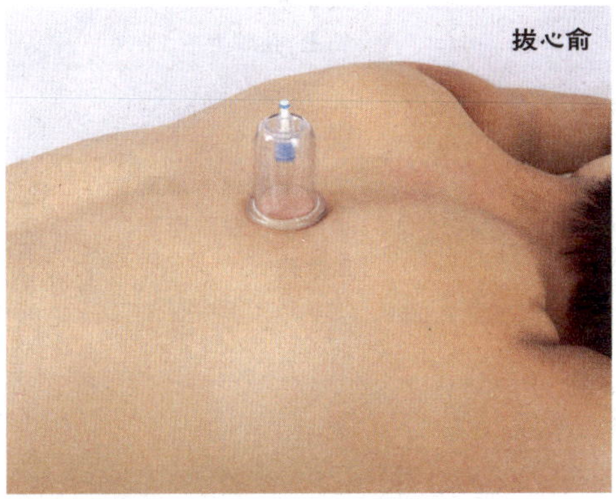

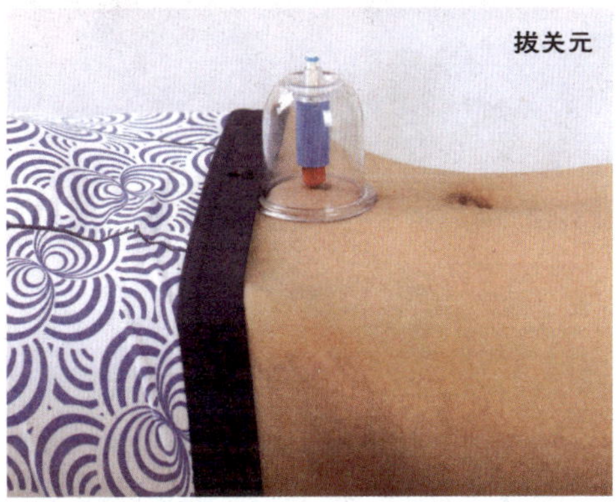

日常护理原则

1. 更年期是身体老化的一个标志，所以必须多补充营养，锻炼身体，以增强体质，同时还要保证充足的睡眠。

2. 多吃富含雌激素的食物，比如大豆、豆荚、坚果、芹菜等。

3. 更年期也是一个正常的生理过程，要解除思想顾虑，端正认识，要以乐观积极的态度对待老年的来临。

肥胖症

肥胖症是指人体内热量的摄入量超过消耗量，造成体内脂肪过多，导致体重超标、体态臃肿的一种病症。一般认为体重超过正常标准的 20% 为肥胖。肥胖是健康的大敌，可引发多种疾病，所以，控制体重已是迫在眉睫的问题。

拔罐穴位精准定位

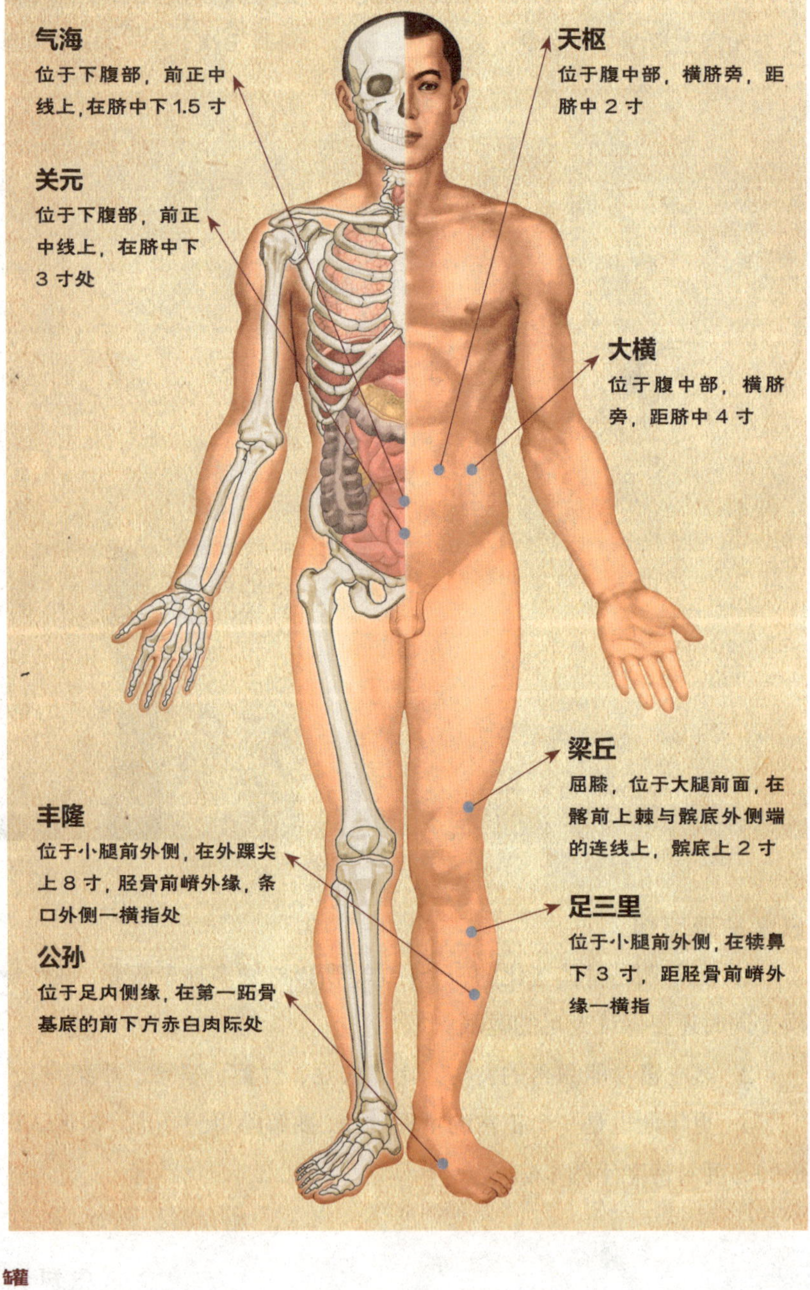

手把手教你拔罐

1 让患者取仰卧位，将罐吸拔在天枢、大横、气海、关元，留罐 10~15 分钟。起罐后要对穴位皮肤进行消毒，以免皮肤感染。

2 让患者取坐位，将罐吸拔在梁丘、足三里、丰隆、公孙，留罐 10~15 分钟。这样的治疗每日 1 次。

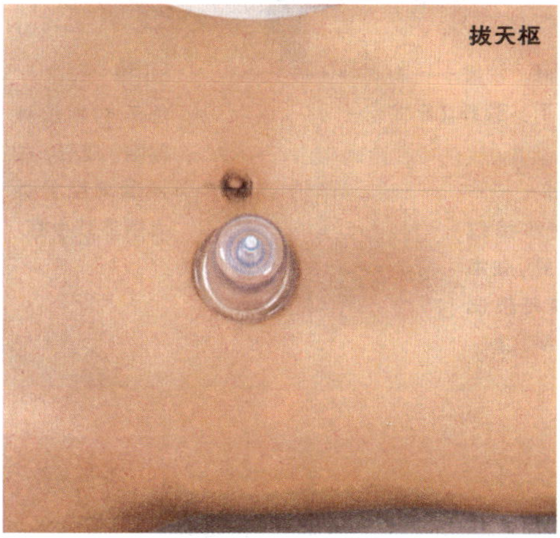

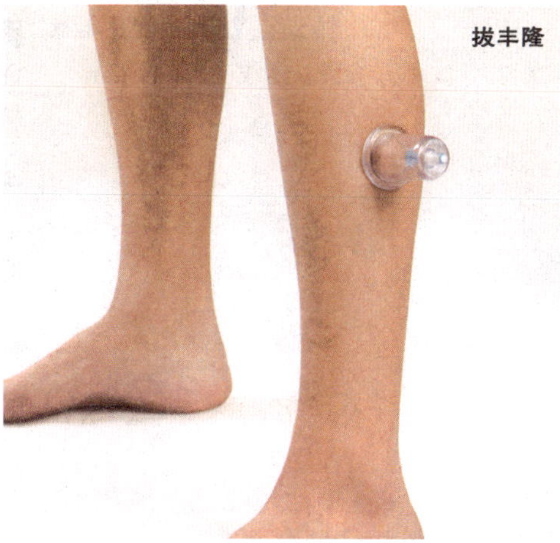

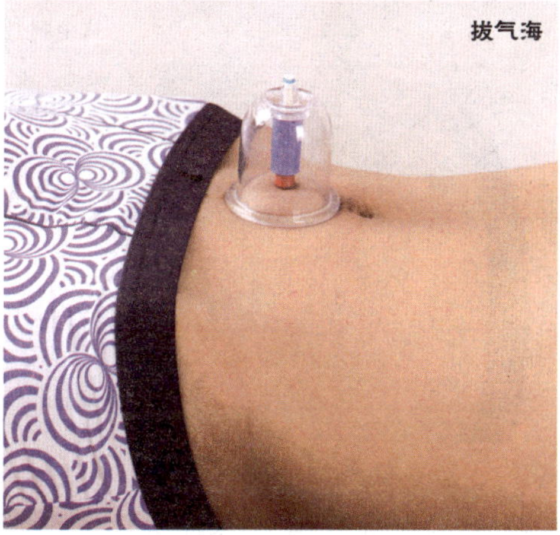

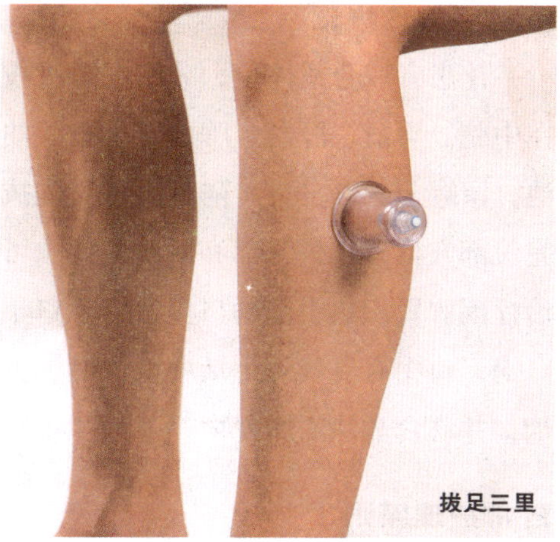

日常护理原则

1. 每天按计划均衡安排自己的饮食。
2. 减慢吃饭的时间，吃一顿饭的时间应不少于 20 分钟。
3. 控制热量与脂肪。
4. 适量吃些含纤维多的水果、蔬菜和全麦面包。
5. 坚持运动，增加能量消耗。

口臭

长期抽烟、口腔问题、胃热证、胃阴虚、胃炎等都是导致口臭的原因。在相关穴位拔罐可以健脾和胃、驱寒逐湿，改善症状。

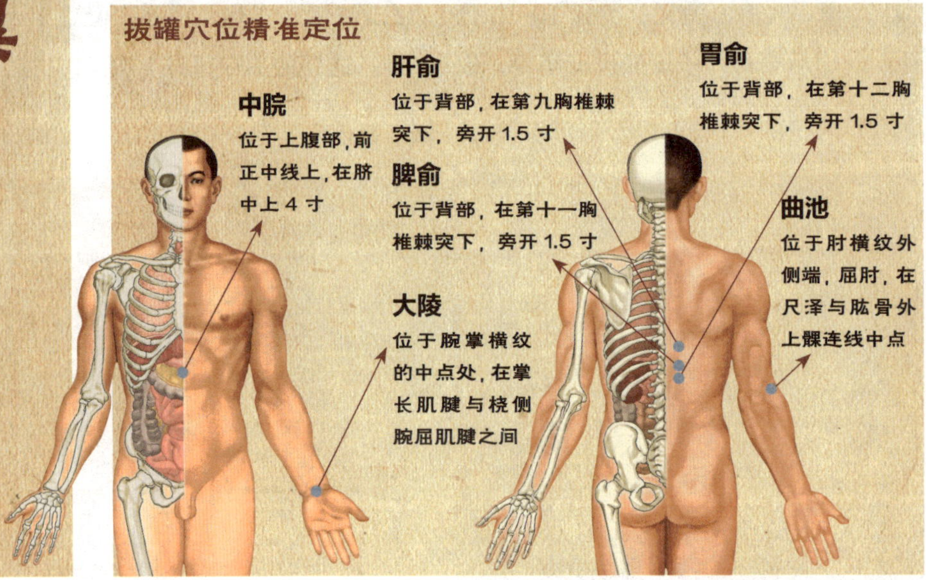

手把手教你拔罐

让患者取合适体位，分别把罐吸拔在中脘、胃俞、肝俞、脾俞、大陵、曲池，留罐15~20分钟。隔日1次。先拔完腹部穴位，再拔背部和四肢。此法可治疗因脾胃积热引起的口臭，患者口干口渴，口中有臭气。生活中喜饮酒、抽烟，并喜食辛辣油炸食物。

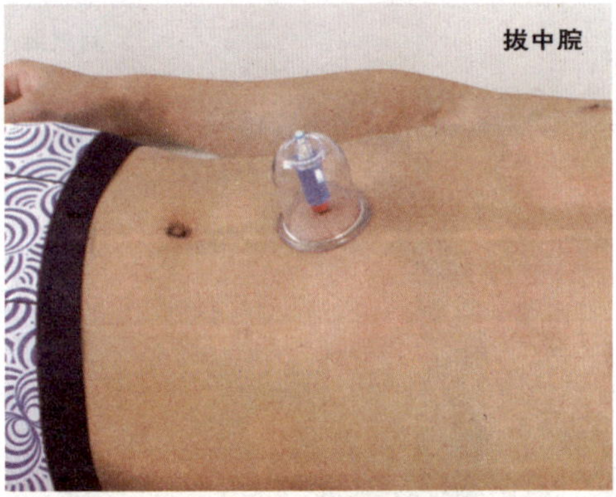
拔中脘

日常护理原则

1. 养成饭后漱口的习惯，早晚刷牙。
2. 积极治疗引起口臭的疾病，如胃病、牙周炎等。
3. 平时注意保持口腔湿润、多喝水。
4. 饮食要有规律。
5. 不暴饮暴食。
6. 防止便秘，保持大便通畅。
7. 口臭患者要消除心理障碍，保持正常的人际交往。

外科病症拔罐疗法

拔罐疗法不仅对常见内科疾病有效果，对一些肩周炎、颈椎病、风湿性关节炎等外科病症也具有比较明显的疗效。

肩周炎

肩周炎是肩关节周围肌肉、肌腱、滑囊和关节囊等软组织的慢性无菌性炎症，多由慢性劳损、外伤筋骨、复感风寒湿邪而致气血运行不畅、经脉痹阻不通所致。拔罐可疏通气血、驱除湿邪，减少疼痛。

拔罐穴位精准定位

天宗

位于肩胛部，肩胛风中点与肩胛骨下角连线上 1/3 与下 2/3 交点凹陷中

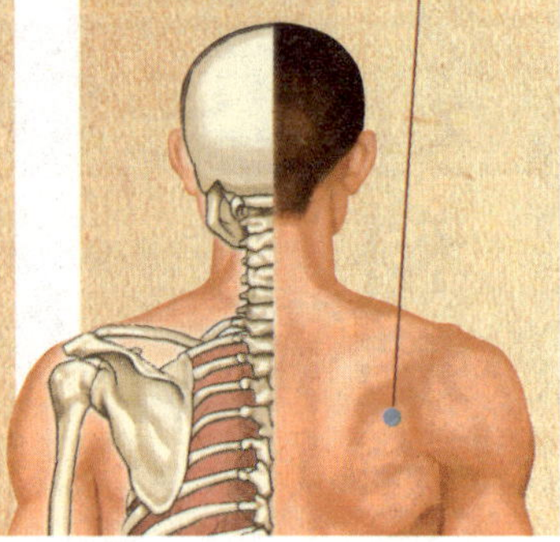

手把手教你拔罐

1 让患者取坐位，对天宗穴周围皮肤进行消毒。同样施罐者也要对双手和三棱针进行消毒，以免手上沾染细菌，在接下来的操作中感染皮肤。

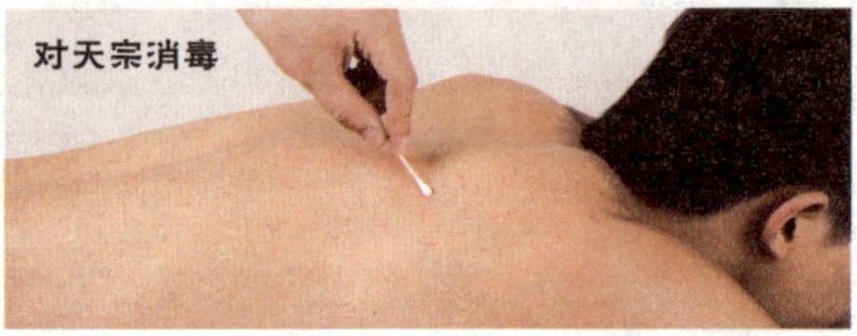

对天宗消毒

2 消毒后，用双手从天宗穴周围向穴位中心推按，使血液集中在穴位上，以穴位皮肤发红，血液大量集中为度。

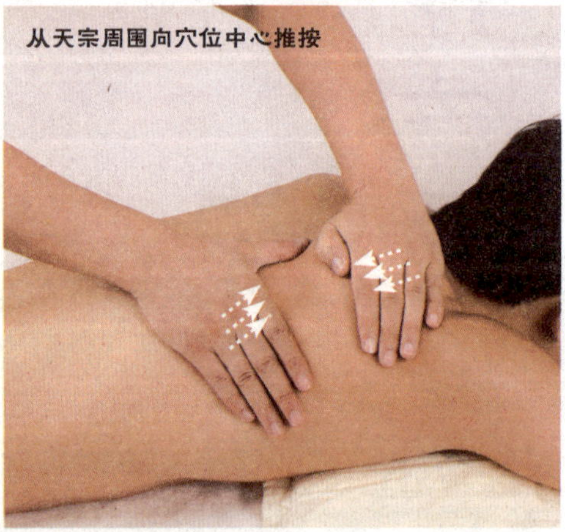

从天宗周围向穴位中心推按

3 用手捏紧天宗穴处皮肤，用三棱针在穴位上刺入 1~2 分深度（1 分约为 3 毫米），然后快速将针拔出。此步操作建议专业人士操作。

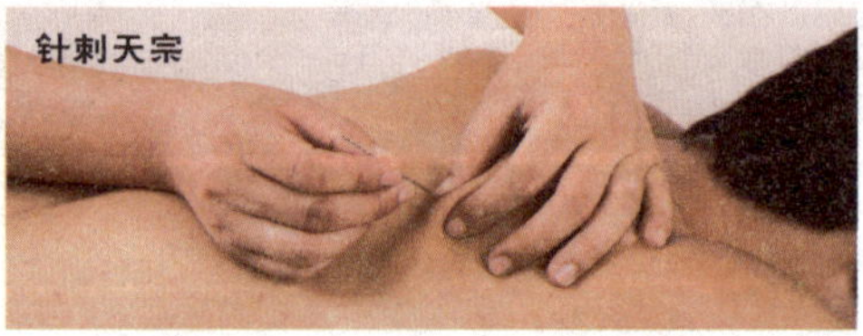

针刺天宗

4 迅速把罐吸拔在天宗穴上。留罐 5~10 分钟，使之出血 10 毫升左右。起罐后，用棉球擦干净皮肤以防感染。肩周炎患者每 3 日 1 次，5 次为 1 个疗程。

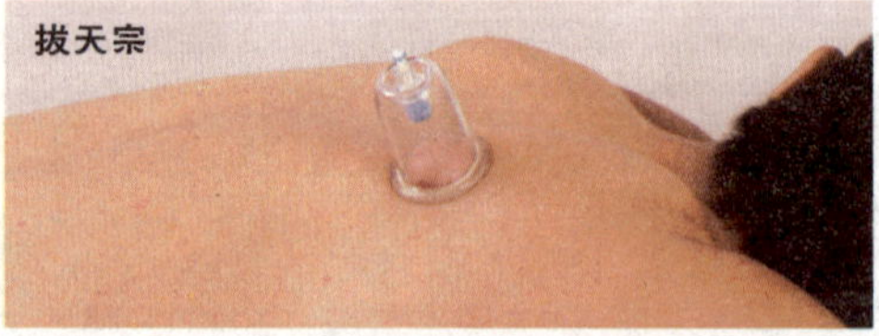

拔天宗

日常护理原则

1. 加强体育锻炼。
2. 中老年人应重视保暖防寒，勿使肩部受凉。
3. 一旦患病要及时治疗，切忌拖延不治。

颈椎病

颈椎病是因颈椎长期劳损、骨质增生，或椎间盘脱出、韧带增厚，致使颈椎脊髓、神经根或椎动脉受压，而导致一系列功能障碍的临床综合征。形成颈椎病的原因主要是风寒湿痹、经络受阻、肝肾亏虚、气血不足、痰湿凝阻、经络瘀滞等。

拔罐穴位精准定位

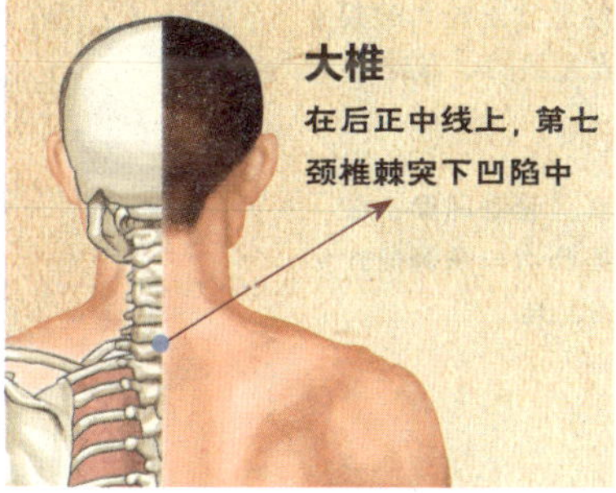

手把手教你拔罐

1 让患者采取俯卧位，充分暴露背部，对大椎穴所在部位进行消毒。施罐者在此过程中要缓解患者紧张情绪，以免影响治疗。

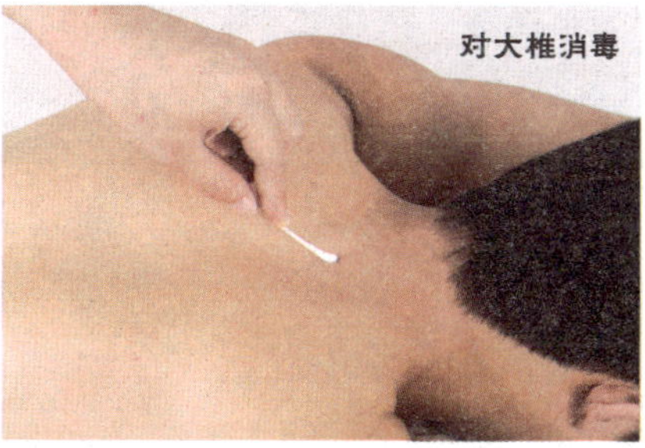
对大椎消毒

2 消毒后，用已消毒的三棱针扣刺大椎穴，以轻微出血为度。大椎穴是人体上的重要穴位，在此穴位拔罐可以舒经活络、行气活血。

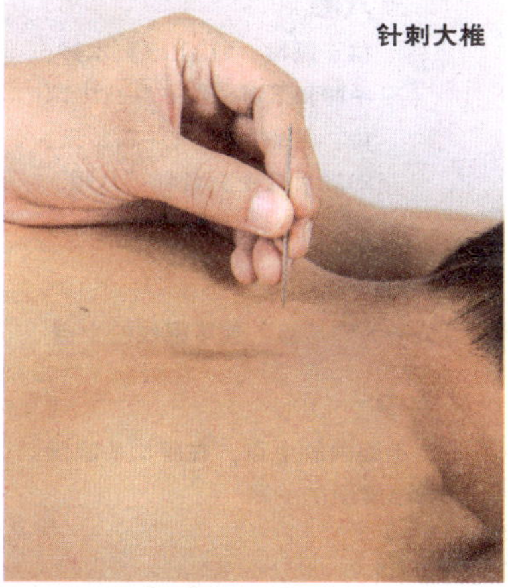
针刺大椎

3 将罐吸拔在穴位上，留罐10~15分钟，以被拔罐部位充血发紫，并有少量瘀血和黏液拔出为度。起罐后，要对穴位皮肤进行消毒，防止感染。这样的治疗每3日1次，10次为1个疗程。

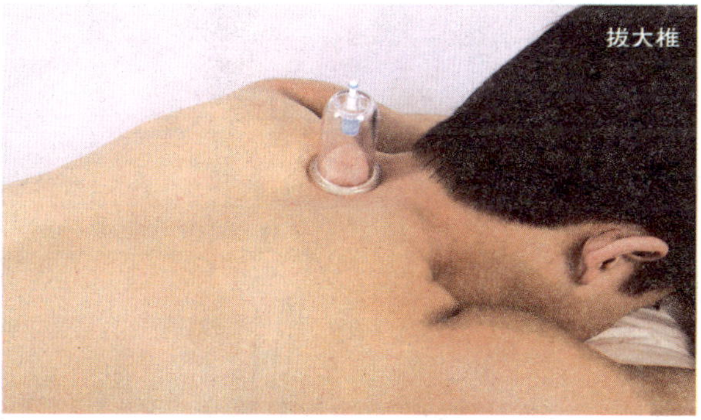
拔大椎

日常护理原则

1. 避免和减少急性损伤，如避免抬重物或快速扭动脖子等。

2. 要改正不良姿势，减少劳损，每低头或仰头1~2小时，需要做颈部活动，以减轻肌肉紧张度。

腰椎间盘突出

腰椎间盘突出症属于中医学的“痹症”，主要是由于过度疲劳或外伤等原因致使腰椎间盘中的纤维环破裂，髓核突出，刺激或压迫神经根，继而出现腰部疼痛、麻木等的一种病症。拔罐可调和气血，疏通经络，缓解肌肉痉挛，从而改善症状。

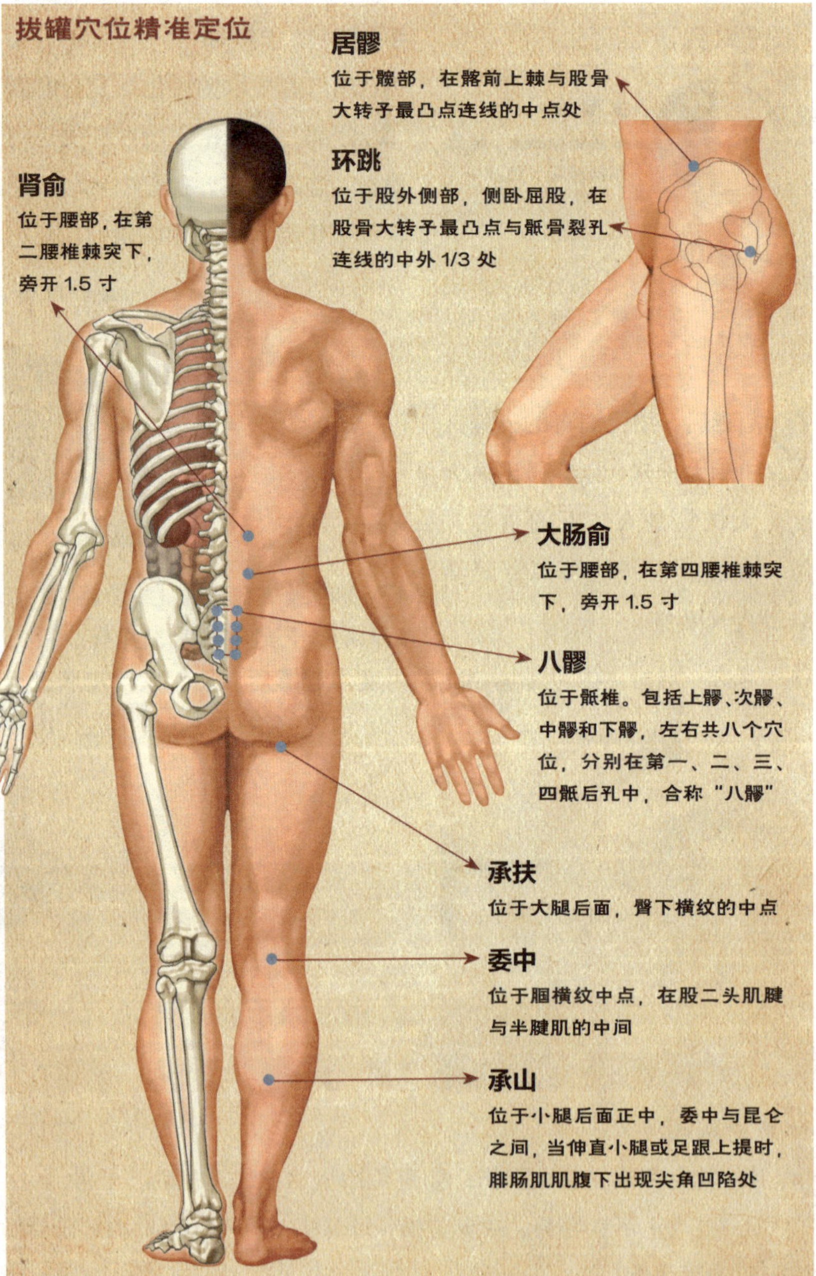

手把手教你拔罐

让患者取俯卧位，选择适合的罐具，把罐吸拔于腰部压痛点、肾俞、大肠俞、八髎、环跳、居髎、承扶、委中、承山，留罐 15~20 分钟，每日治疗 1 次，10 次为 1 个疗程。治疗过程中也可选择部分穴位拔罐，根据自身体质和承受力而定。

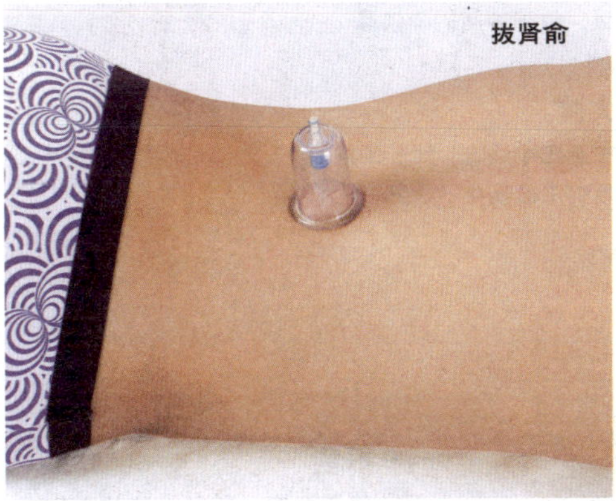

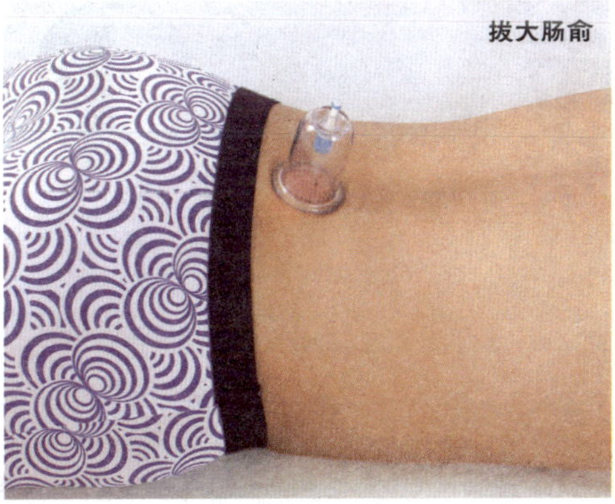

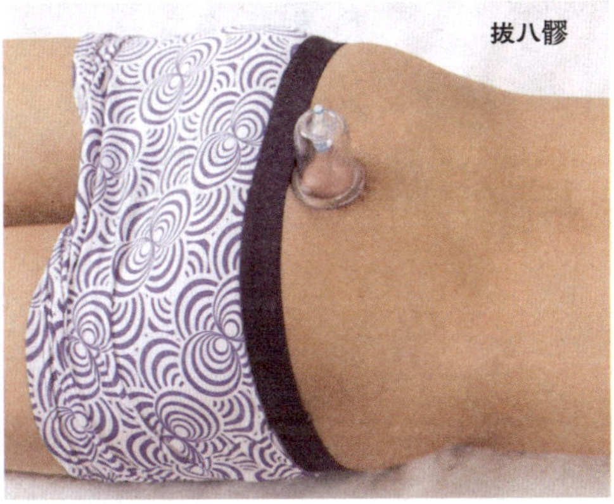

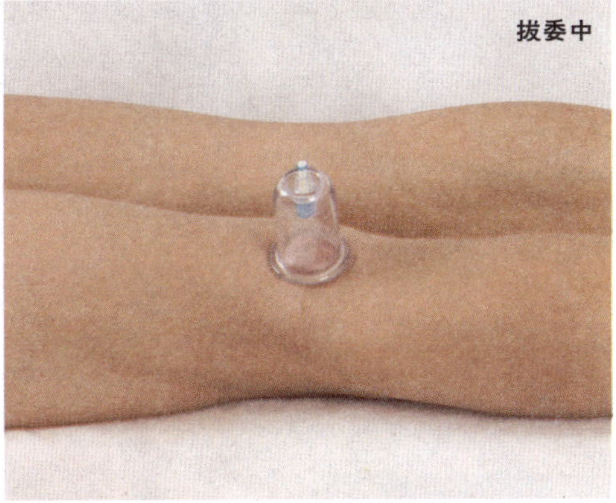

日常护理原则

1. 注意姿势正确，避免久坐久站，剧烈体力活动前先做准备活动。
2. 要加强锻炼，增强体质，尤其应注意腰背部的锻炼。
3. 饮食要均衡，多吃蛋白质、维生素含量高的食物。
4. 防止肥胖，戒烟控酒。
5. 睡觉宜选用硬板床，保持脊柱生理弯曲。

风湿性关节炎

风湿性关节炎是一种常见的急性或慢性结缔组织炎症，主要累及四肢大关节，尤其是膝、踝、肘、腕关节。拔罐能够散寒除湿、温经通络，减轻风湿性关节炎患者的痛苦。

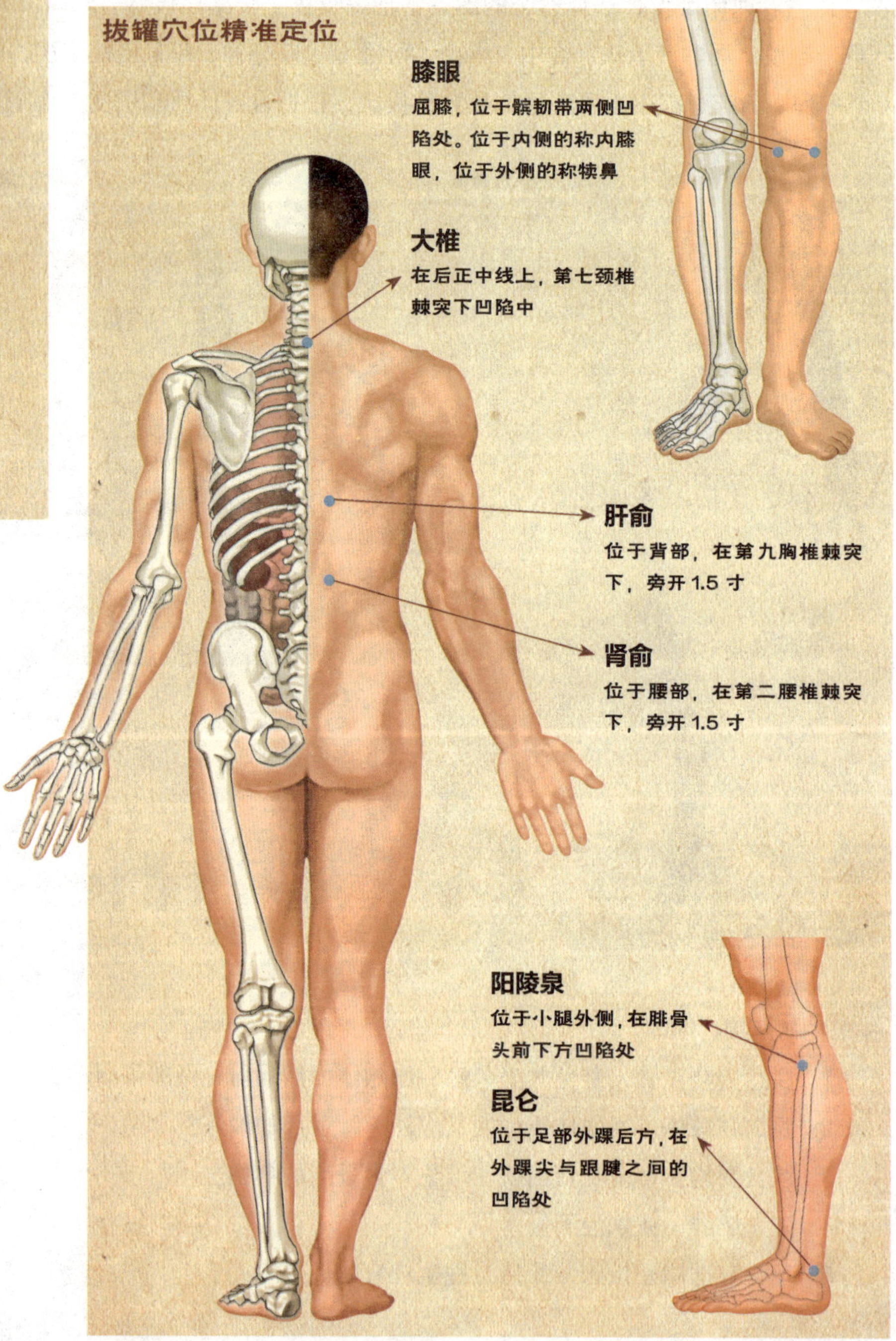

手把手教你拔罐

1 让患者取俯卧位，对大椎、肝俞、肾俞进行消毒。同样让患者取合适体位对膝眼、阳陵泉、昆仑、局部压痛点进行消毒。

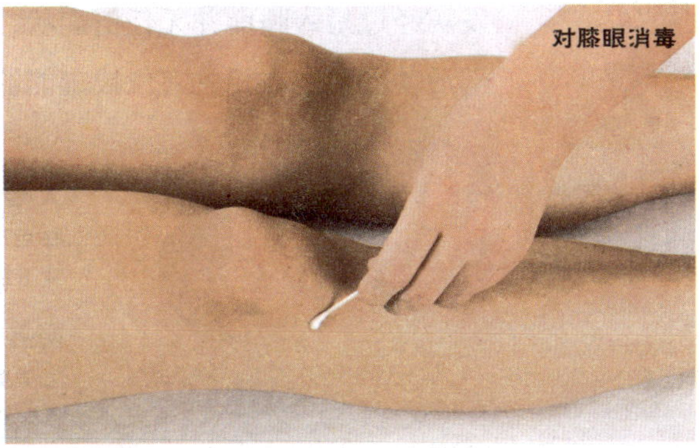

2 用三棱针针刺步骤 1 中已消毒的穴位。施罐者要找准穴位，且要掌握好针刺的力度。时刻关注患者感受，以防患者在针刺过程中身体不适。

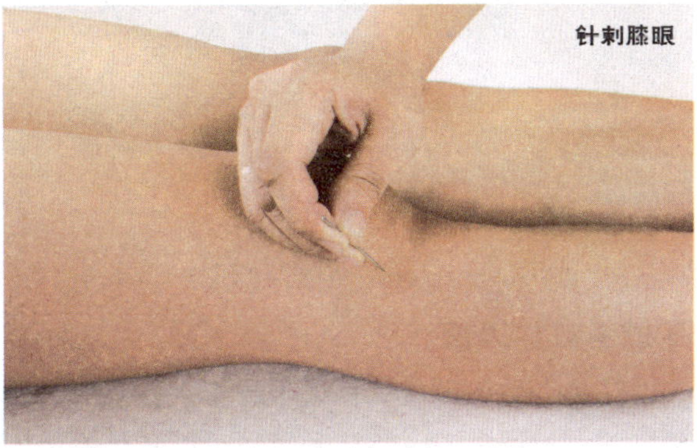

3 针刺后立即拔罐，在某一体位上拔完再接着拔其他穴位，各留罐 10~15 分钟。直至所有穴位都拔完。若患者体力不支或情绪不佳，可适当减少一些穴位，下次再拔。

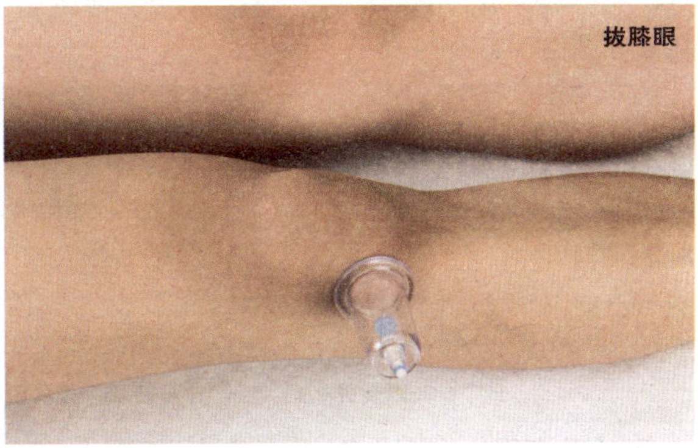

日常护理原则

1. 多进食高蛋白、高热量、易消化的食物。
2. 少吃生冷、油腻、辛辣刺激的食品。
3. 居住的房屋应向阳、通风、干燥，不要在风口处睡卧。
4. 睡前用热水洗脚，热水要没过踝关节，浸泡 15 分钟，以促使下肢血液通畅。

落枕

落枕或称“失枕”，好发于青壮年，以冬春季多见。落枕的常见发病经过是入睡前并无任何症状，晨起后却感到项背部明显酸痛，颈部活动受限。在相关穴位拔罐能够促使气血运行，减轻疼痛。

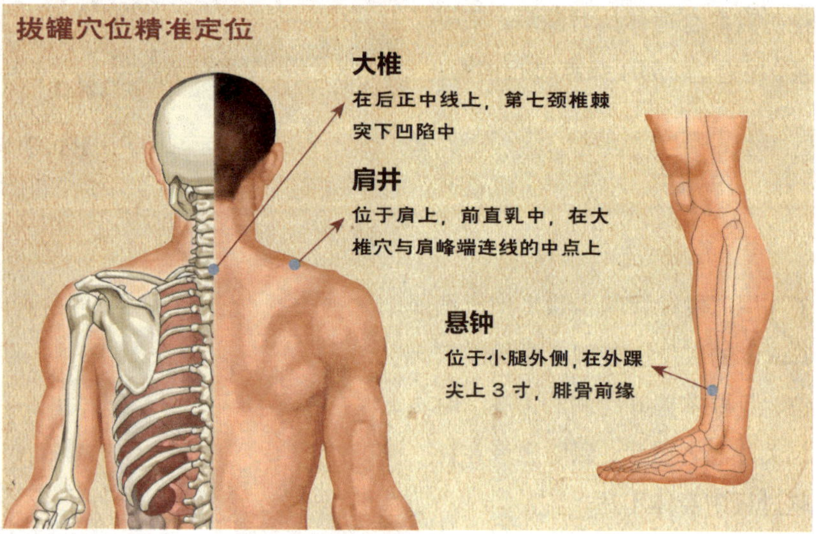

手把手教你拔罐

让患者取俯卧位，将罐吸拔于大椎、肩井、悬钟、局部压痛点，留罐10~15分钟，注意观察罐内皮肤的变化，当皮肤充血或有瘀血拔出时即可取罐。这样的治疗每日1次。

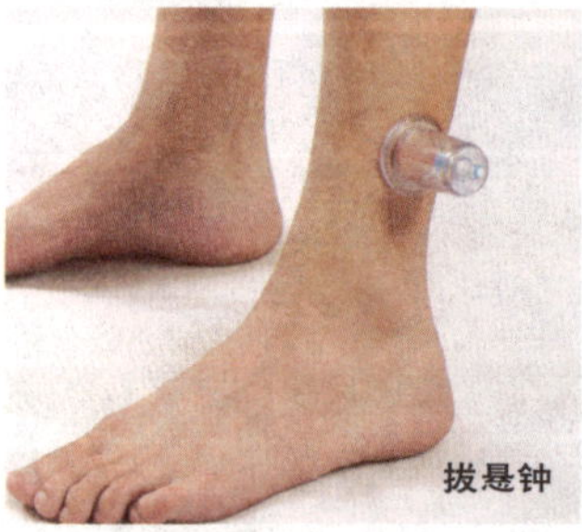

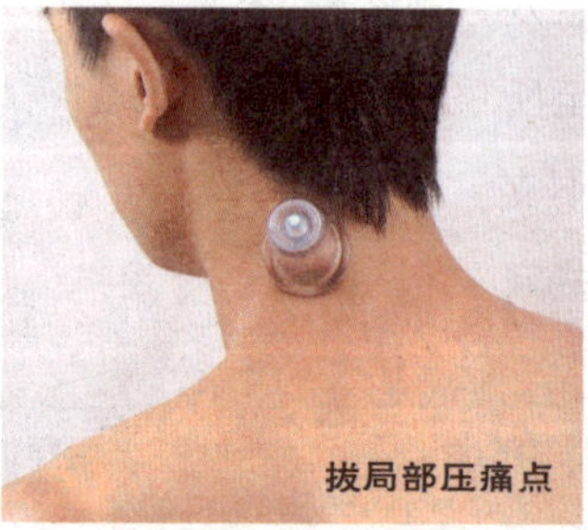

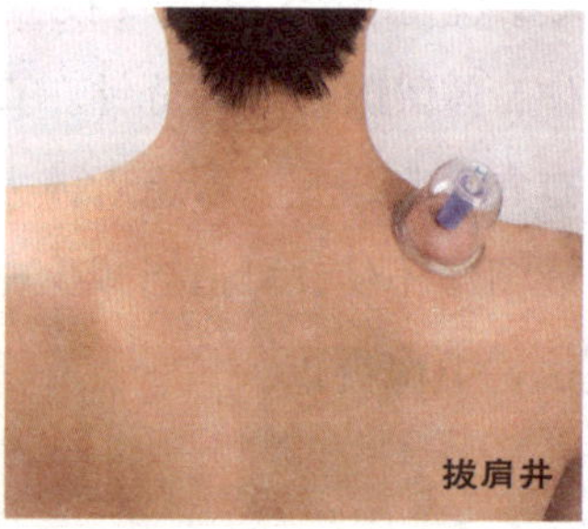

日常护理原则

1. 选择有益于健康的枕头，注意避免不良的睡眠姿势。

2. 晚上睡觉时一定要盖好被子，尤其是两边肩颈部被子要塞紧。

3. 还要避免受凉、吹风和淋雨。

4. 注意饮食平衡，荤素合理搭配。

5. 要经常适量运动，尤其是颈椎的活动操，如写“米”字，是一种操作简便的颈部保健操，可经常锻炼。

慢性腰肌劳损

慢性腰肌劳损是腰骶部肌肉、筋膜、韧带等软组织的慢性损伤导致局部无菌性炎症，从而引起腰骶部一侧或两侧的弥漫性疼痛，是慢性腰腿痛中常见的疾病之一，常与职业和工作环境有一定关系。

拔罐穴位精准定位

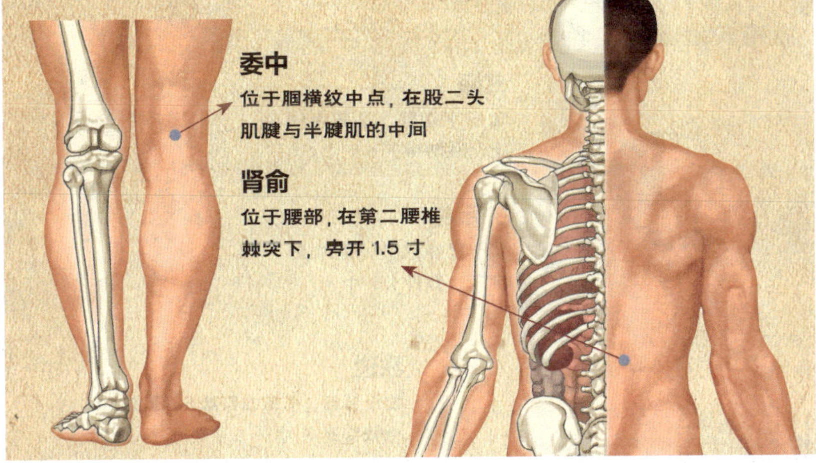

手把手教你拔罐

1 让患者取侧卧位，对肾俞、委中、腰部压痛点进行消毒。肾俞是人体上的重要穴位，有强腰利水的功效。

2 用三棱针点刺步骤 1 中已消毒的穴位，以微微出血为度。在点刺过程中，患者要保持同一体位，不能乱动，以免影响治疗。

3 把罐吸拔在点刺后的穴位上，留罐 10~15 分钟，起罐后，擦去血迹，并对穴位皮肤进行消毒，以免感染。

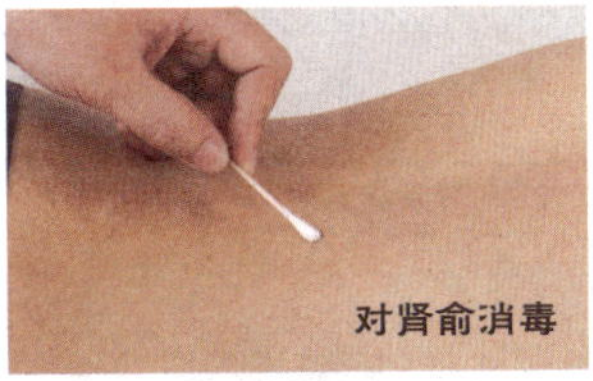
对肾俞消毒

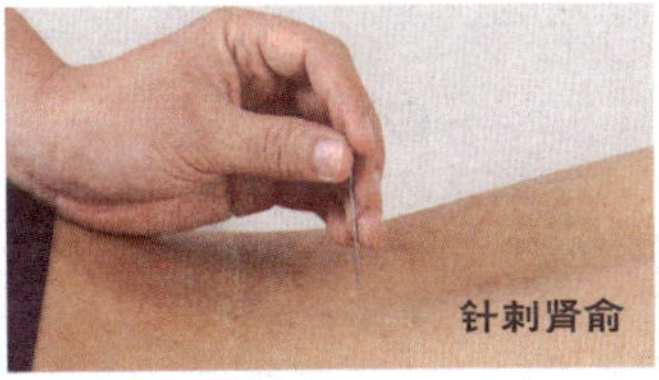
针刺肾俞

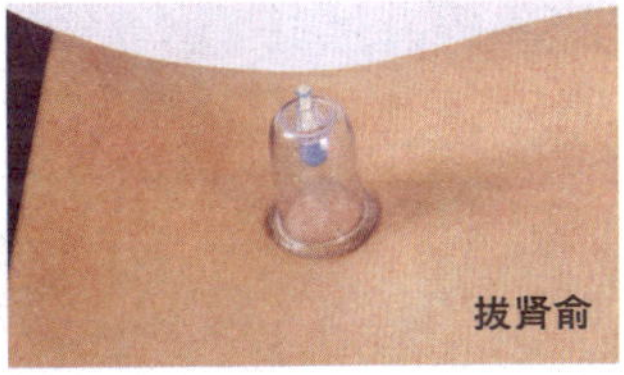
拔肾俞

日常护理原则

1. 劳动中要注意尽可能变换姿势，纠正习惯性姿势不良。
2. 晚上宜用较硬的床垫睡觉，白天可用宽皮带束腰。
3. 患者还应加强腰肌锻炼，以增强腰肌力量，减少腰肌损伤。
4. 常用的腰肌锻炼方法有仰卧挺腹、俯卧鱼跃等，可早晚各做 15~20 次。
5. 注意局部保暖，节制房事。
6. 同时可采用牵引及其他治疗，如湿热敷、熏洗等。

坐骨神经痛

坐骨神经痛是指多种原因引起的沿坐骨神经通路即腰、臀部、大腿后、小腿后外侧和足外侧发生的疼痛症状群。男性青壮年多见，近些年来尤其常见于坐办公室工作和使用电脑时间过长的人群。在相应穴位拔罐能够舒经活络，散风止痛，可有效缓解症状。

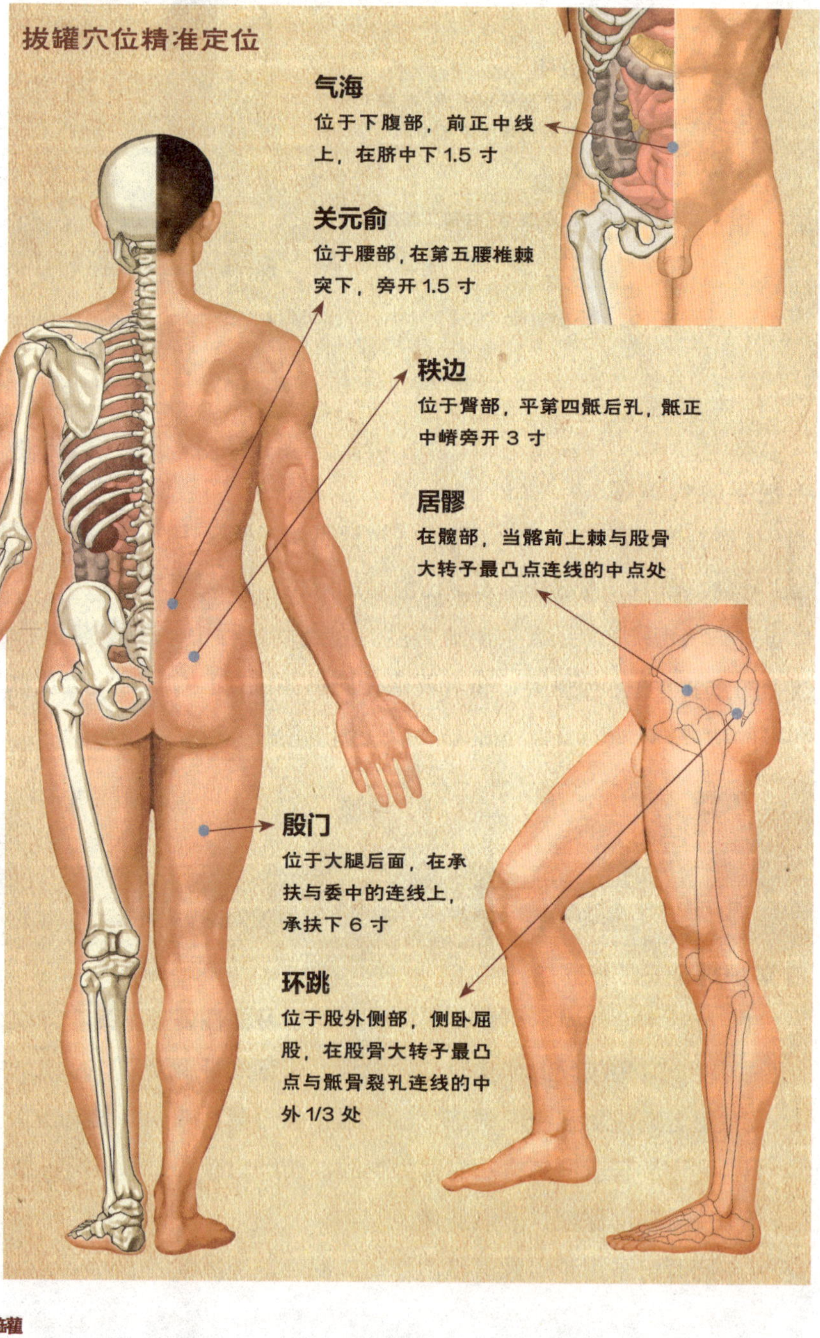

手把手教你拔罐

1 让患者取侧卧位，对气海、环跳、殷门、关元俞、秩边、居髎进行消毒。施治过程中，拔罐者要和患者交流，以缓解其紧张情绪。

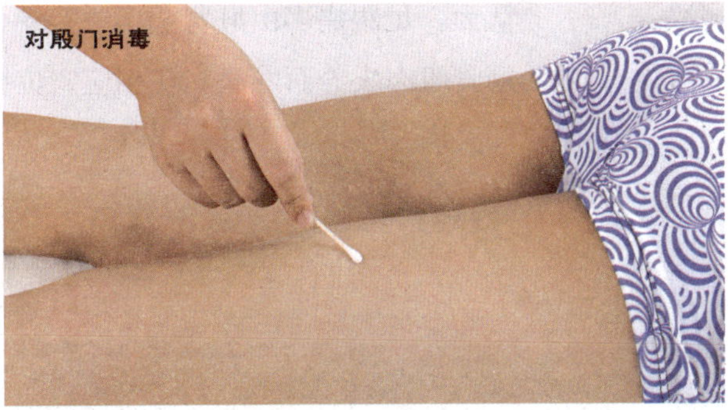

2 用三棱针在步骤 1 已消毒的穴位上点刺，以皮肤潮红或微微出血为度。注意有出血倾向或体质虚寒的人不宜用刺络拔罐法。

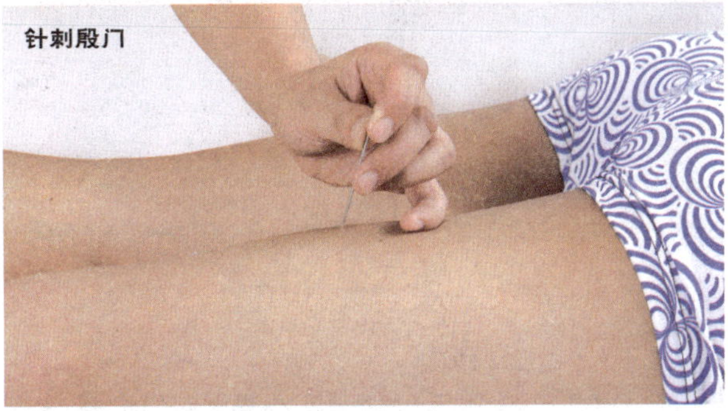

3 将罐吸拔在点刺过的穴位上，留罐 10~15 分钟。起罐后，擦去血迹，并对穴位皮肤进行消毒处理。这样的治疗每 3 日 1 次。

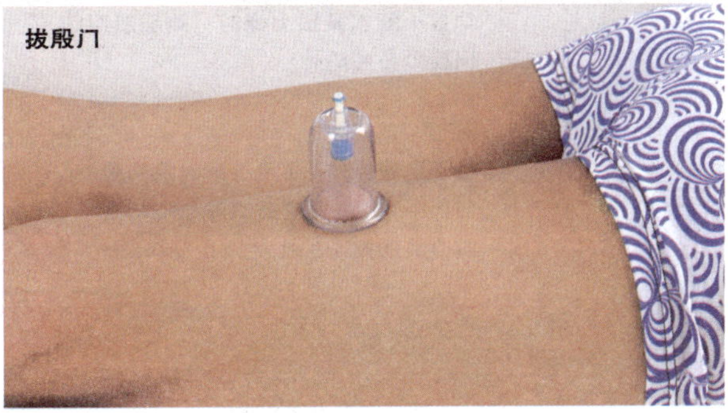

日常护理原则

1. 不要用过硬的板床休息，否则会压迫其他器官和肌肉。

2. 可坚持做床上体操。

3. 要劳逸结合，生活规律化，适当参加各种体育活动。

4. 运动后要注意保护腰部和患肢，内衣汗湿后要及时换洗，防止潮湿的衣服在身上被焐干。

5. 出汗后也不宜立即洗澡，待汗干后再洗，以防受凉、受风。

足跟痛

足跟一侧或两侧疼痛，不红不肿却行走不便，又称脚跟痛。中医认为，足跟痛多由肝肾阴虚、痰湿、血热等引起，因气血运行受阻，筋骨肌肉失养而发病。在相应穴位拔罐可以通经活络，消除足部疼痛和酸痛。

拔罐穴位精准定位

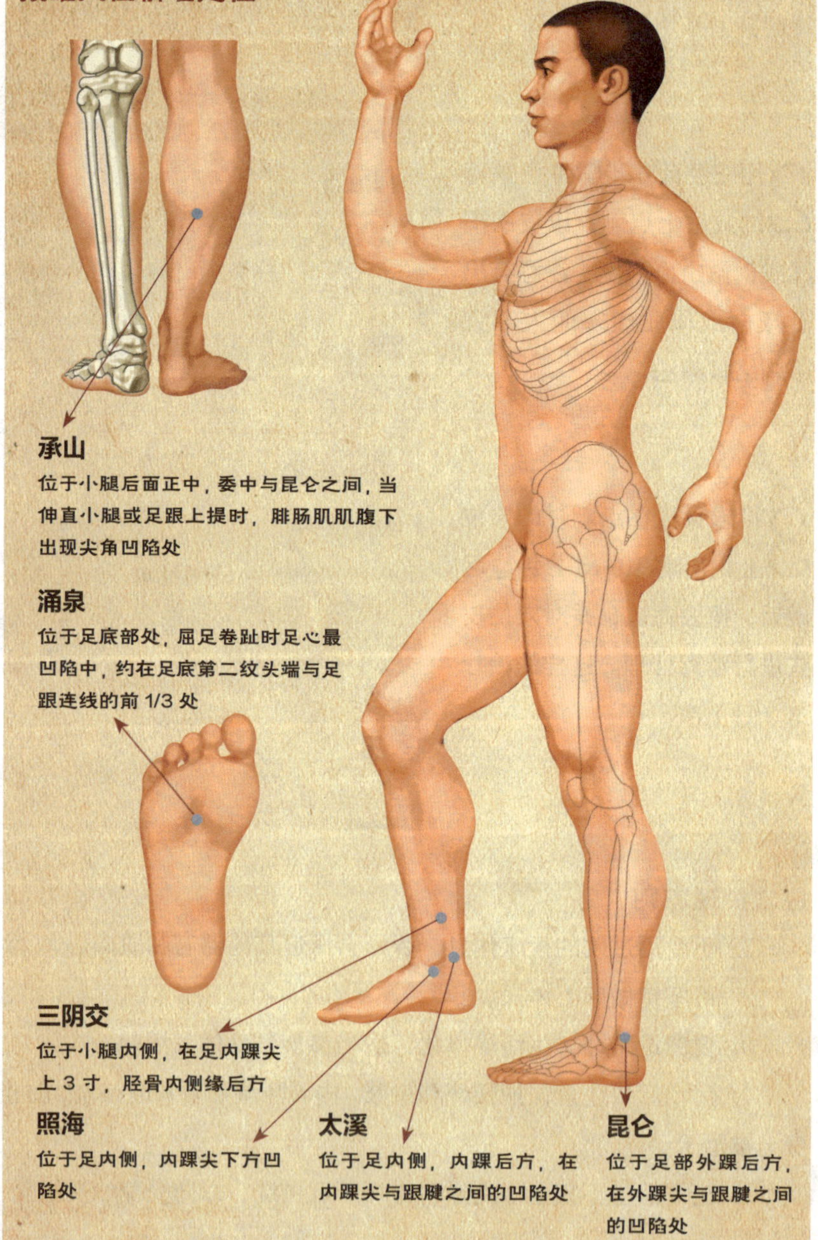

手把手教你拔罐

1 让患者取合适体位，对患侧的涌泉、昆仑、太溪、照海、承山和小腿下端右侧压痛点进行消毒。

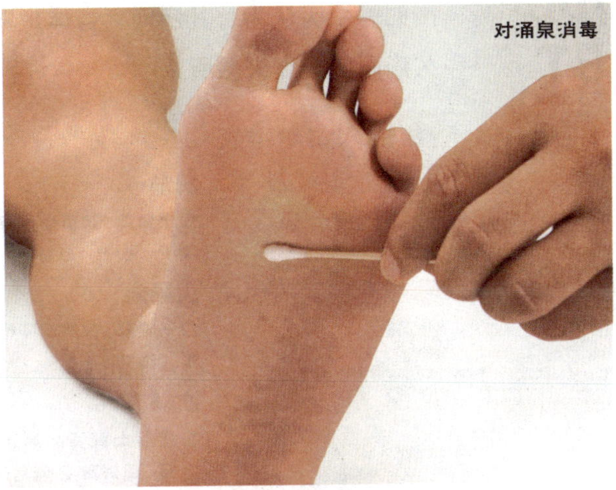

2 用三棱针轻叩步骤 1 中已消毒的穴位皮肤，以微出血为度。注意有出血倾向的人禁用刺络拔罐法，体质虚寒者也慎用。

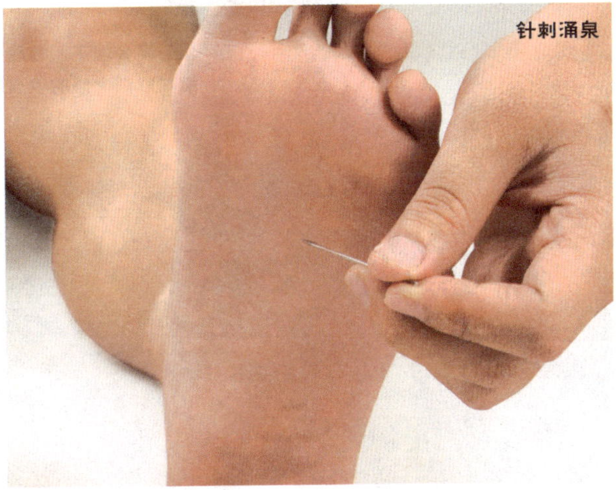

3 将罐吸拔在点刺过的穴位上。留罐 10~15 分钟。起罐后，擦干净血迹，并用酒精棉球对穴位皮肤进行消毒处理。这样的治疗隔日 1 次。

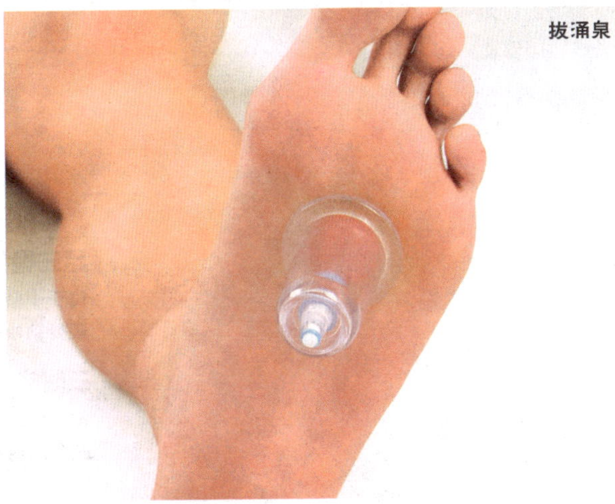

脱肛

脱肛指肛管直肠外翻而脱垂于肛门外。多见于小儿、老年人和新产妇。中医认为，其病因为身体虚弱，中气不足，产育过多，大病、久病而使气虚失摄所致。

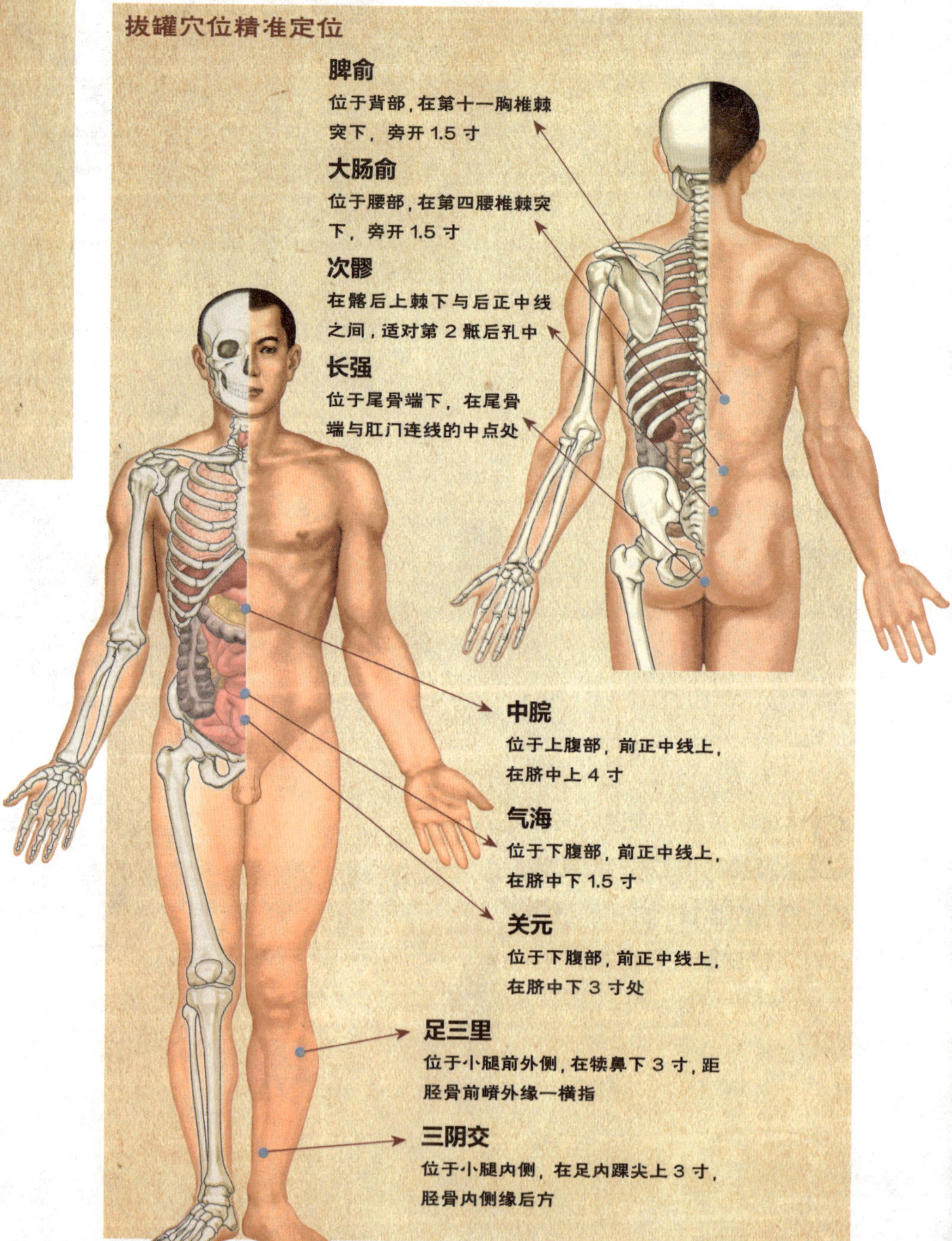

手把手教你拔罐

1 让患者取合适体位，用艾条温灸脾俞、大肠俞、次髎、长强、中脘、气海、关元、足三里、三阴交，每穴灸 3 分钟左右。注意在艾灸过程中不要烫伤皮肤。

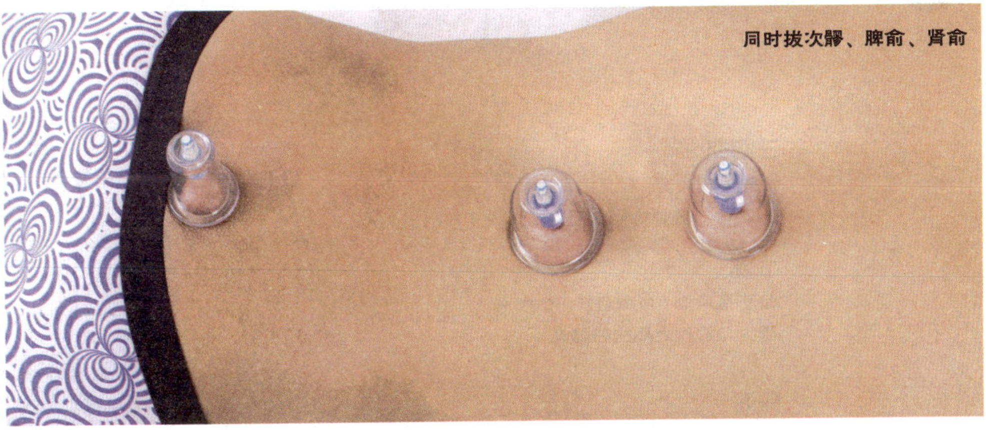

同时拔次髎、脾俞、肾俞

2 把罐吸拔在步骤 1 中已灸过的穴位上。留罐 10~15 分钟，每日 1 次。注意：拔罐过程中，在合适体位上灸完一个穴位就把罐拔上，操作完毕，再取合适体位继续艾灸和拔罐。

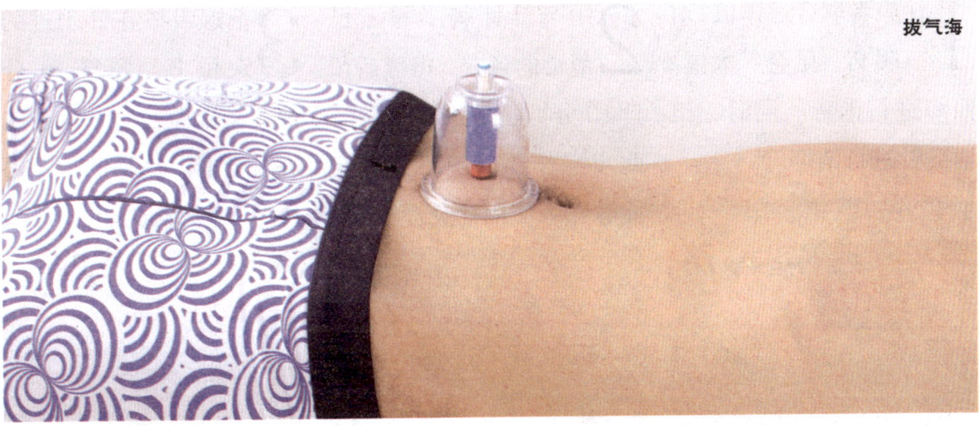

拔气海

日常护理原则

1. 及时治疗可引起直肠脱垂的疾病，如慢性腹泻、便秘等。
2. 饮食上多吃蔬菜、水果，少食辛辣刺激性食物。
3. 保持大便通畅。
4. 保持肛门部清洁卫生。
5. 养成良好的排便习惯，便时不要看书、看报、太过用力。

痔疮

痔疮多是因为久立、久坐、便秘、妊娠等造成的。在相应穴位拔罐可疏散风邪、培补元气，对病症的治疗有很好的疗效。

拔罐穴位精准定位

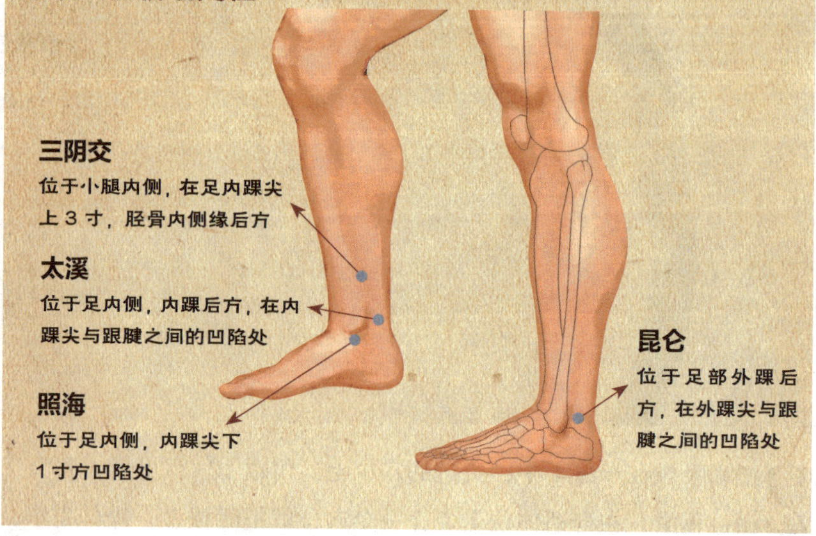

手把手教你拔罐

1 让患者取合适体位，对三阴交、昆仑、太溪、照海进行消毒。同时，也对毫针进行消毒。

2 用毫针针刺步骤1已消毒的各穴，得气后留针10分钟。然后把针拔出。此步操作要求施罐者一定能够熟练使用针灸疗法。

3 把罐吸拔在针刺过的穴位上，留罐10分钟。起罐后，对穴位皮肤进行消毒。这样的治疗每日1次，5次为1疗程。

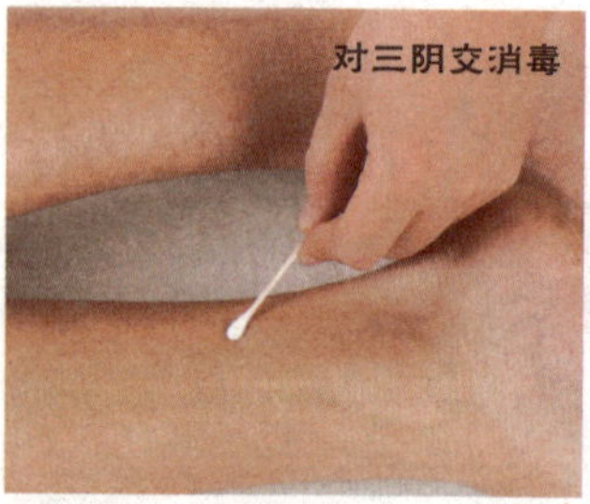

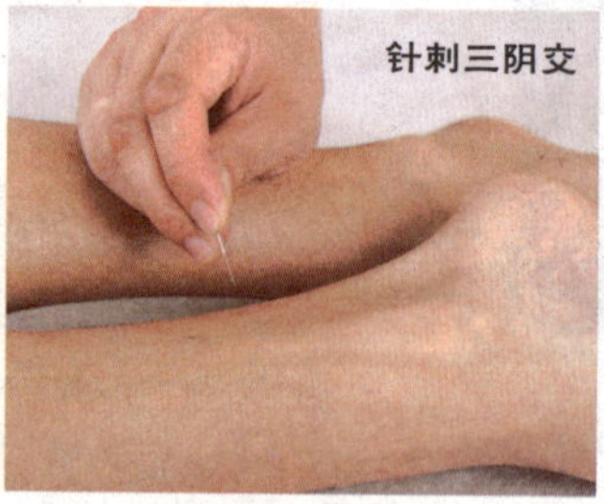

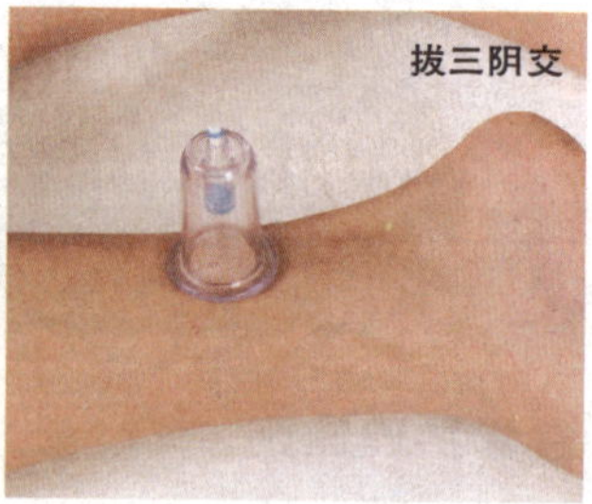

日常护理原则

1. 在饮食上要多补充维生素 B_6、维生素 C，多吃含钙、镁的食物。
2. 避免饮酒、咖啡、辛辣食品。
3. 多做活动，注意改变体位，还要养成良好的大便习惯。

五官科病症拔罐疗法

用拔罐疗法治疗青光眼、老年性白内障、慢性鼻炎、鼻出血等常见五官科疾病，副作用小，给患者带来的痛苦少，非常适合在家日常保健治疗使用。

青光眼

青光眼是眼压升高且有视功能障碍的疾病，是一种较常见的致盲性眼病。在相应穴位上拔罐能够疏通经脉，缓解疲劳，减轻疼痛，可辅助治疗青光眼。

拔罐穴位精准定位

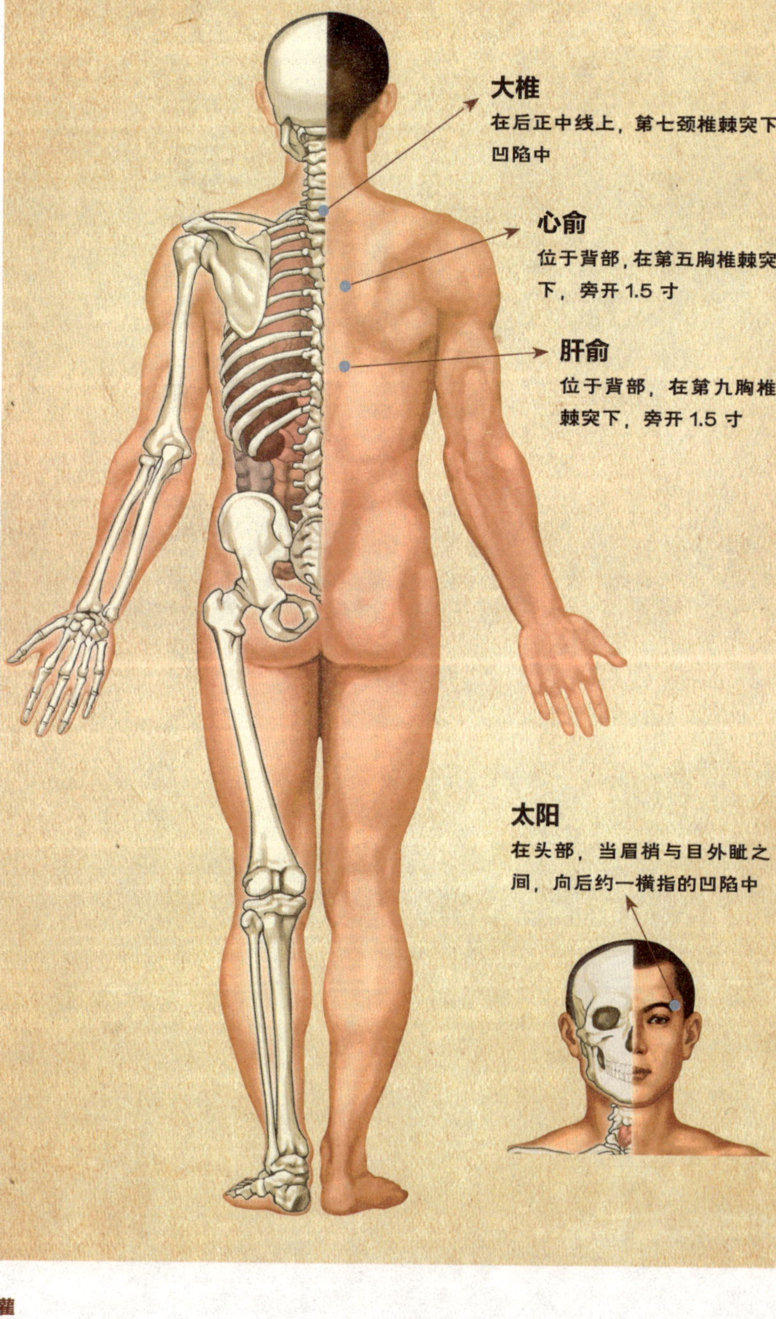

手把手教你拔罐

1 让患者采取坐位，对大椎、心俞、肝俞、太阳进行消毒。拔罐前要对患者说明在太阳穴拔罐会在面部留下罐印。

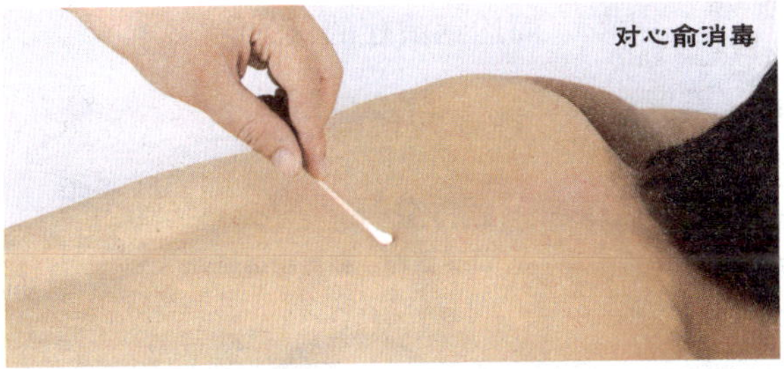

2 消毒后，用三棱针在步骤 1 穴位上点刺，以皮肤潮红为度。点刺力度不可过大，轻轻点刺即可，皮肤潮红即可停止。

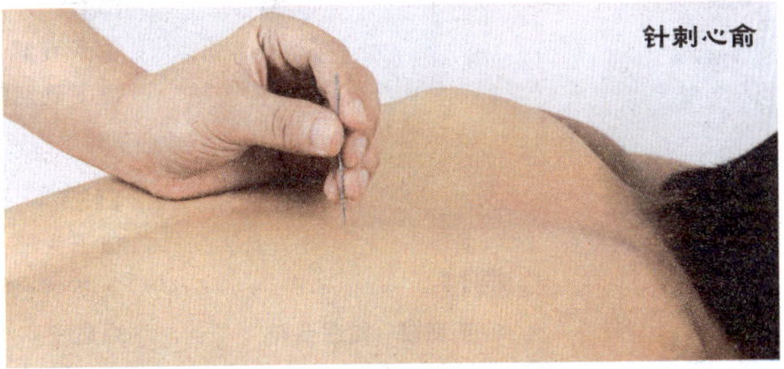

3 将罐吸拔在已点刺的穴位上，留罐 15~20 分钟，以出瘀血为度。起罐后，对拔罐部位皮肤进行消毒。这样的治疗隔日日 1 次。

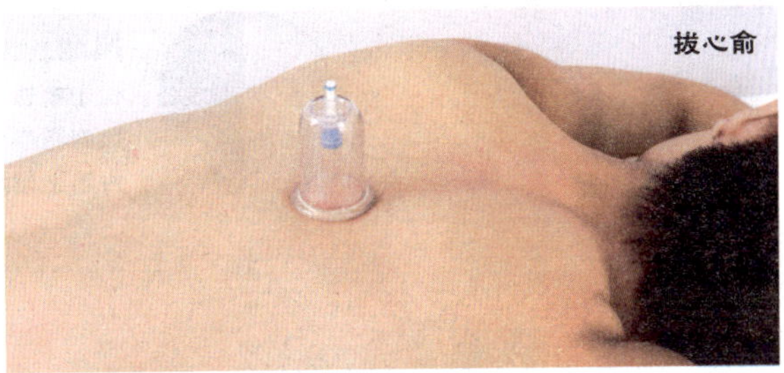

日常护理原则

1. 青光眼患者宜多服蜂蜜，因为蜂蜜是一种高渗剂，服后能使血液渗透压增高，以吸收眼内水分，降低眼压。

2. 饮食宜清淡，且不要暴饮暴食。

3. 不吸烟，不喝酒。

4. 不在光线暗的环境中工作和娱乐。

5. 保持情绪愉快，保证充足的睡眠，给眼睛最好的休息。

老年性白内障

老年性白内障是后天性白内障中最常见的一种，40~50 岁以上的老人多发，主要表现为远近视力均减退，视物模糊。中医认为该病是由于年衰精弱、晶珠失养而致，拔罐可以补益肝脾肾，益气养血，从而达到治疗的目的。

拔罐穴位精准定位

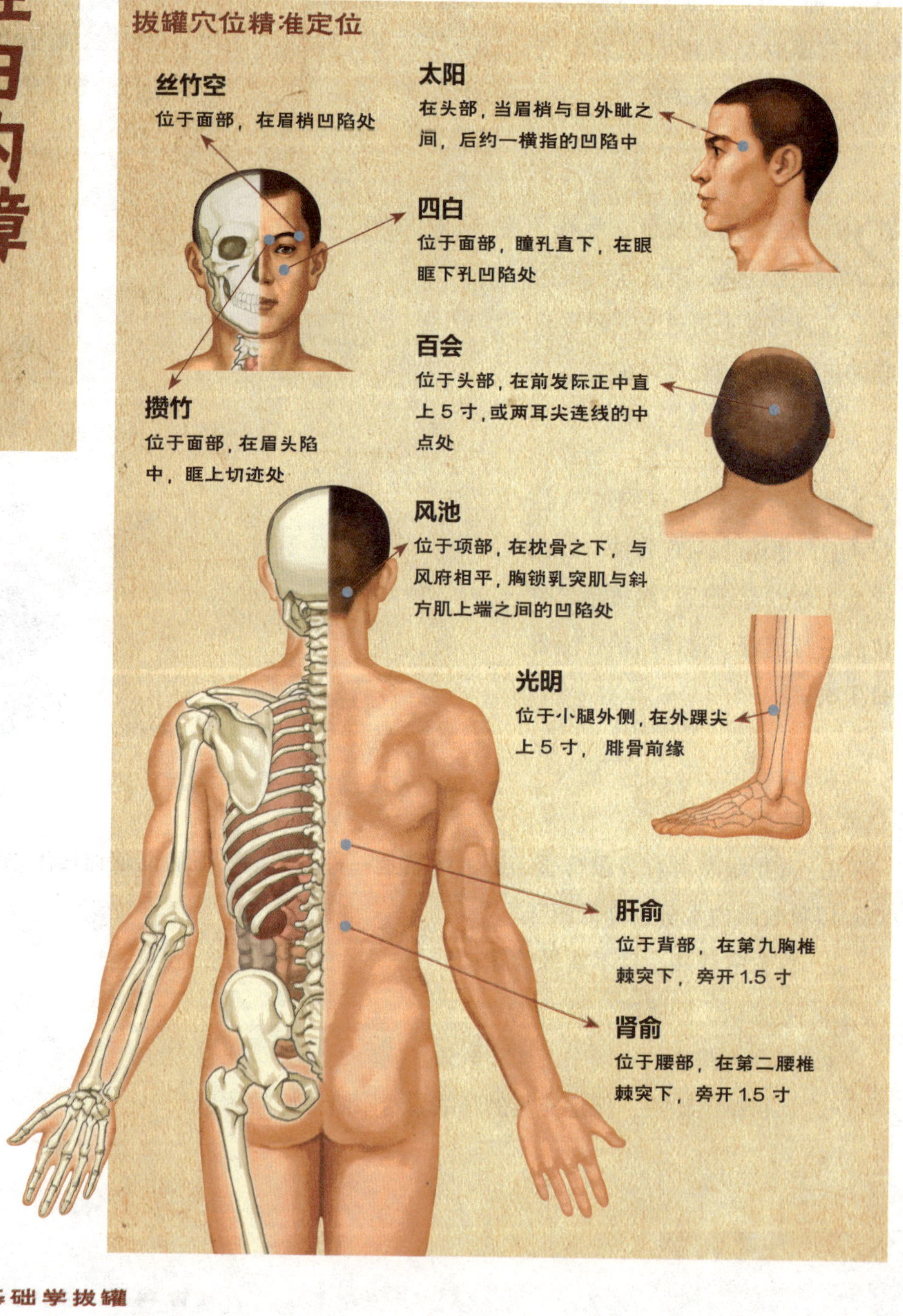

手把手教你拔罐

1 先选择两组穴位，第一组：肝俞、肾俞、风池、光明；第二组：百会、攒竹、丝竹空、太阳、四白。让患者采取坐位，在第一组穴位和第二组穴位皮肤上均涂上刮痧油。

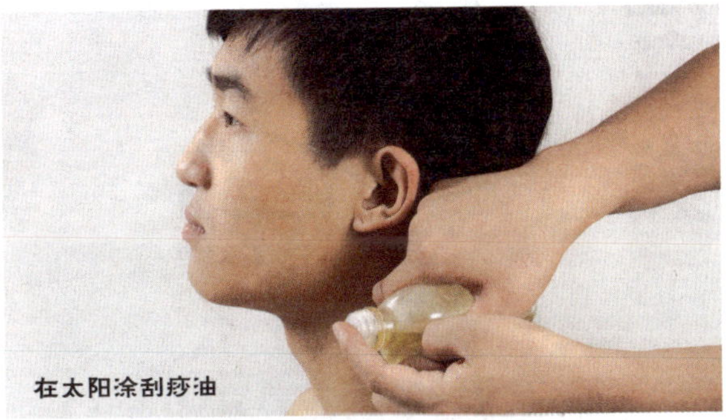

在太阳涂刮痧油

2 用刮痧板刮拭步骤 1 中两组穴位皮肤，直至皮肤出现紫红色痧痕。刮痧后，擦去皮肤上的润滑油。用酒精棉球对刮拭部位进行消毒。

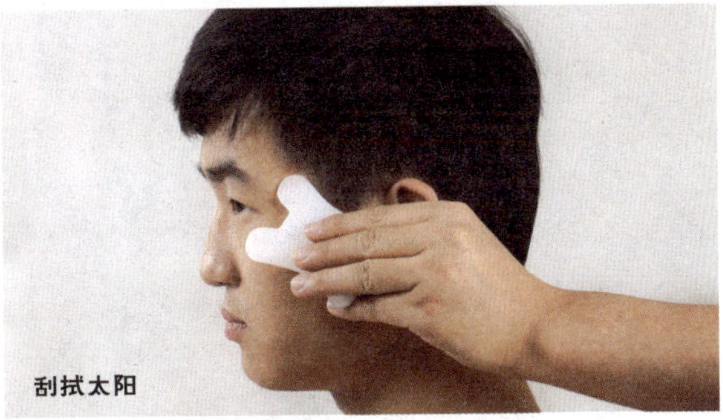

刮拭太阳

3 取第一组穴位，把罐吸拔在穴位上，留罐 15~20 分钟。第二组穴位，只刮痧不拔罐。这样的治疗每 2 日 1 次，10 次为 1 个疗程，每个疗程之间间隔 5 日。

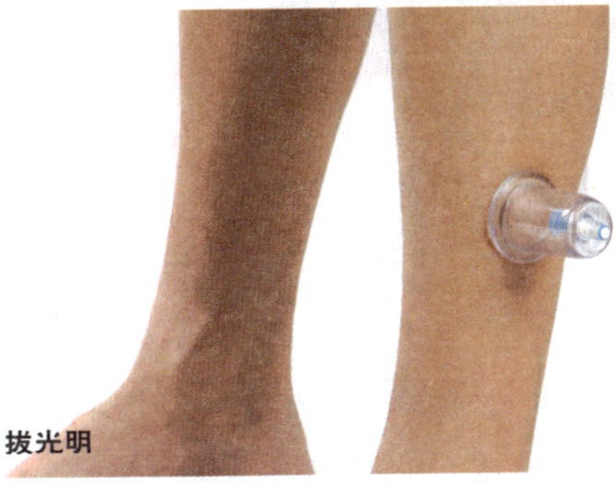

拔光明

日常护理原则

1. 老年人要适当多吃一些蔬菜和豆类等富含优质蛋白的食品来增加营养。
2. 平时应多做一些力所能及的劳动，适当锻炼身体，以改善全身的新陈代谢。
3. 白内障成熟或接近成熟时要及时手术，不要拖延，以免发生其他并发症。

慢性鼻炎

慢性鼻炎是鼻腔黏膜和黏膜下层的慢性炎症。中医认为此病多由脾胃气虚、邪毒滞留引起。在相关穴位拔罐可以驱除邪气，健脾和胃，补中益气，改善症状。

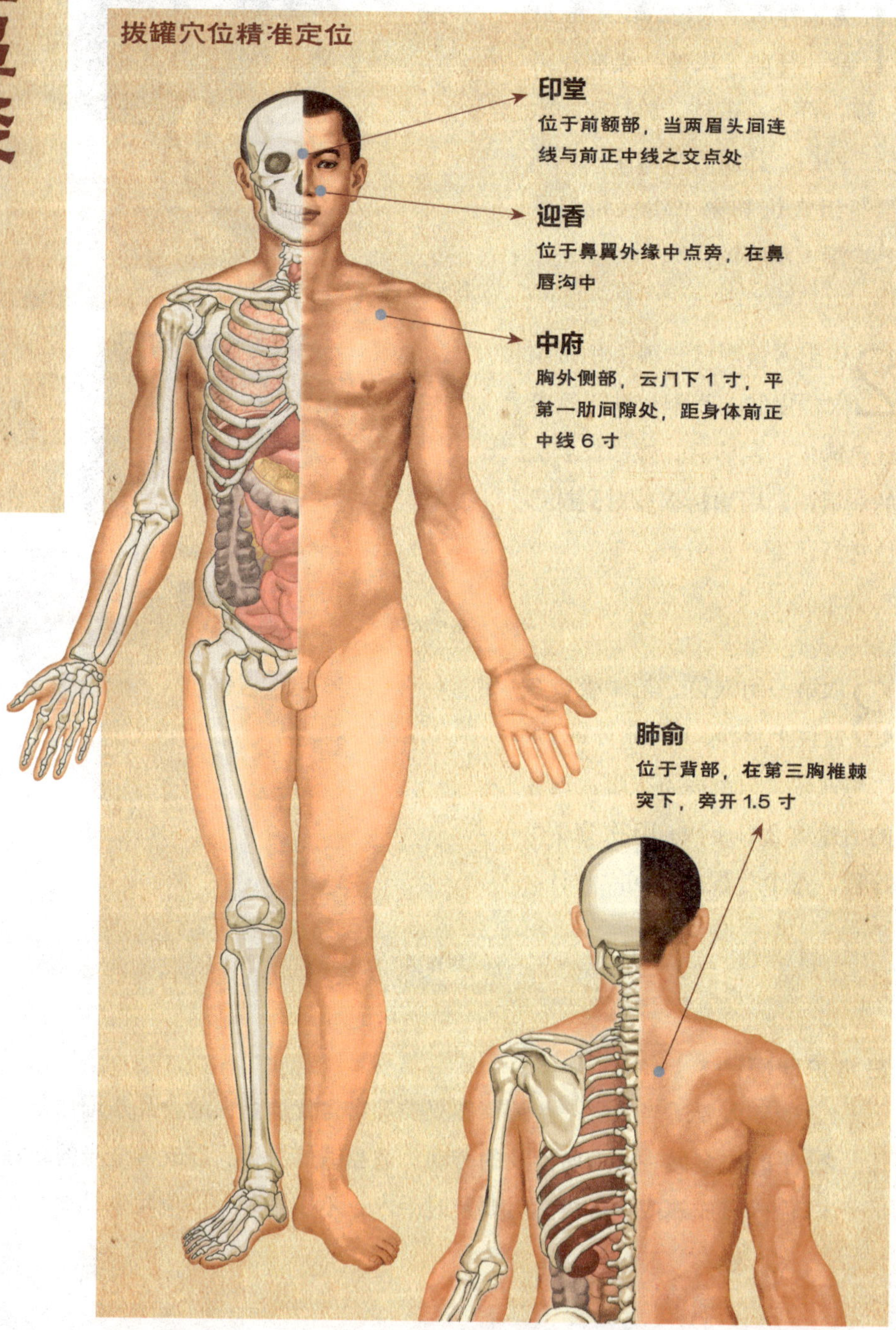

手把手教你拔罐

1 让患者取坐位，用大拇指按揉印堂穴和迎香穴，按压 4 分钟左右。

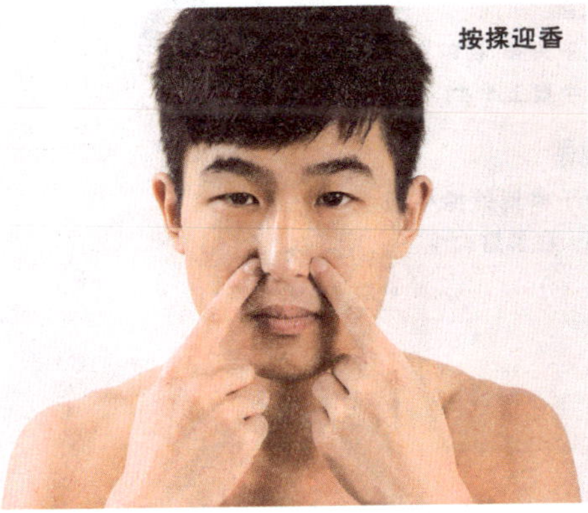

2 让患者取仰卧位，把罐吸拔在肩部的中府穴，留罐 10~15 分钟。

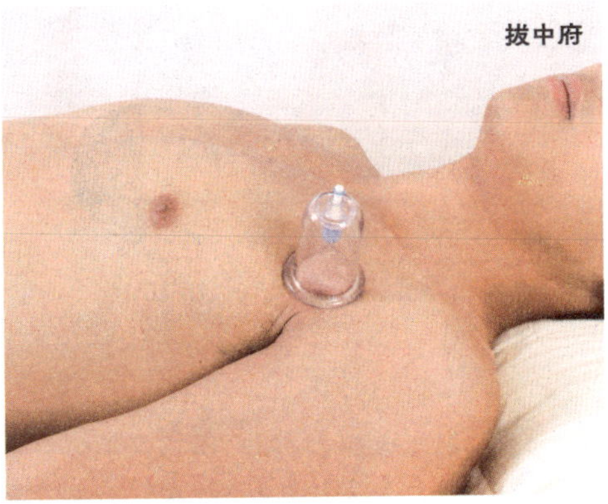

3 让患者取俯卧位，暴露背部，在肺俞穴刮痧，反复 20 次左右，出痧即止。

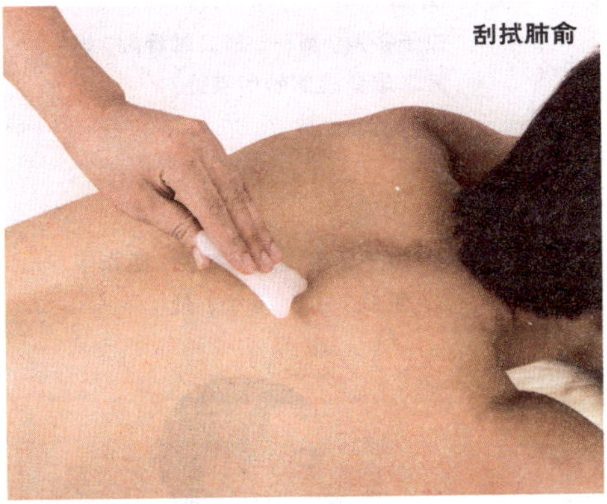

4 把罐吸拔在肺俞穴上，留罐 10 分钟左右。

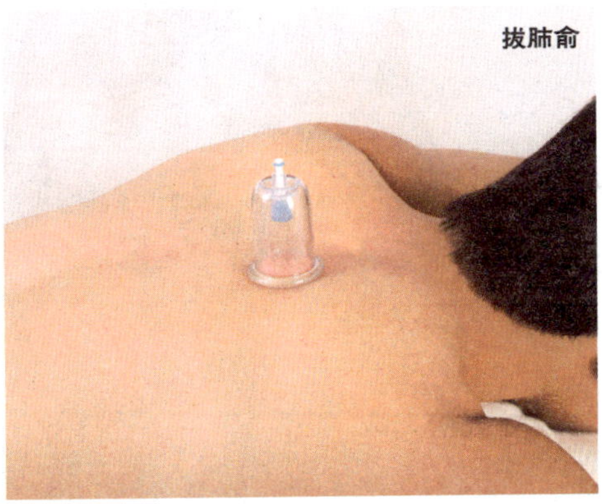

日常护理原则

1. 多吃一些富含维生素 A 与 B 族维生素的食物，以补充人体的需求。
2. 每天早晨用冷水洗脸，以增强鼻黏膜的抗病能力。
3. 鼻塞时不要强行擤鼻涕，也不要用手抠鼻。
4. 改善工作和生活环境，保持空气湿润。
5. 加强锻炼身体，提高身体抵抗力。
6. 保持心情愉快，增强治疗的信心。

鼻出血

鼻出血多由鼻腔病变引起，多为单侧流血，亦可为双侧；可间歇性反复出血，亦可持续出血；出血量多少不一，轻者仅鼻涕中带血，重者可引起失血性休克。反复出血则可导致贫血。多数出血可自止。

拔罐穴位精准定位

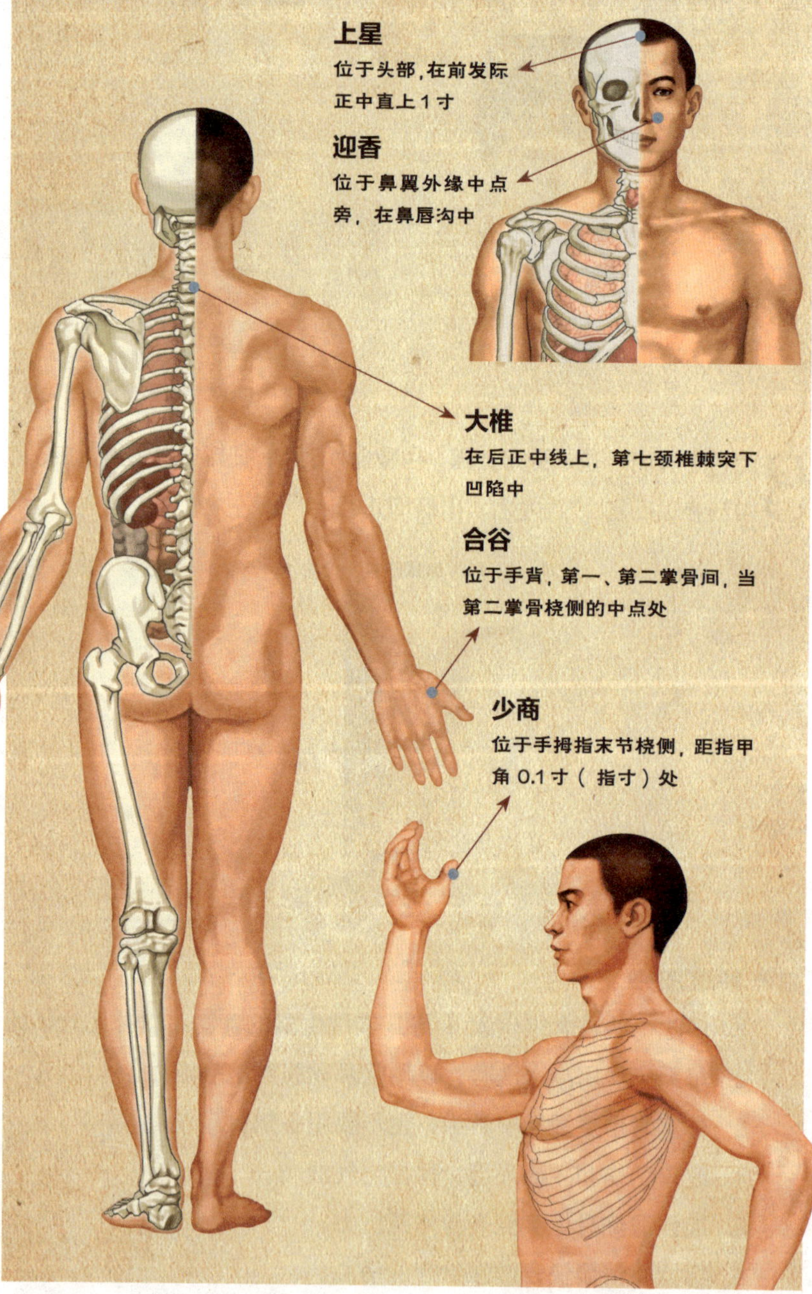

手把手教你拔罐

1 在大椎、上星刮痧，每个穴位刮拭30次左右。上星穴在人体头部，刮拭时不要太用力。刮拭大椎穴时可涂上刮痧油，以免刮伤皮肤。特别提示：15岁以下的青少年不要刮拭上星穴。

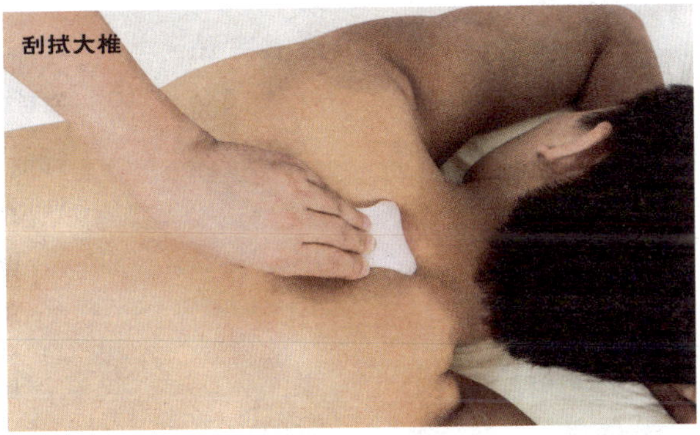
刮拭大椎

2 刮痧结束后把罐吸拔在大椎穴，留罐15~20分钟。上星穴在头部，有头发覆盖，操作不便且没有安全保障，不宜拔罐。

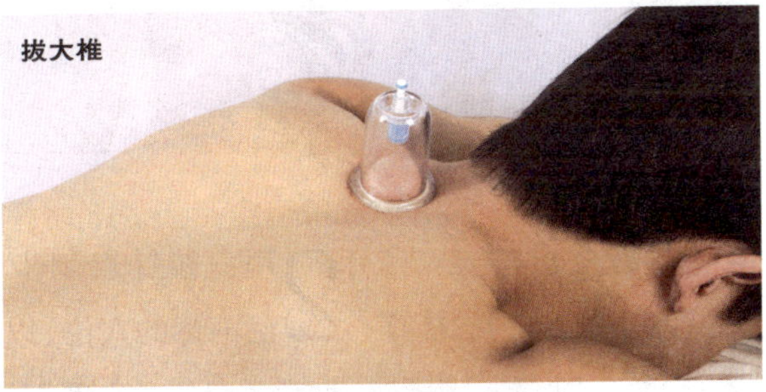
拔大椎

3 拔罐结束后，再用刮痧板的一角点揉迎香、合谷、少商穴，每个穴位点揉30次左右，不拔罐。这样的治疗每日1次，5次为1个疗程。

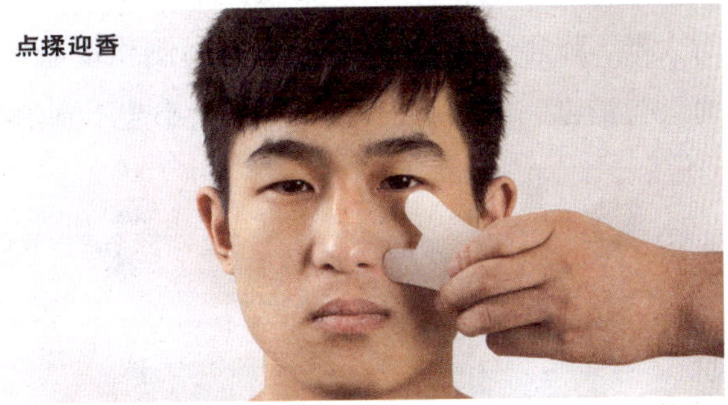
点揉迎香

日常护理原则

1. 科学合理的安排饮食，多喝水，多吃水果蔬菜，避免上火。

2. 在干燥季节要经常湿润鼻腔，以滋润鼻黏膜。

3. 一旦发生鼻出血，可以用干净的脱脂棉充填鼻腔止血，如没有脱脂棉也可用手指压迫鼻翼两侧5分钟，或者用冷敷法冷敷鼻梁和前额。

4. 若因高血压、动脉硬化、头部充血等使自律神经失去平衡引起的流鼻血则应及时就诊，以免贻误病情。

慢性咽炎

慢性咽炎是咽黏膜慢性炎症，以咽部不适、发干、异物感或轻度疼痛、干咳、恶心、咽部充血呈暗红色等为主要临床表现。因咽分泌物增多，常有清嗓动作，吐白色痰液。

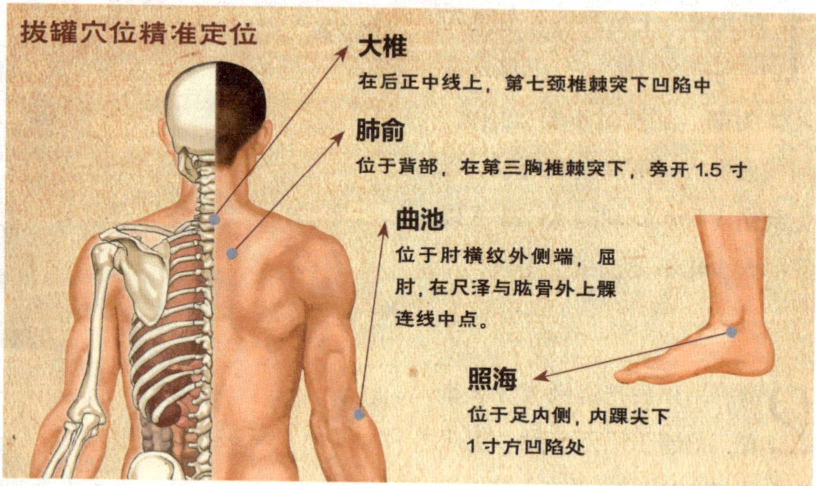

手把手教你拔罐

1 让患者取坐位，暴露背部、肘部、脚踝，对大椎、肺俞、曲池、照海进行消毒。

2 用三棱针点刺步骤 1 中已消毒的穴位，以微出血为度。点刺时力度不能太大，太大容易刺伤皮肤；也不能太小，太小起不到治疗作用。

3 将罐吸拔在点刺过的穴位上，留罐 10~15 分钟。起罐后，擦干净血迹，必要时涂上龙胆紫等消毒药水。这样的治疗每 3 日 1 次，10 次为 1 个疗程。

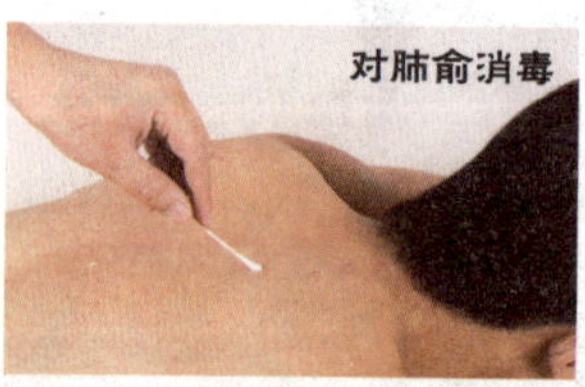
对肺俞消毒

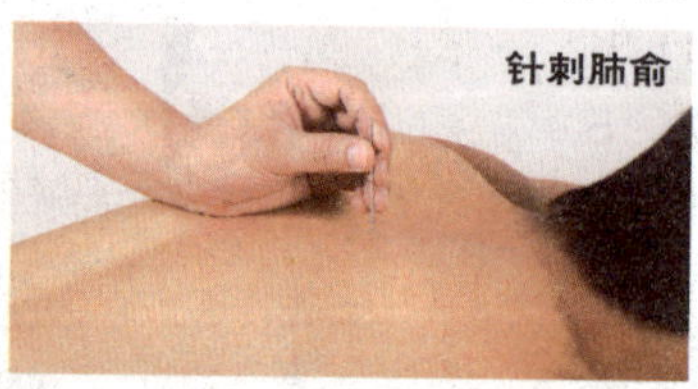
针刺肺俞

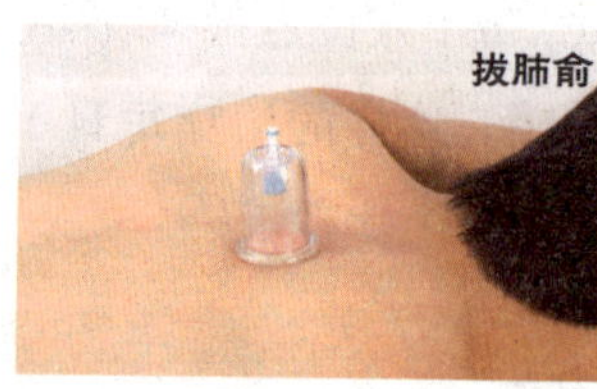
拔肺俞

日常护理原则

1. 注意饮食卫生，保证身体营养平衡，多吃蔬菜水果，少吃高热量食物，忌烟酒。
2. 保持大便通畅。
3. 因职业要求讲话过多的人，应掌握正确的发声方法，避免高声喊叫。
4. 长时间讲话后不要马上吃冷饮，避免刺激咽部。
5. 适当锻炼身体，增强体质。
6. 平时生活要有规律，注意劳逸结合，增强对疾病的抵抗力。
7. 患者要保持心情舒畅，坚定治疗疾病的信心和恒心。

牙痛

牙痛是指牙齿及牙周因各种原因引起的疼痛，是口腔疾患中最常见的症状之一，其症状表现为牙龈红肿、遇冷热刺激疼痛、面颊部肿胀等。

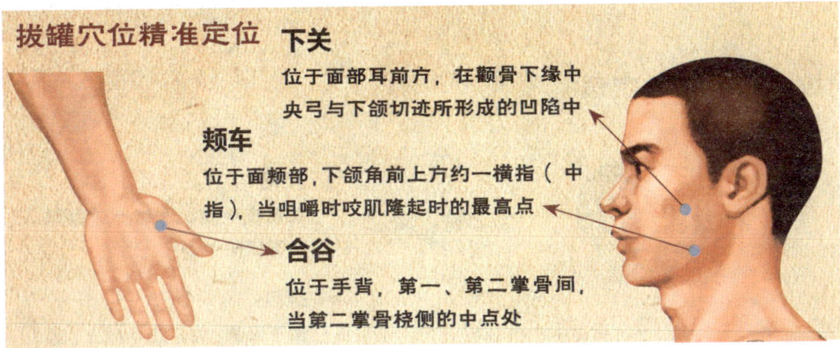

手把手教你拔罐

1 让患者取坐位，在下关、颊车穴位皮肤上涂上风油精，风油精有缓解疼痛的作用，和拔罐结合使用，效果更显著。

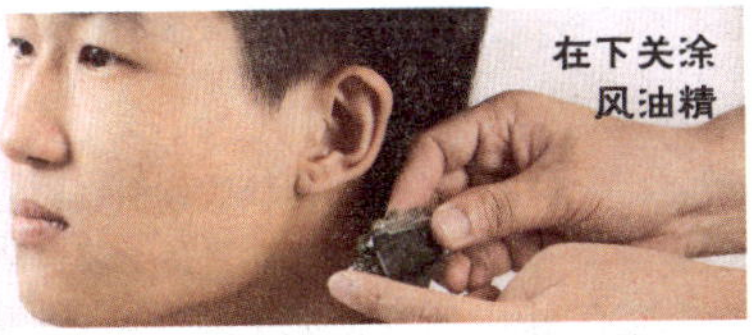

2 把罐吸拔在涂有风油精的穴位上，留罐 10~15 分钟。

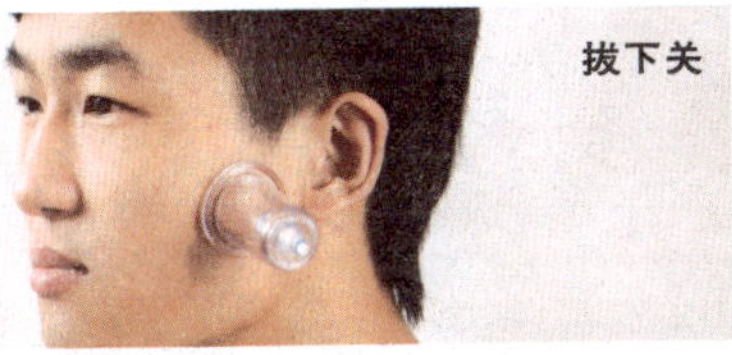

3 在上述拔罐结束后，对合谷穴用酒精棉球进行消毒。

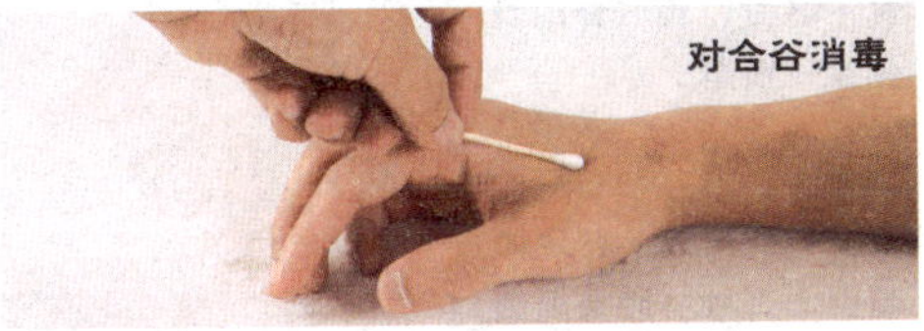

4 用消过毒的三棱针在合谷穴上点刺 2~3 下，以出现红晕为标准。若患者体质虚寒慎用刺络拔罐法。

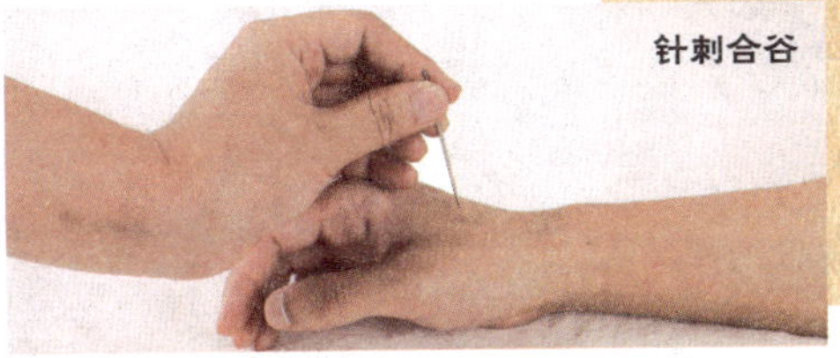

5 把罐吸拔在合谷穴上，留罐 10~15 分钟。起罐后要对罐印皮肤进行护理，擦去血迹，进行消毒。这样的治疗每日 1 次。

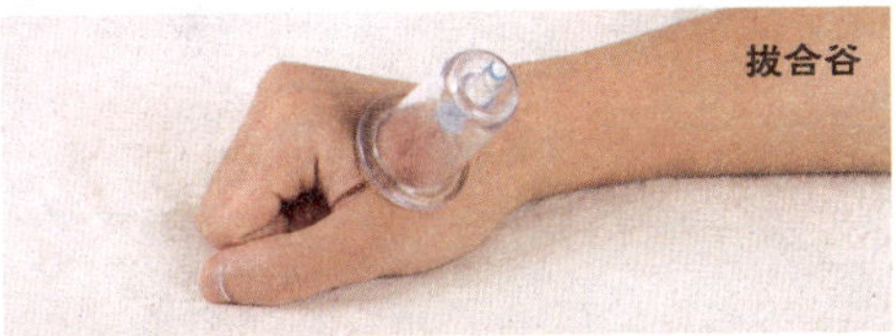

日常护理原则

1. 患者要科学合理地安排饮食，多吃水果、蔬菜，少吃过热、过冷、过酸的食物。

2. 适量饮用绿茶、菊花茶、绿豆汤等，以清热解毒，避免上火。

3. 保持口腔卫生，早晚刷牙，饭后漱口。

4. 保持情绪稳定，切忌着急上火。

复发性口腔溃疡

复发性口腔溃疡是口腔黏膜疾病中常见的溃疡性损害疾病，发作时疼痛剧烈，灼痛难忍。

拔罐穴位精准定位

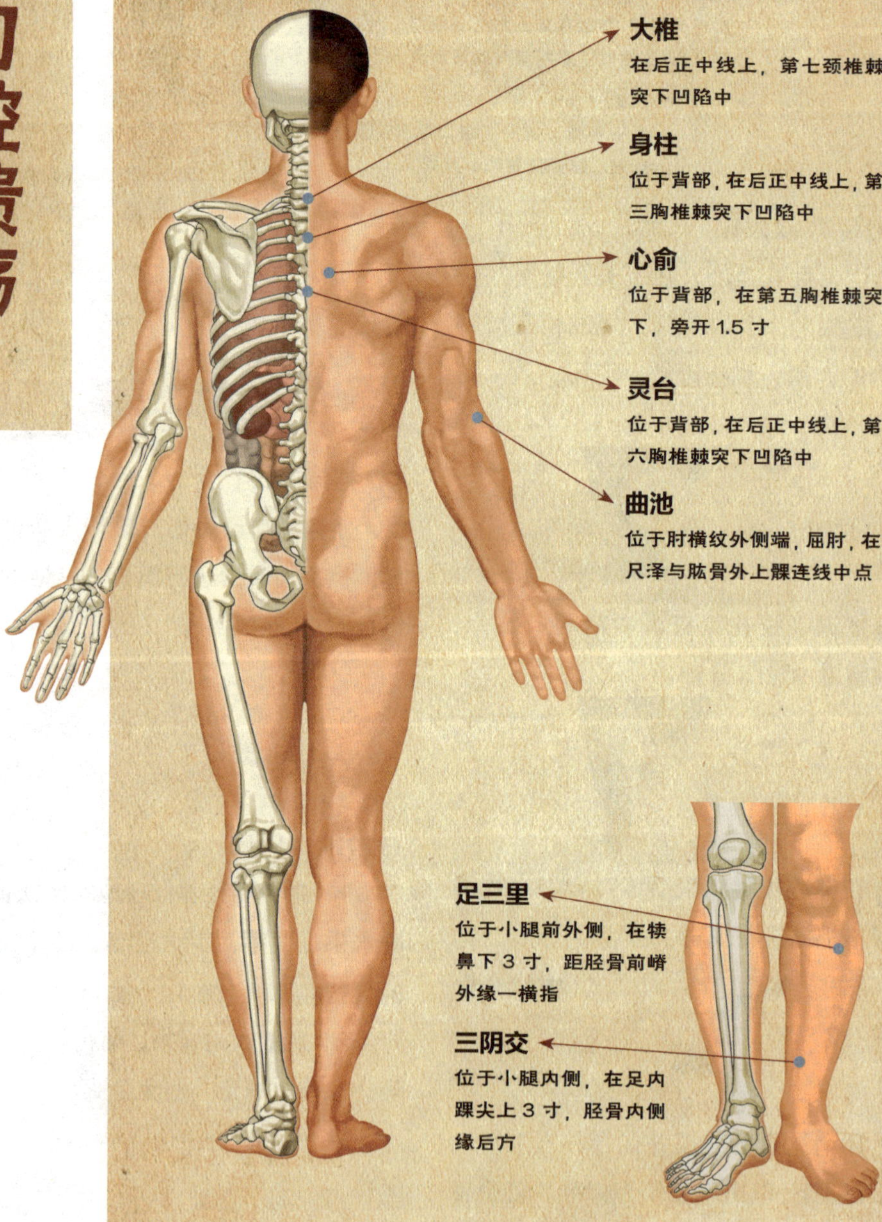

手把手教你拔罐

1 让患者取坐位，对大椎、身柱、灵台、心俞、曲池、足三里、三阴交消毒。上述穴位可全部选用，也可选择其中的一部分，根据个人体质而定。

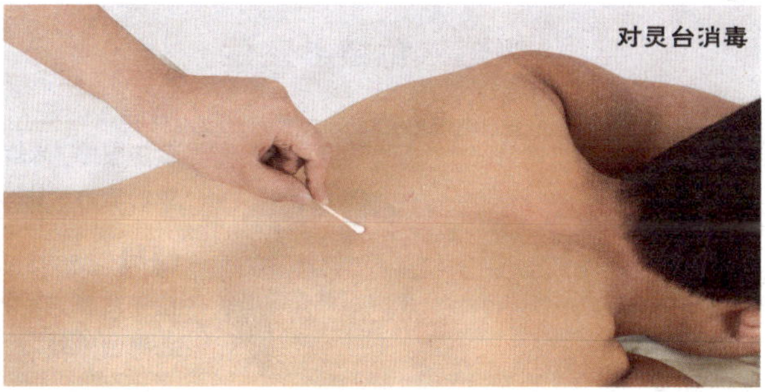

对灵台消毒

2 用三棱针点刺步骤 1 所选穴位 2~3 下，以微微出血为度。若患者身体柔弱，可不点刺，直接拔罐也可。

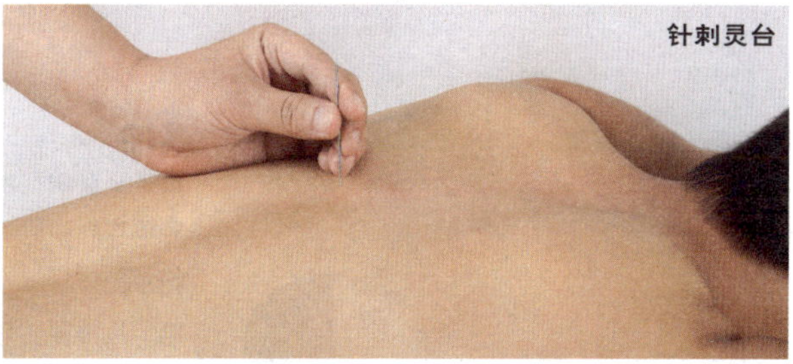

针刺灵台

3 把罐吸拔在点刺过的穴位上，留罐 10~15 分钟。每日 1 次或隔日 1 次。10 次为 1 个疗程。

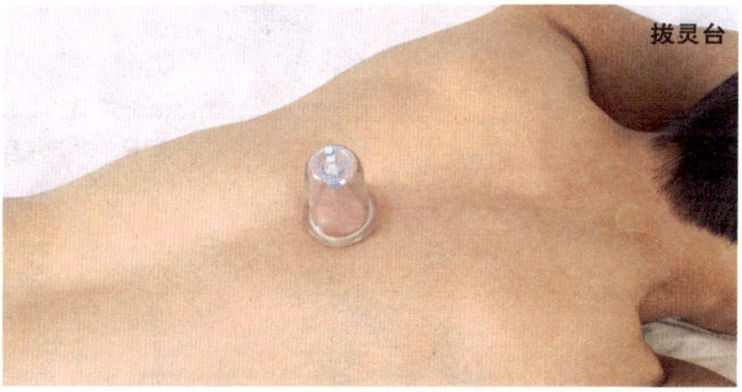

拔灵台

日常护理原则

1. 少吃或不吃辛辣刺激性食物，多吃一些新鲜蔬菜水果和富含维生素的食物。
2. 生活起居要有规律，避免过度劳累和紧张，戒烟酒。
3. 注意口腔卫生，避免损伤口腔黏膜。
4. 加强体育锻炼，提高机体对疾病的抵抗力。
5. 保持心情舒畅，坚定治疗疾病的信心。

耳鸣

耳鸣是指人们在没有任何外界刺激条件下所产生的异常声音感觉，患者常感到耳内鸣响。耳鸣常与高血压、神经衰弱或药物中毒、巨大声音的震动以及鼓膜缺损有关。

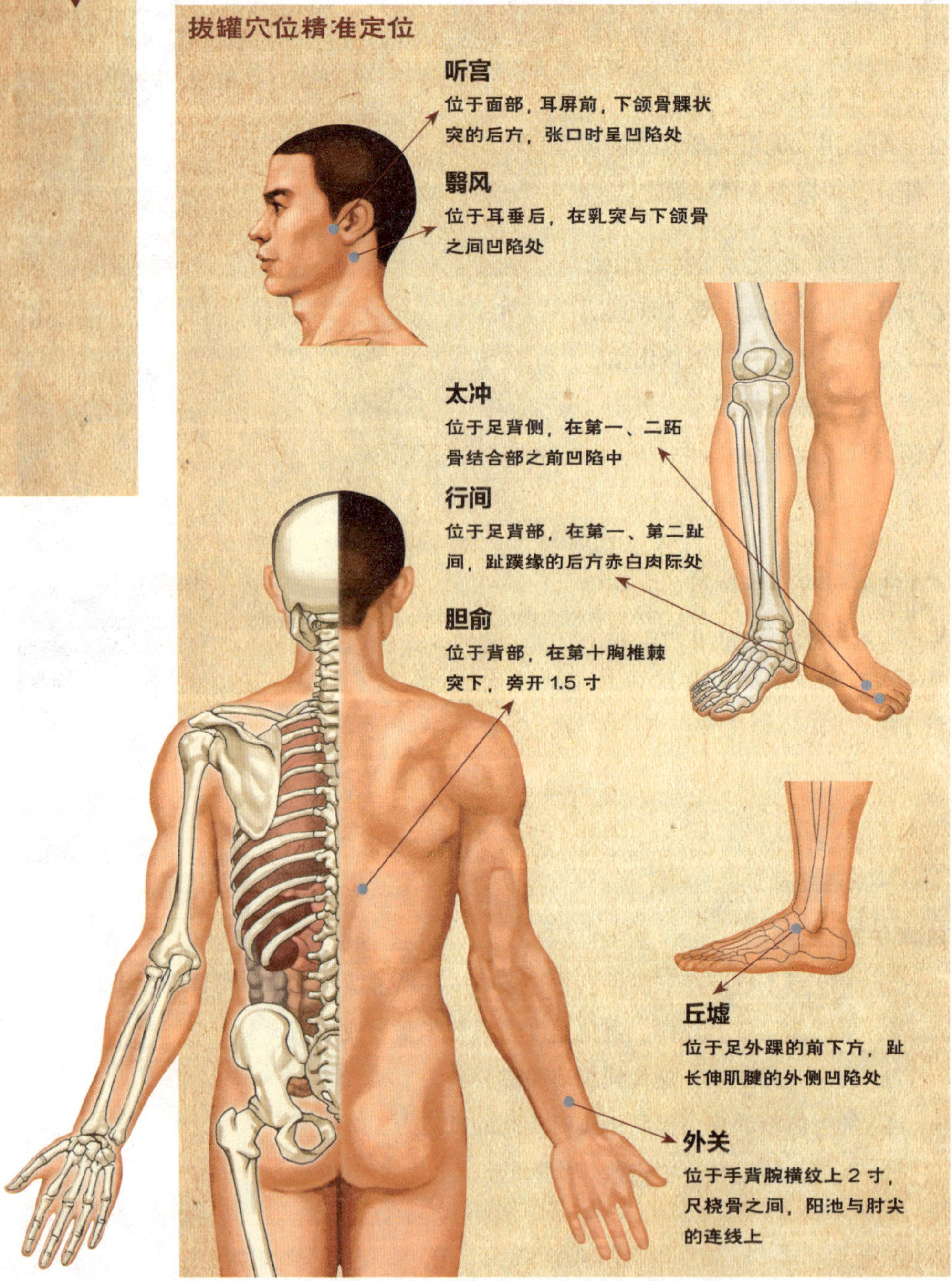

手把手教你拔罐

1 让患者取合适体位，对胆俞、听宫、行间、外关、太冲、丘墟、翳风消毒。在进行过程中要与患者交谈，以缓解患者的紧张情绪，避免在接下来的操作中患者过于紧张。

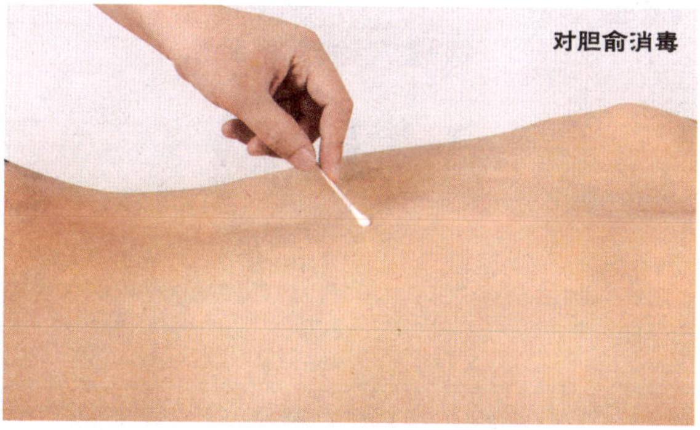

对胆俞消毒

2 用三棱针重刺步骤 1 中已消毒的各穴位，以鲜血点状流出为度。这步操作要求施针者要有一定的医学常识，并且掌握好针刺的力度，不可用蛮力。

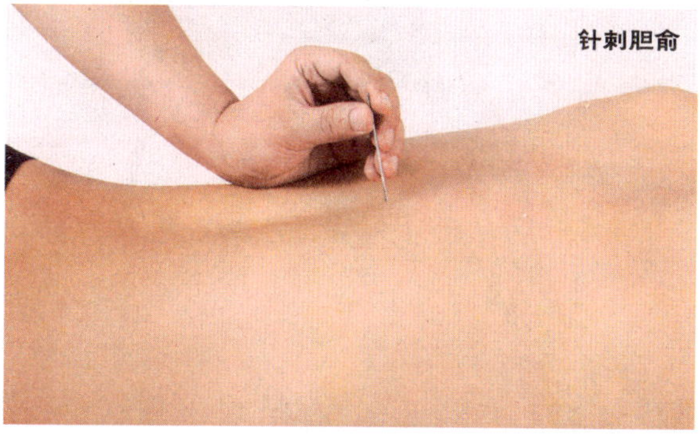

针刺胆俞

3 点刺后，对胆俞、听宫、行间、外关拔罐，留罐 10~15 分钟。太冲、丘墟、翳风不拔罐。这样的治疗隔日 1 次,5 次为 1 个疗程。

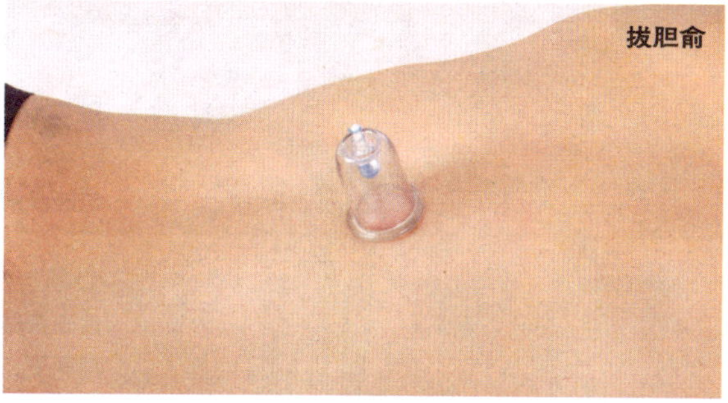

拔胆俞

日常护理原则

1. 经常出现耳鸣现象的人要避免接触强烈的噪声，避免使用加剧耳鸣症状的药物。

2. 不要长时间、大音量使用耳机。

3. 要注意饮食营养，忌食辛辣刺激食物，咖啡、酒精、甜食都可使耳鸣加重。

4. 适当调整工作节奏，减轻生活和工作压力，放松情绪。

近视

近视是指看不清远处物体却能看清近处物体的症状，多发于青少年，若不及时治疗，近视会伴随一生。

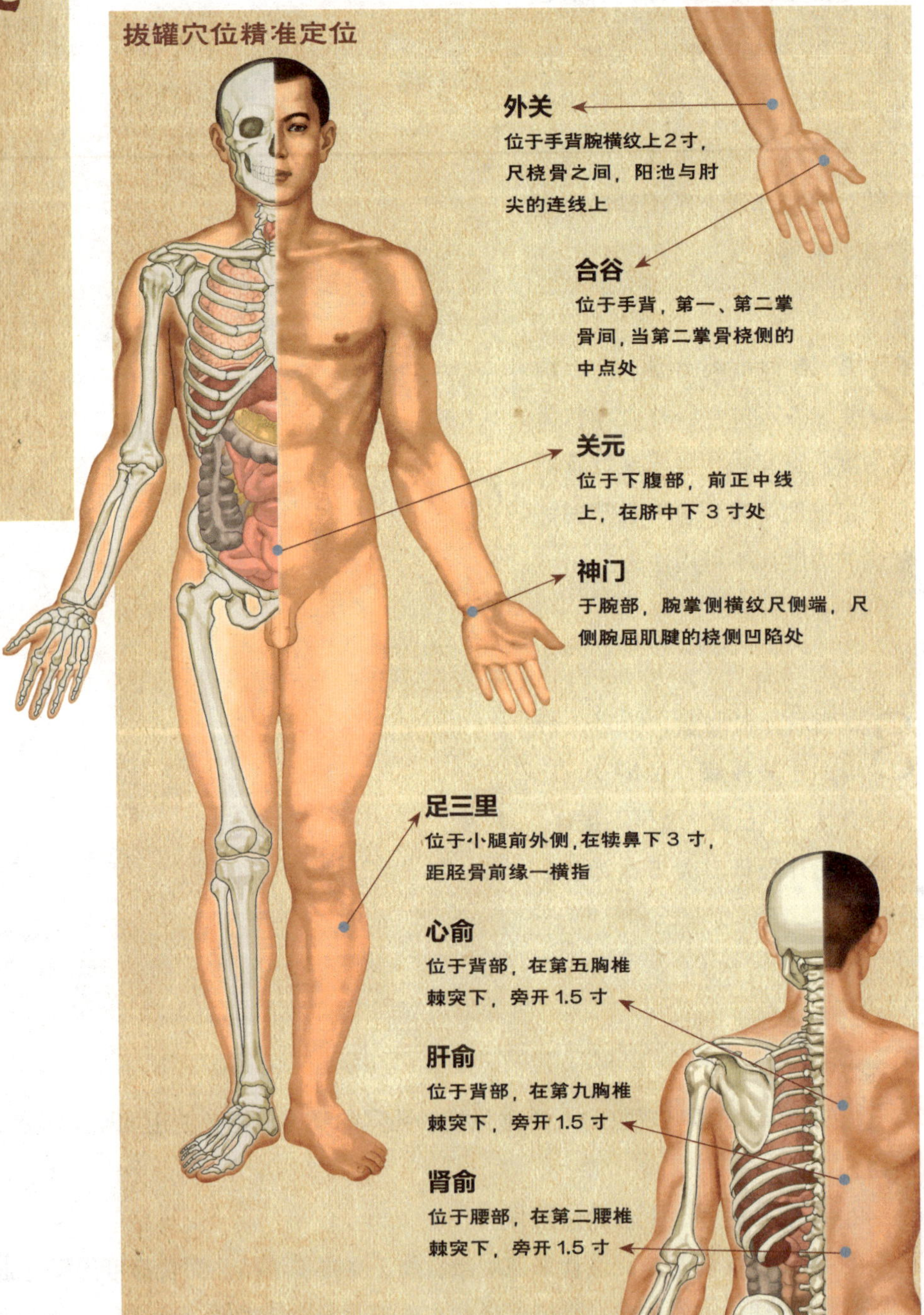

手把手教你拔罐

1 让患者取合适姿势，把罐吸拔在神门、合谷、外关、足三里、关元 5 个穴位上，留罐 10 分钟左右，以皮肤潮红为度。

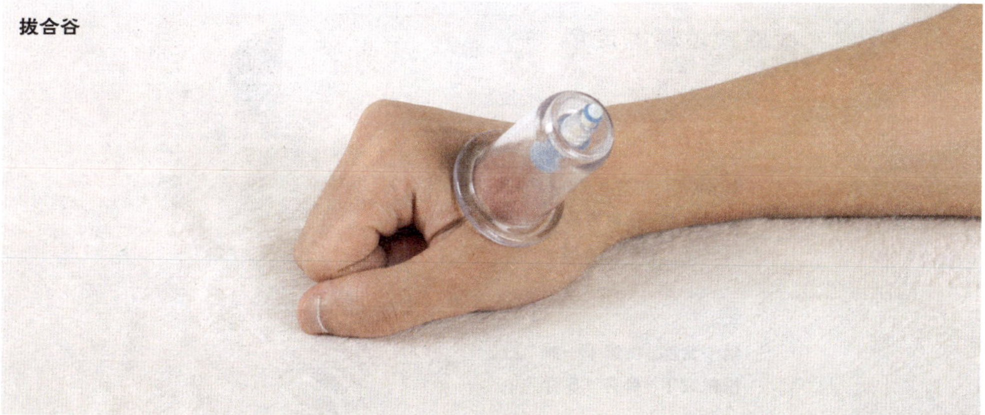

2 上述操作结束后，让患者取俯卧位，用走罐法在心俞、肝俞、肾俞连续走罐，隔日 1 次，10 次为 1 个疗程。

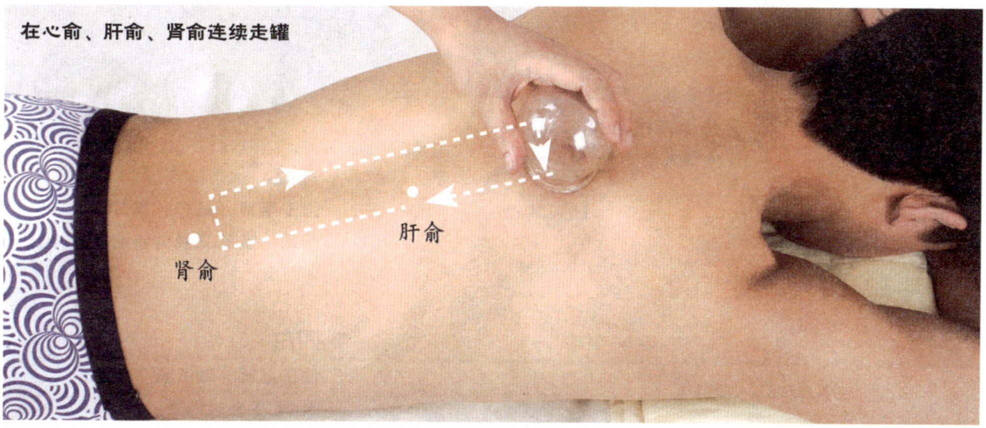

日常护理原则

1. 患者要多注意用眼卫生，保持眼睛周围清洁。

2. 防止用眼过度，近距离工作一次不要超过 50 分钟为宜，每个小时应休息 10 分钟，极目远眺，松弛神经，或做眼保健操等。

3. 不要在阳光直射下或暗处看书，不要躺着、趴着或走动、乘车时看书。

4. 注意饮食营养，多吃含维生素 A 的食物，如羊肝、猪肝、鸡蛋等。

眼袋

眼袋是指下眼睑浮肿，形成袋状突起，是男女开始老化的早期标志之一。形成眼袋的原因很多，睡眠不足、疲劳过度、肾病、年龄增长等都会形成眼袋。

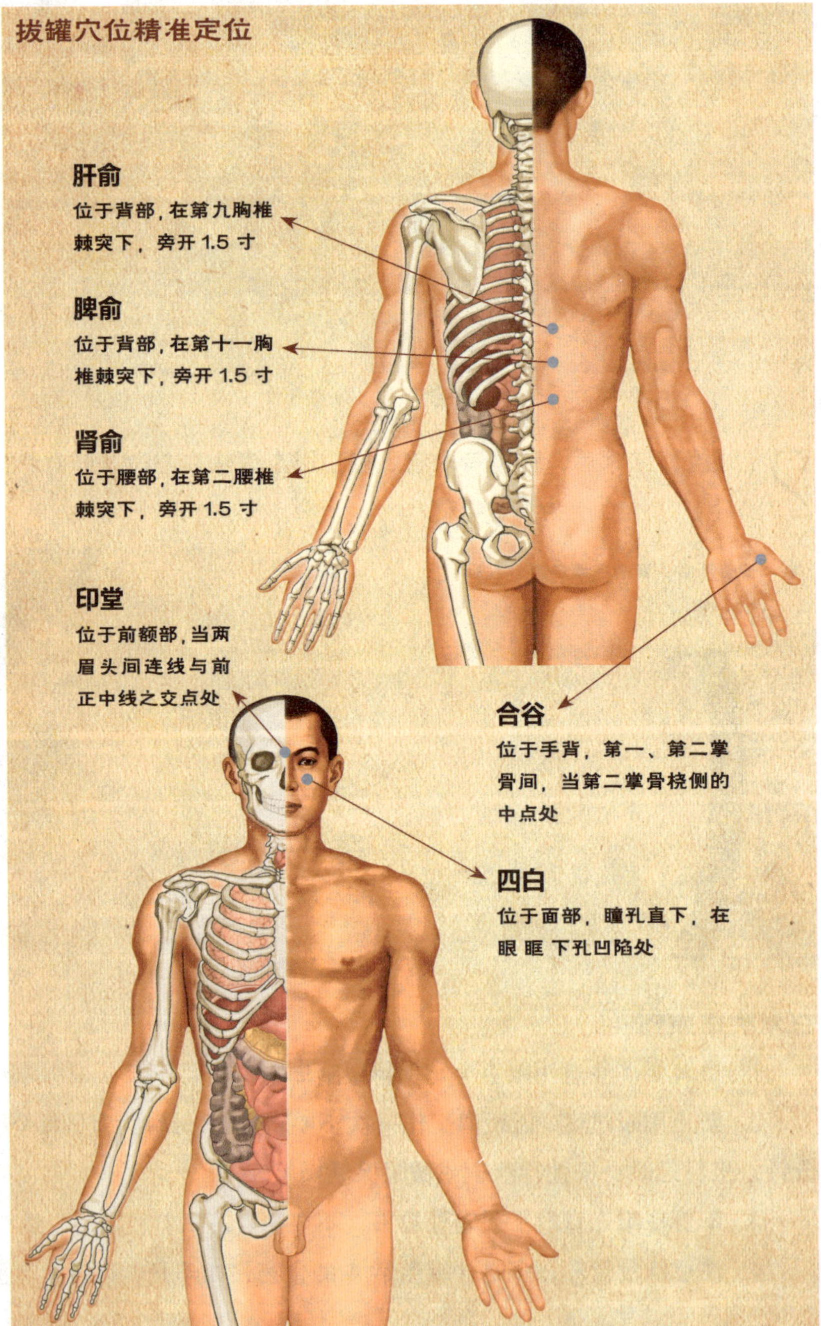

手把手教你拔罐

1 让患者取坐位，用小号罐对面部的印堂、四白进行闪罐，以皮肤潮红为度。拔罐前要对患者讲明面部闪罐会使皮肤潮红，影响美观，须征得患者同意再施罐。

2 让患者取俯卧位，对合谷、肝俞、脾俞、肾俞区域皮肤消毒。

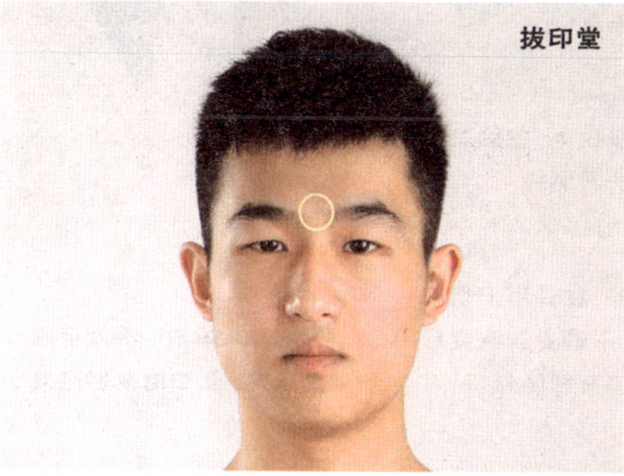
拔印堂

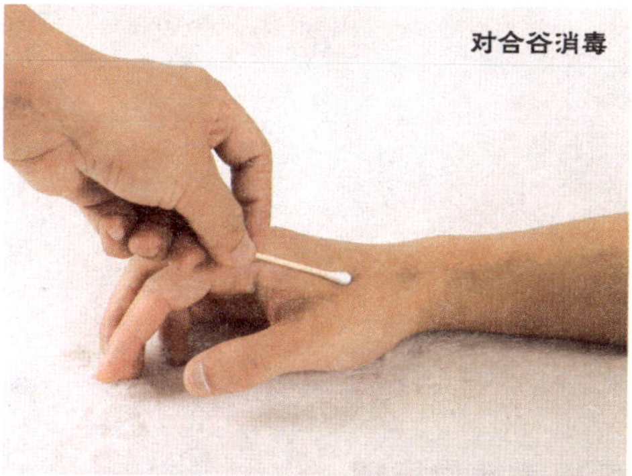
对合谷消毒

3 消毒后，用毫针针刺合谷、肝俞、脾俞、肾俞，得气后，出针。要求施罐者必须有一定的针灸知识，否则不宜进行针罐法。

4 把罐吸拔在步骤 3 中针刺过的穴位上，留罐 10~15 分钟，2 天 1 次，10 次为 1 个疗程。

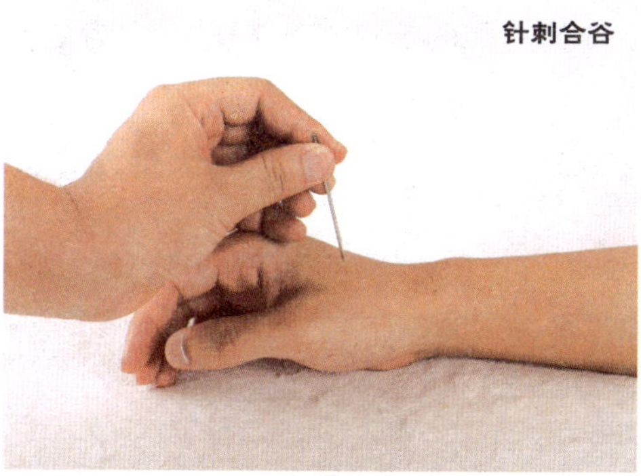
针刺合谷

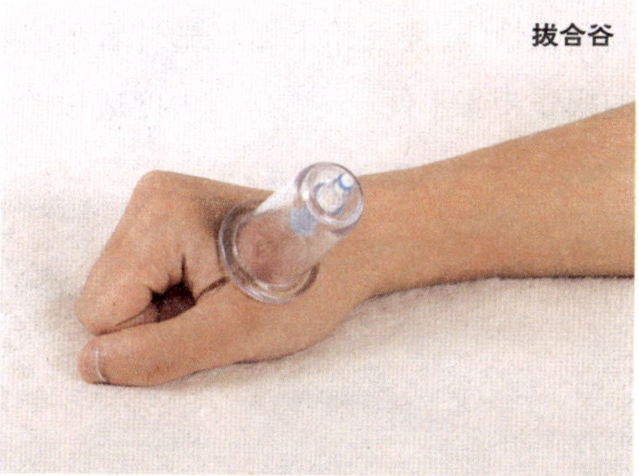
拔合谷

日常护理原则

1. 保证充足的睡眠并提高睡眠质量。
2. 尽量少使用电脑，在工作间隙坚持做眼保健操来缓解眼睛疲劳。
3. 睡前用无名指在眼肚中央位置轻压 10 次，每晚坚持，能帮助舒缓眼部浮肿。

耳聋

耳聋是各种听力减退的总称，是耳科常见病。临床上将耳聋分为轻度、中度、重度和全聋四级。造成耳聋的原因很多，遗传、产伤、感染、药物应用不当、免疫性疾病、生理机能退化、某些化学物质中毒等都能导致耳聋。

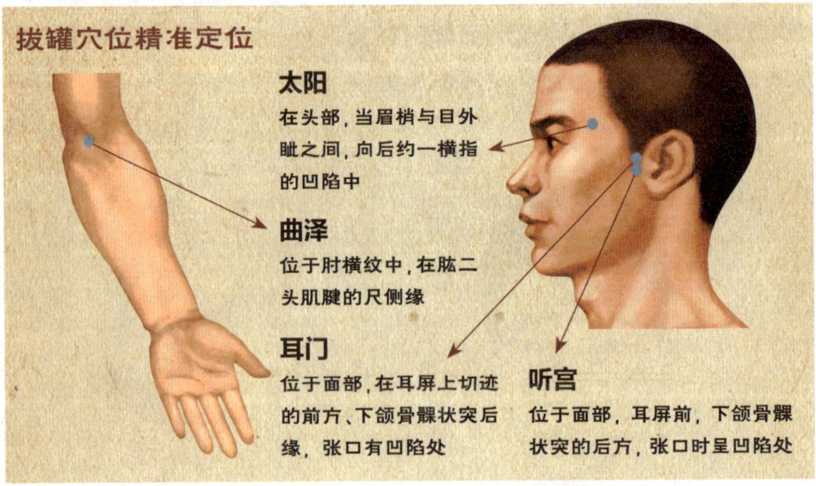

手把手教你拔罐

1 让患者取合适体位，对太阳、耳门、听宫、曲泽进行消毒。同时，要和患者进行交流，以缓解其紧张情绪，避免给下面的操作带来不便。

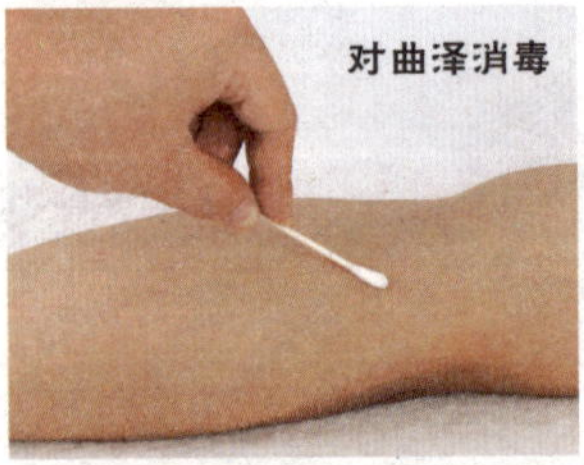

2 用三棱针针刺步骤 1 中已消毒的穴位，每穴点刺数下，以出血 1~2 滴为度。注意此步骤要求施针者手法熟练，针刺的力度适中。

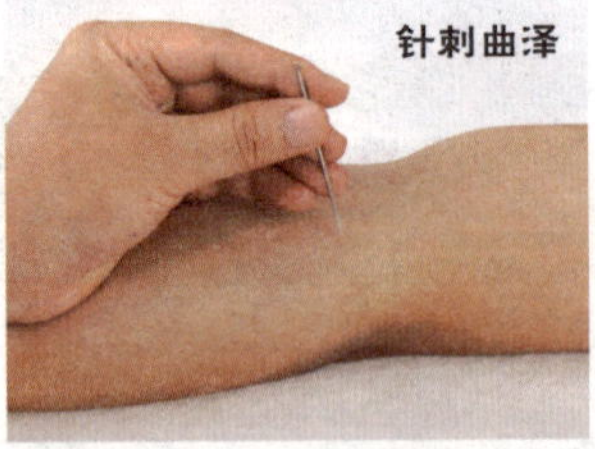

3 用小型抽气罐把罐吸拔在相应的穴位上。留罐 15~20 分钟。起罐后，要对穴位皮肤进行消毒处理。这样的治疗隔日 1 次，5 次为 1 个疗程。

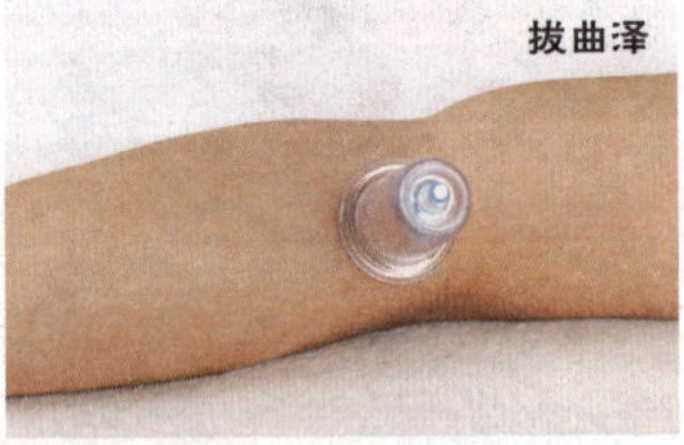

日常护理原则

1. 少吃动物脂肪和内脏，多吃富含微量元素和维生素 C 和维生素 E 的食物，多吃蔬菜、水果。

2. 坚持锻炼身体，提高抵御疾病的能力。

3. 当发现有耳聋症状时要积极治疗。

皮肤科病症拔罐疗法

中医认为，皮肤病的产生多是由气血亏虚、血热内蕴、肌肤失养和风湿蕴肤等原因所致。通过拔罐可以理气活血，驱除寒湿，对缓解皮肤症状效果良好。

神经性皮炎

本病的发生多与精神因素有关，情绪波动、精神紧张、劳累过度均可促使本病发生或加剧。中医认为，此病是由风湿蕴肤、经气不畅所致。在相关穴位拔罐可理气活血，驱除湿气，改善症状。

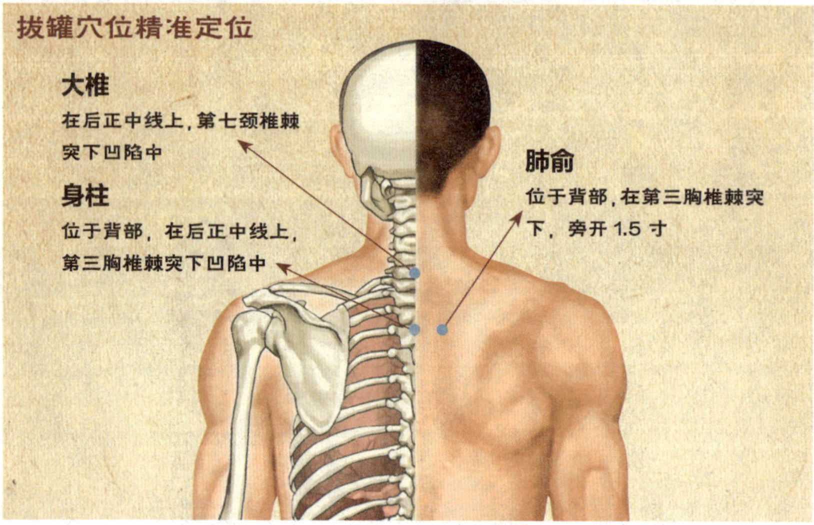

手把手教你拔罐

1 让患者取坐位，对大椎、身柱、肺俞以及病灶部位消毒。

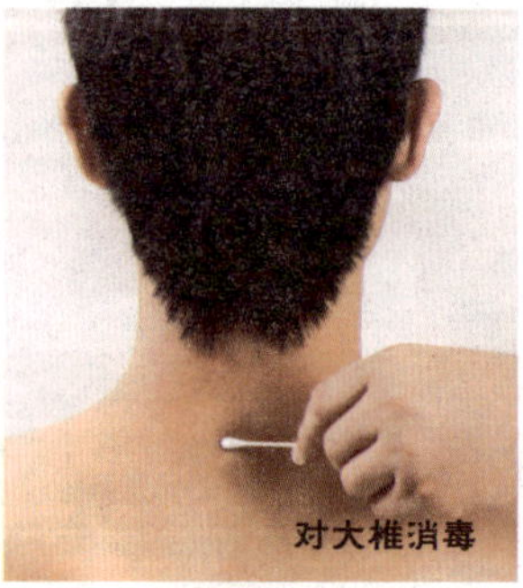
对大椎消毒

2 消毒后，用三棱针点刺大椎、身柱、肺俞，以皮肤潮红为度。然后用三棱针对病灶处叩刺出血。

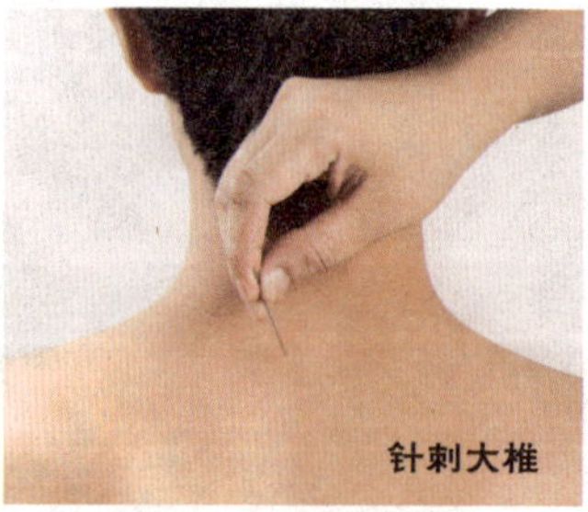
针刺大椎

3 把罐吸拔在刺过的穴位和病灶上，留罐10~15分钟。起罐后，要对拔罐部位皮肤消毒，以免感染。这样的治疗每2日1次。

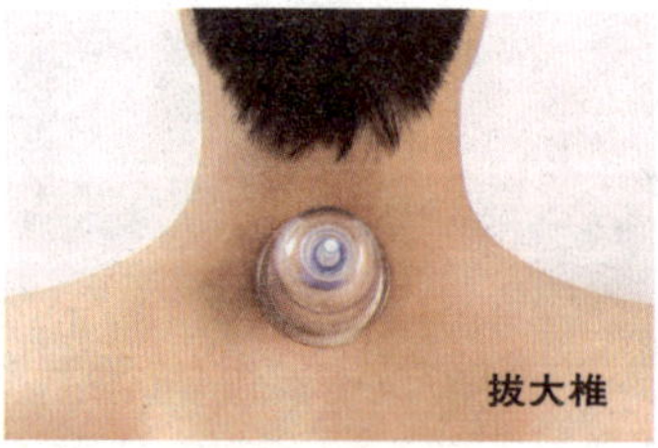
拔大椎

日常护理原则

1. 尽量避免鱼虾海鲜、牛羊肉、辛辣刺激性食品等，多吃水果和蔬菜，避免饮酒。
2. 养成良好的卫生习惯。
3. 不要用过热的水及肥皂等碱性洗涤用品洗擦。
4. 穿着应宽松，选择棉质的内衣。
5. 洗完澡应使用护肤产品，用来止痒和修护皮肤。

牛皮藓

牛皮癣又称银屑病，是一种皮肤出现红斑并伴有白色脱屑的皮肤病。中医认为，其通常与气血亏虚、血热内蕴、肌肤失养有关。拔罐可清利湿热、活血化瘀、滋阴养血，从而减轻症状。

拔罐穴位精准定位

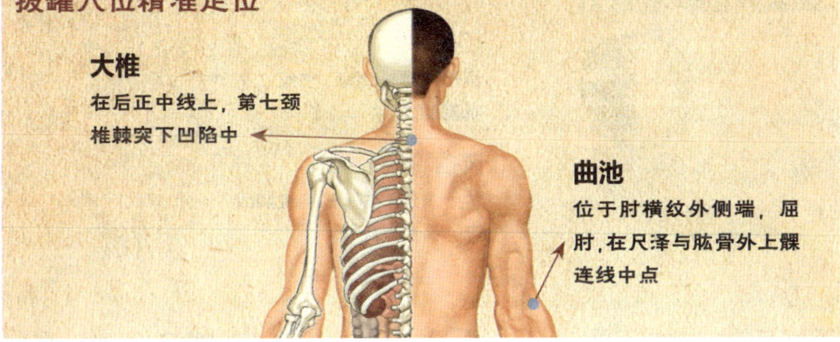

手把手教你拔罐

1 让患者取俯卧位，对大椎、曲池进行消毒。同时施罐者要消除患者的紧张情绪，以免影响治疗。

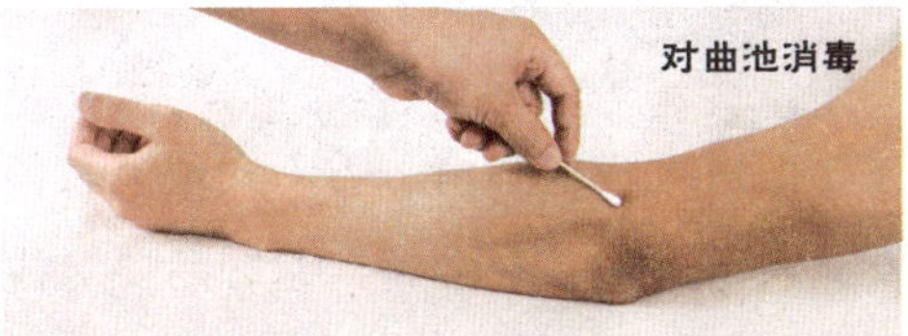

2 用三棱针点刺步骤 1 中的两个穴位，点刺后，用手在穴位处挤出 2~3 滴血，注意挤血时手也要用酒精棉球消毒，以免穴位皮肤感染细菌。

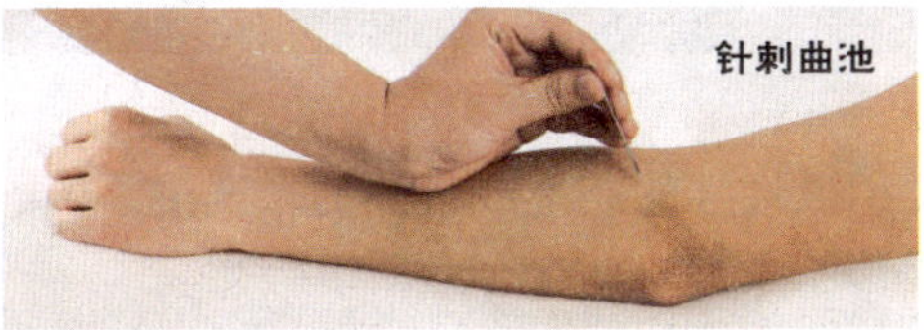

3 把罐吸拔在点刺过的穴位上，留罐 15~20 分钟，以拔出 2~3 毫升血为宜。起罐后，擦去血迹，对穴位皮肤进行消毒。这样的治疗隔日 1 次，10 次为 1 个疗程，每个疗程间隔 5 天。

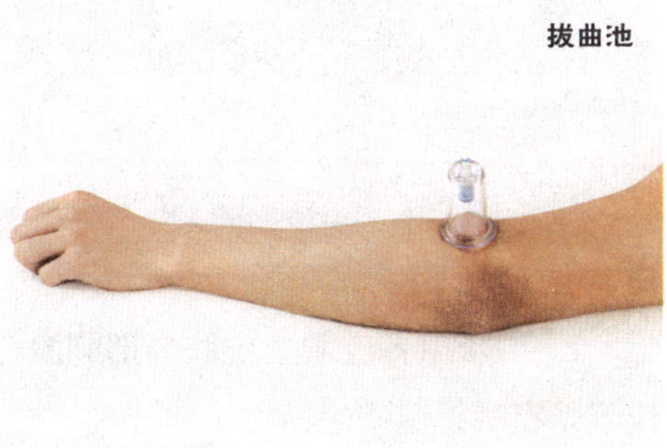

日常护理原则

1. 牛皮癣患者要吃富含维生素 C、维生素 E 及维生素 A 的食物，如新鲜绿叶蔬菜、番茄、胡萝卜、瘦肉等。

2. 少吃或不吃辛辣刺激性食物，以免加重病情。

3. 发病时忌食虾、蟹、羊肉等发物，以免加剧瘙痒。

湿疹

湿疹是一种最常见的急性或慢性炎症性皮肤病。中医认为，湿疹是由湿热内蕴、外感风邪所致。在相关穴位拔罐可以驱除风邪和湿热、活血健脾，从而减轻症状。

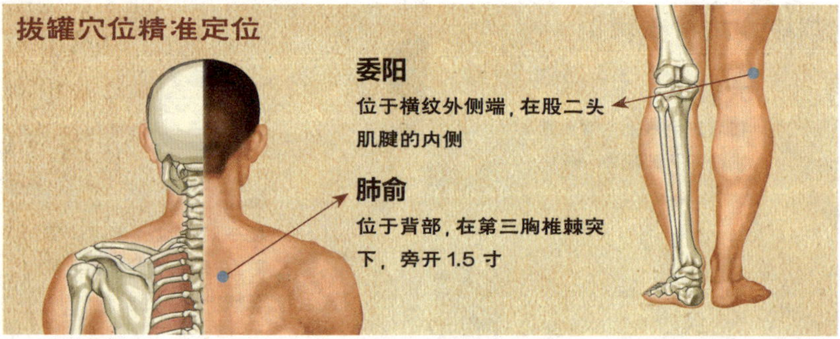

手把手教你拔罐

1 让患者取俯卧位，露出背部和腿部。对肺俞、委阳穴位皮肤消毒，若患者穴位皮肤已抓挠溃烂，消毒时会有刺痛感，属正常现象。

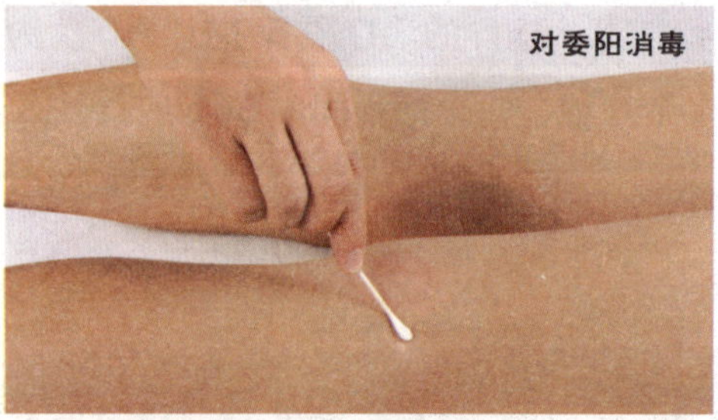

对委阳消毒

2 用三棱针快速点刺肺俞、委阳，然后用消过毒的双手挤压针眼使之出血。挤出2~3滴血即可。挤出后擦干净血液。

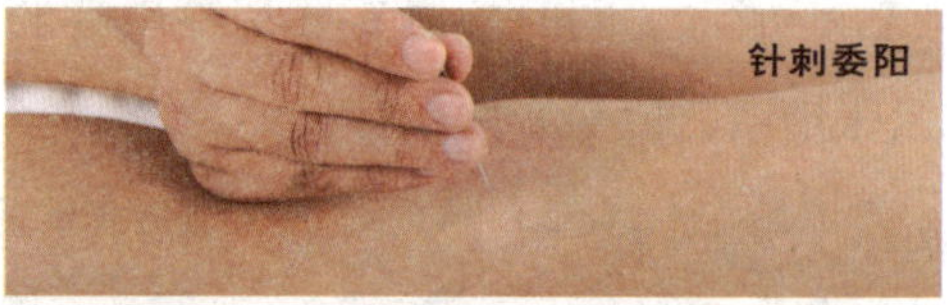

针刺委阳

3 把罐吸拔在肺俞、委阳穴位上。各穴留罐10~15分钟。起罐后要对拔罐部位皮肤进行护理，以免感染。这样的治疗隔日1次，3次为1个疗程。

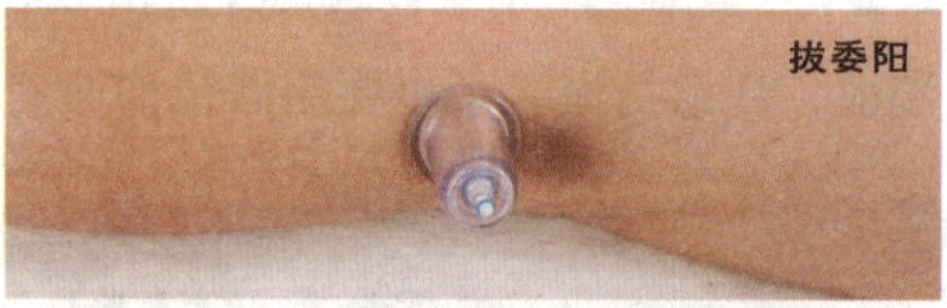

拔委阳

日常护理原则

1. 湿疹患者应避免皮肤局部刺激，不要用碱性强的肥皂或过热的水洗浴，不要让阳光直晒患湿疹的地方。

2. 忌吃辛辣刺激性食物，忌烟酒。

3. 尽量少吃或者不吃海鲜、牛羊肉等发物。

4. 不可滥用止痒和刺激性的外用药物，如碘酒、药酒等。

5. 尽量少接触含有有毒化学成分用品，长期接触洗衣粉也会导致症状加剧。

6. 最重要的是把身体调理好，以及进食与体质相配合的食物，避免发病。

白癜风

白癜风是一种常见多发的色素脱发病。中医认为，此病是由风邪内袭，导致气机运行不畅、脏腑功能失调，加之风邪炽盛易生寒邪，寒凝血脉，血不养肤所致。在相关穴位拔罐能够驱除湿邪、调节脏腑功能、运行气血，改善症状。

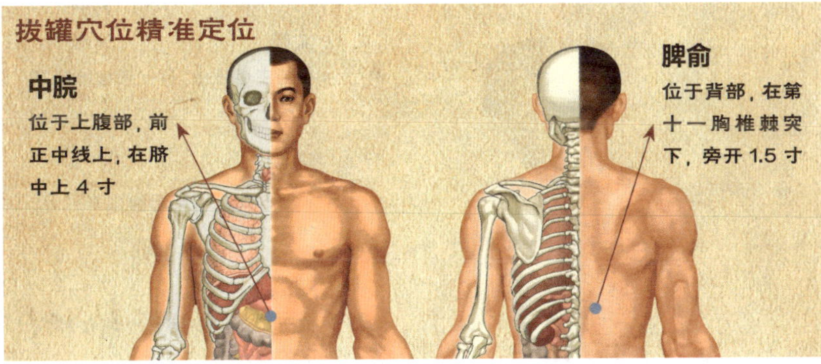

手把手教你拔罐

1 对发病部位进行局部消毒，消毒的范围要稍大于发病的区域。

2 消毒后，用三棱针在病损部位进行点刺，点刺的力度以微微出血为度，不可过大。

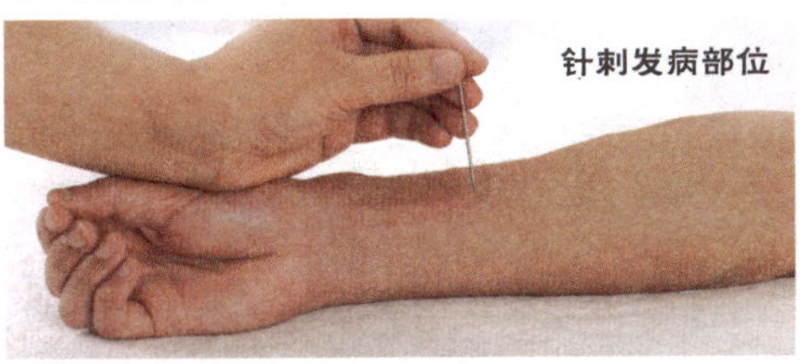

3 把罐吸拔在点刺后的病变部位，旋转移动罐体，至皮肤充血发红。此步操作相当于走罐法，要覆盖整个病变部位，使病变部位皮肤充血发红即可取罐。

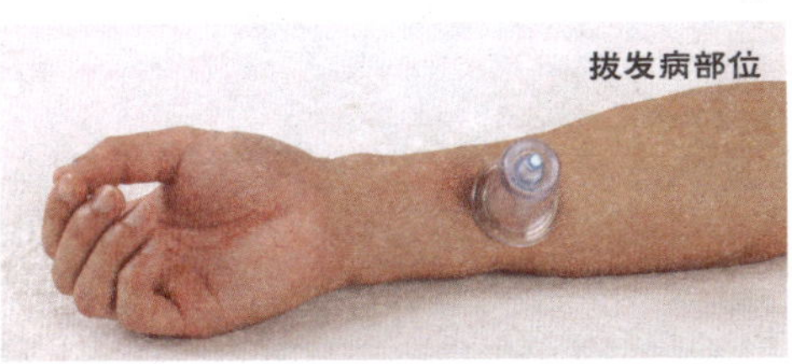

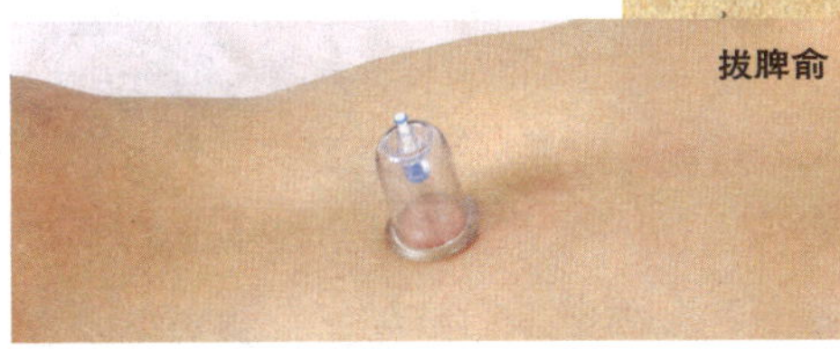

4 上述操作完成后，让患者取合适体位，把罐吸拔在脾俞、中脘，留罐15~20分钟。

5 起罐后，用艾条温灸脾俞、中脘5~10分钟，这样的治疗每日1次，5次为1个疗程。

日常护理原则

1. 保持开朗豁达的胸怀。

2. 养成良好的作息习惯。

3. 多食坚果、豆类和豆制品、黑芝麻、动物肝脏等。

4. 绝对禁食鱼虾海味，禁饮酒。

5. 不可过食辛辣刺激性食物。

皮肤瘙痒症

皮肤瘙痒是指无原发皮疹但有瘙痒的一种皮肤病。多由皮肤干燥、受风、虫侵、精神紧张、情绪波动、喜食辛辣等导致。在相关穴位拔罐可以祛风解毒、清热止痒，从而改善症状。

拔罐穴位精准定位

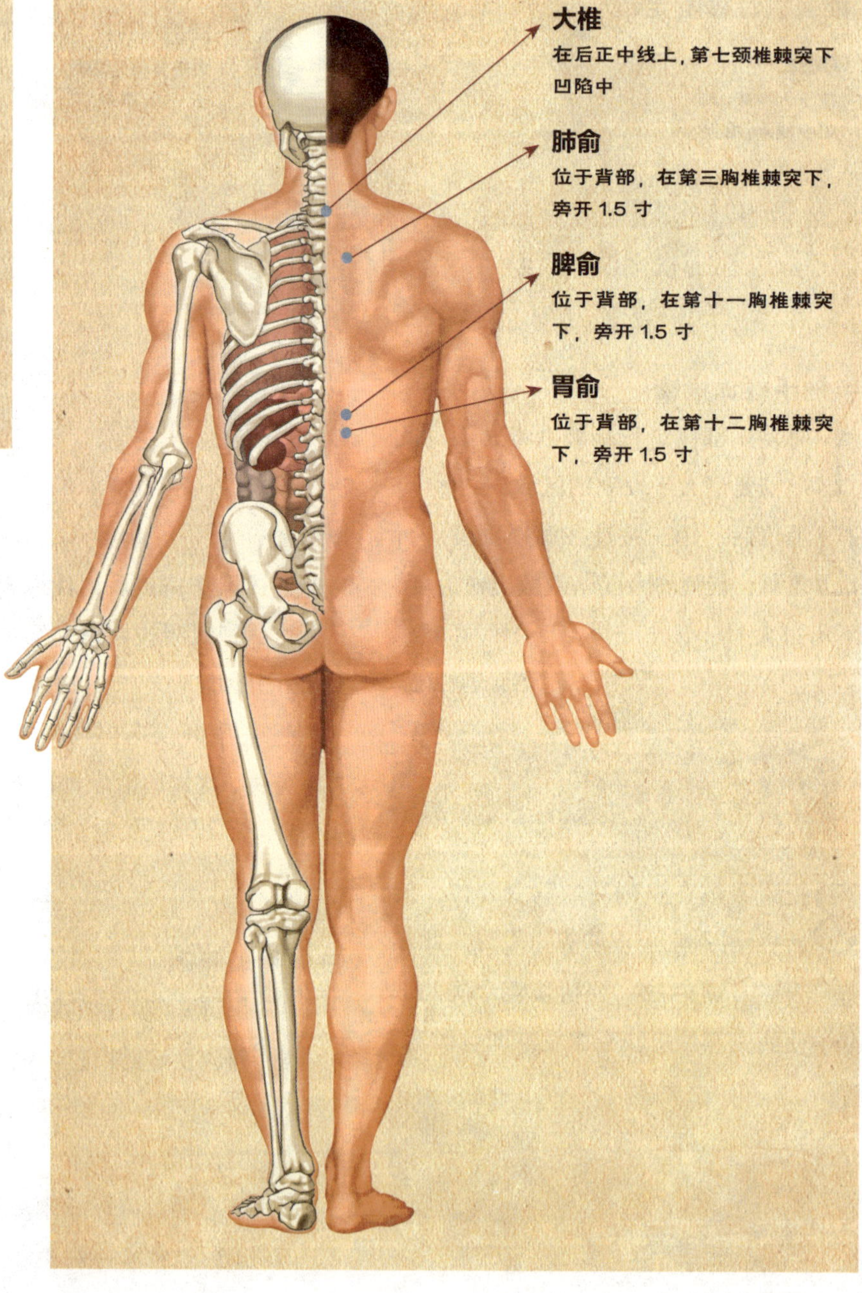

手把手教你拔罐

1 让患者取俯卧位，充分暴露背部皮肤，然后对脊柱两侧皮肤消毒。因消毒部位较大，酒精挥发要带走身体热量，所以要调节室内温度，以免患者受凉。

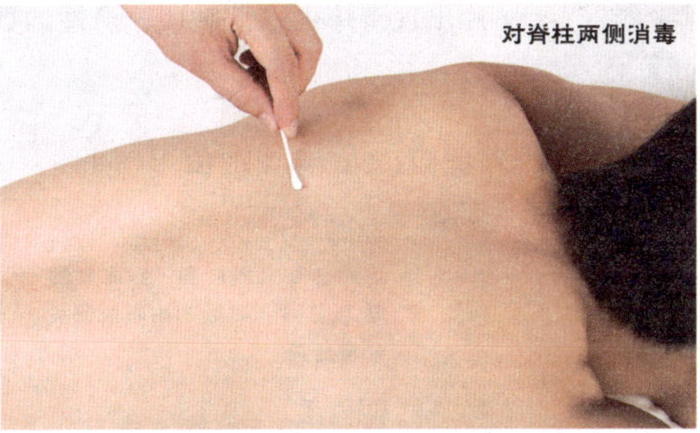

2 施罐者用三棱针在患者的脊柱两侧自颈部以中度刺激叩刺至骶部，再重点叩刺大椎、肺俞、脾俞、胃俞，使其微微出血。施罐者要有一定的针灸知识，否则不易掌握力度。

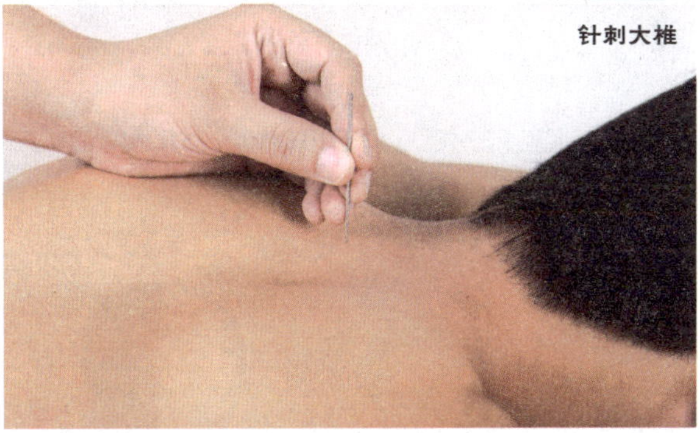

3 寻找脊柱两侧的出血部位，把罐吸拔在出血点，留罐10~15 分钟。这样的治疗隔日 1 次，连续 3 次为 1 个疗程。

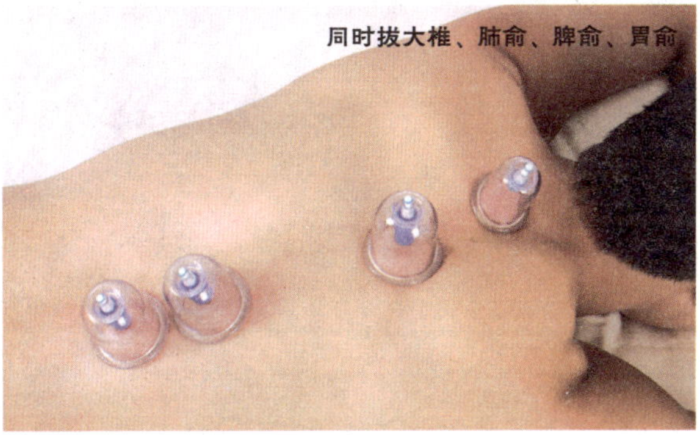

日常护理原则

1. 减少洗澡的次数，洗澡时不要过度搓洗皮肤，不用碱性肥皂。
2. 对易干裂的身体部位，要抹上润肤霜滋润皮肤，避免皮肤干燥。
3. 戒烟酒、浓茶、咖啡及一切辛辣刺激性食物，适度补充脂肪。
4. 内衣最好是棉制品，避免摩擦。
5. 生活要有规律，适当锻炼身体，增强抗病能力。
6. 保持心情愉快，避免忧愁烦恼，积极治疗。

荨麻疹

荨麻疹是一种过敏性皮肤病，症状是局部或全身性皮肤上突然成片出现奇痒的红色肿块，急性的数日可愈，慢性的往往持续数月。

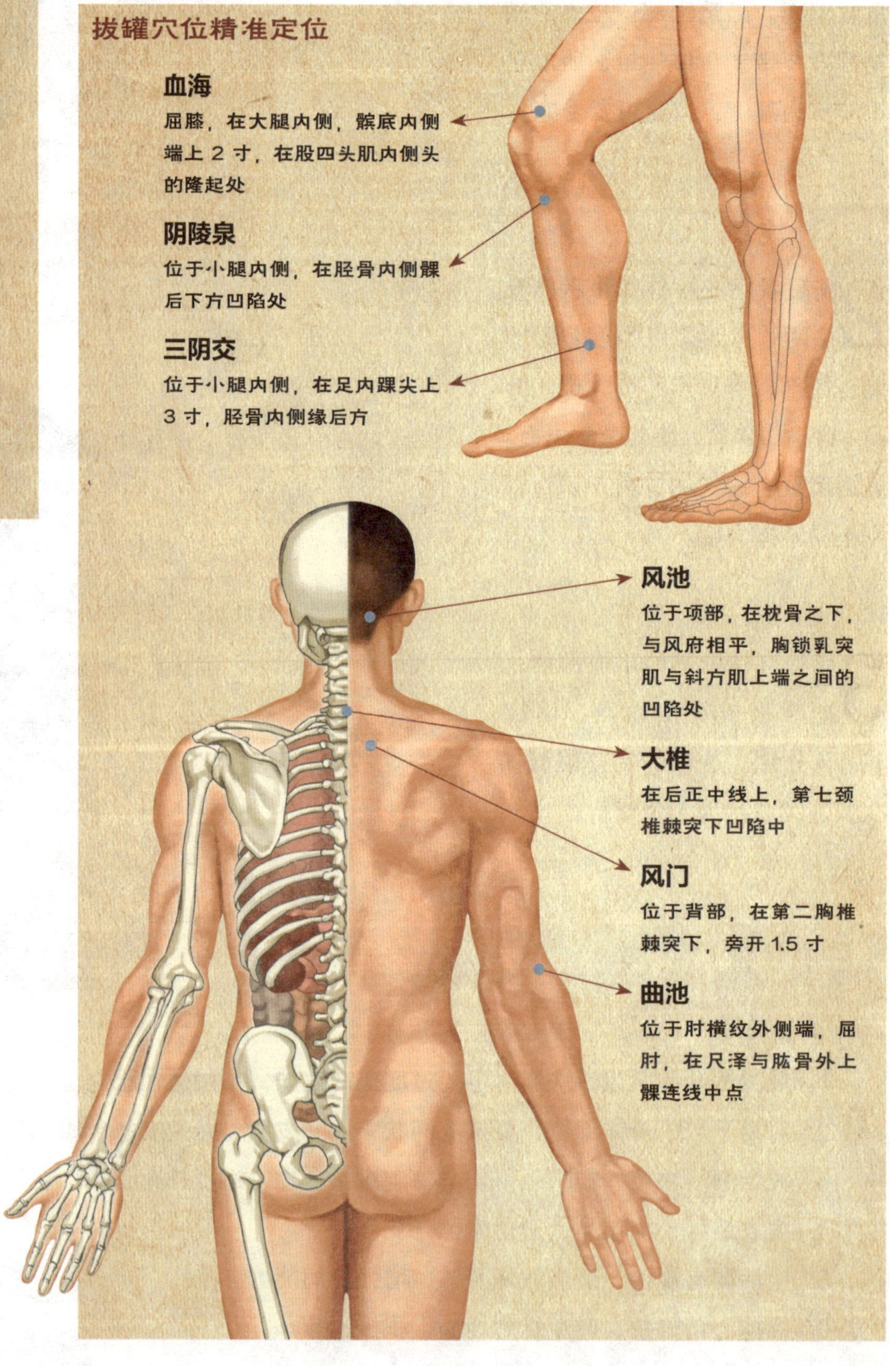

手把手教你拔罐

1 对风池、风门、大椎、血海、曲池穴位皮肤消毒。患处局部水肿者，加拔阴陵泉和三阴交穴。

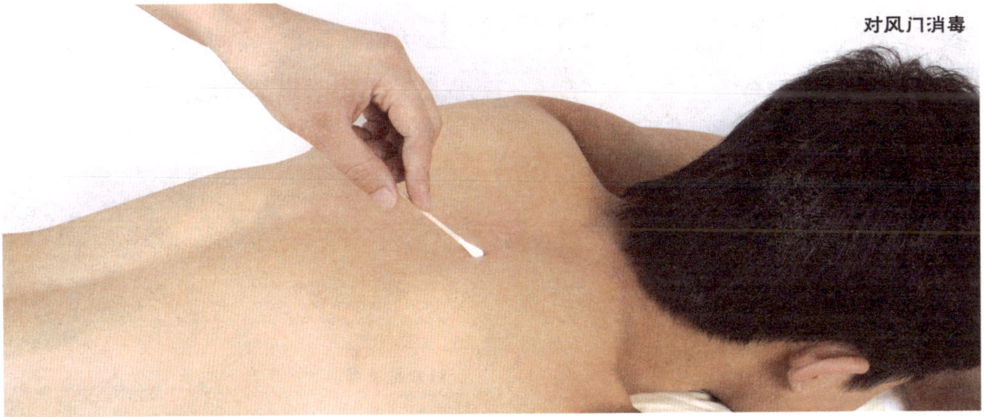

对风门消毒

2 让患者取合适体位，将罐具吸拔在步骤 1 已消毒的穴位上，留罐 10~15 分钟。每日 1 次，7 次为 1 疗程。

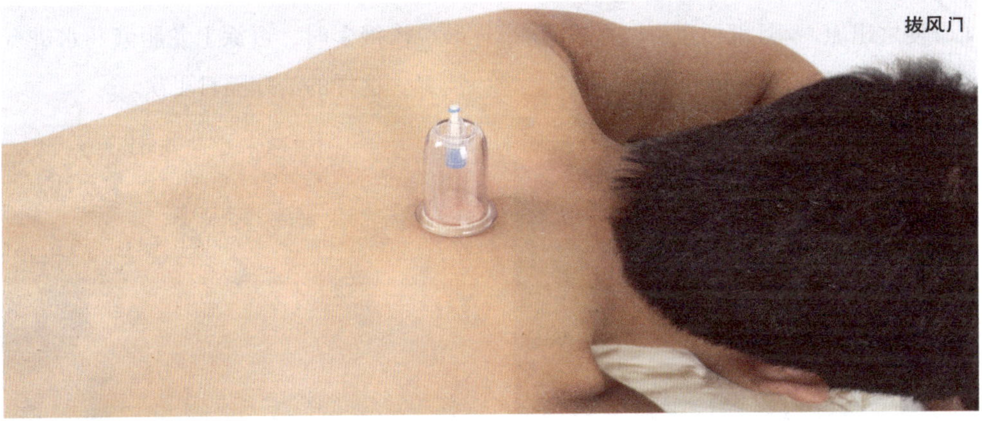

拔风门

日常护理原则

1. 避免接触过敏原，忌食辛辣、海鲜、酒等，刺激性、易过敏食物。
2. 饮食宜清淡，忌食鱼、虾、蟹等发物，多吃新鲜蔬菜和水果。
3. 不要用手抓挠患处，也不要热敷，局部温度过高，反而会加重病情。
4. 病人要注意自身调养，多饮水，保持居住环境的卫生，被褥要清洁。

带状疱疹

带状疱疹是由水痘带状疱疹病毒引起的急性炎症性皮肤病。中医认为，此病是由肝胆火盛、外受毒邪所致。在相关穴位拔罐能疏肝泄胆、驱邪排毒，从而达到治疗的目的。

拔罐穴位精准定位

大椎

在后正中线上，第七颈椎棘突下凹陷中

灵台

位于背部，在后正中线上，第六胸椎棘突下凹陷中

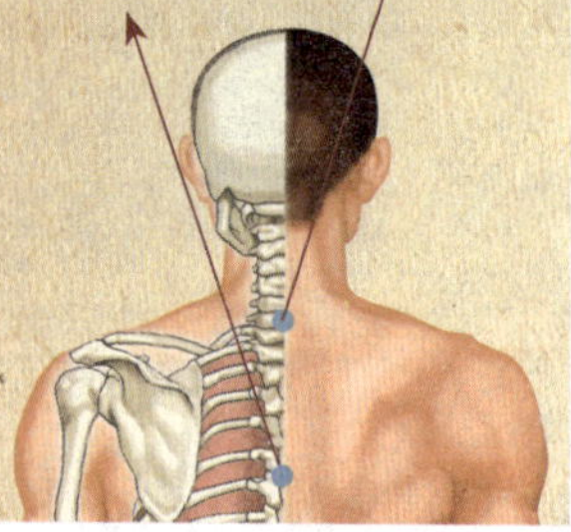

手把手教你拔罐

1 让患者取适当体位，露出病灶部位、大椎、灵台，消毒病灶部位及穴位皮肤。消毒时患部可能会有刺痛感，患者要忍耐。

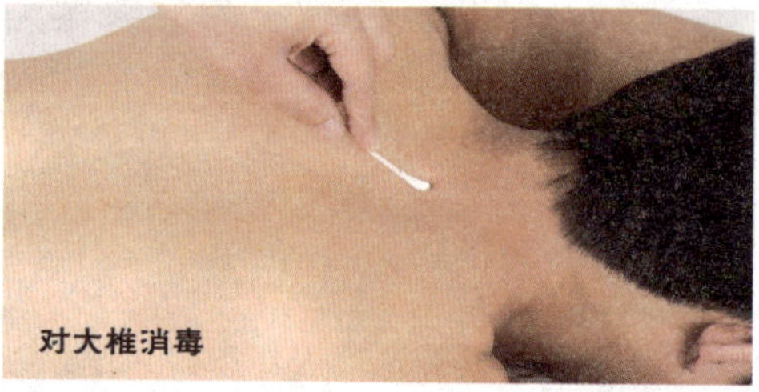

对大椎消毒

2 用三棱针重叩病灶部位、大椎、灵台，使之出血。病灶部位也可以在拔罐前温灸10~15分钟代替用三棱针重叩。

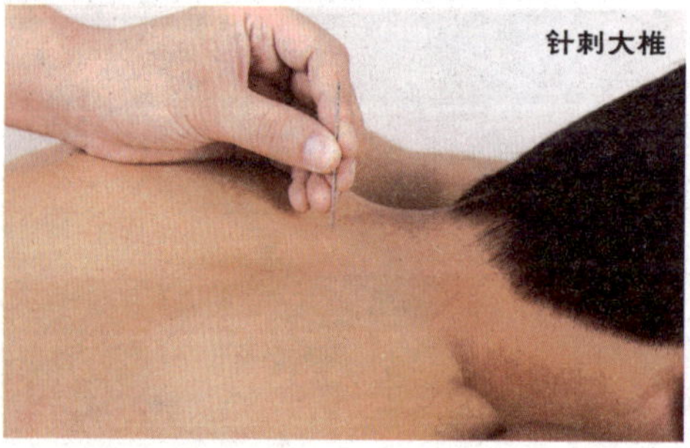

针刺大椎

3 渗血后，迅速把罐密排吸拔在病灶部位。大椎、灵台穴各拔一个罐，留罐15分钟。起罐后，若病灶部位疱疹溃破、渗液多时，可涂上龙胆紫药水进行消毒。这样的治疗隔日1次。

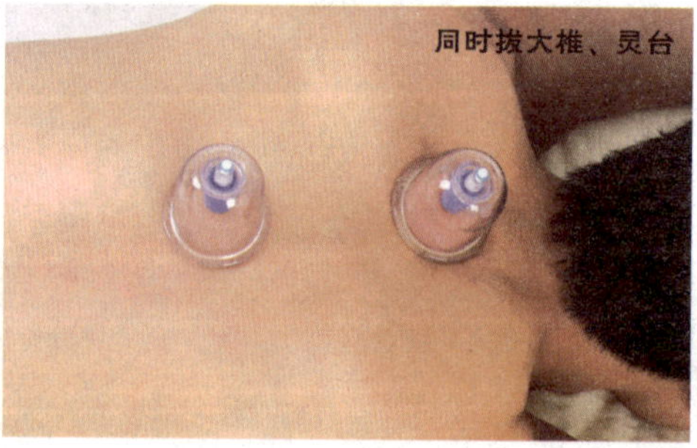

同时拔大椎、灵台

日常护理原则

1. 患者要注意劳逸结合，积极锻炼身体，增强机体的抵抗力。
2. 精神上不要过度紧张，治疗10天左右大部分都可痊愈。
3. 在饮食方面忌吃油腻的食物、海鲜及蛋类，多吃蔬菜、水果，适当增加营养。
4. 保持患部皮肤清洁，以防感染。
5. 如若患者有发烧、全身不适等其他症状要及时就医，以免延误病情。

面部皱纹

面部皱纹的产生与年龄、精神因素、不良生活习惯等有着重要的关系。中医认为，面部上的皱纹是由于气血虚弱、血气不足等原因造成的。

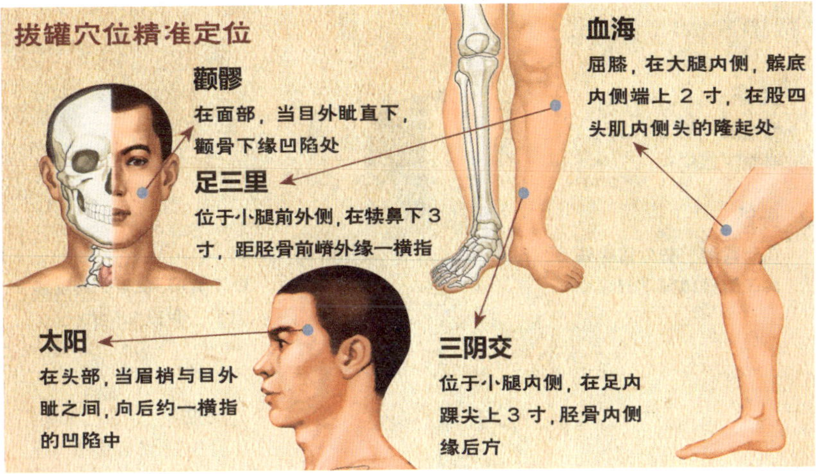

手把手教你拔罐

1 用食指按摩太阳、颧髎，按摩太阳穴时不可力度过大。然后把罐吸拔在其中一个穴位上，连续闪罐，至皮肤潮红。吸拔完一个穴位再接着吸拔另外一个穴位。

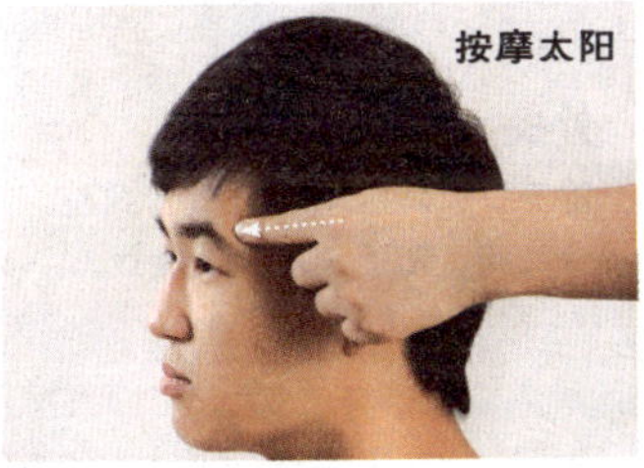

2 让患者取俯卧位，暴露背部，先在背部涂上润滑油，然后沿背部膀胱经内侧从上而下走罐，往返5~7遍，至皮肤潮红。

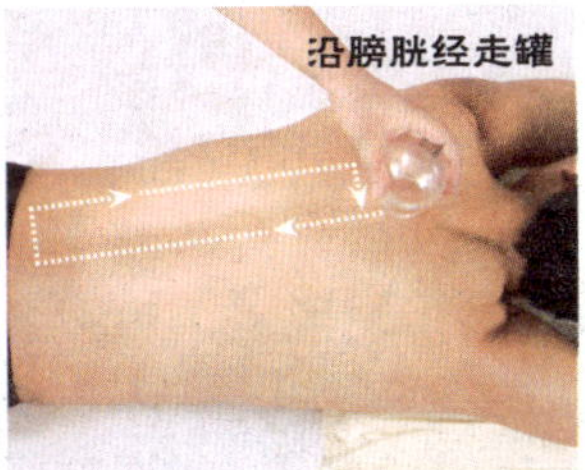

3 让患者取坐位，先对足三里、三阴交、血海穴位皮肤进行消毒，然后用毫针针刺穴位，得气后出针，把罐拔在穴位上。留罐5~15分钟。此步操作建议有针灸知识的施罐者使用。

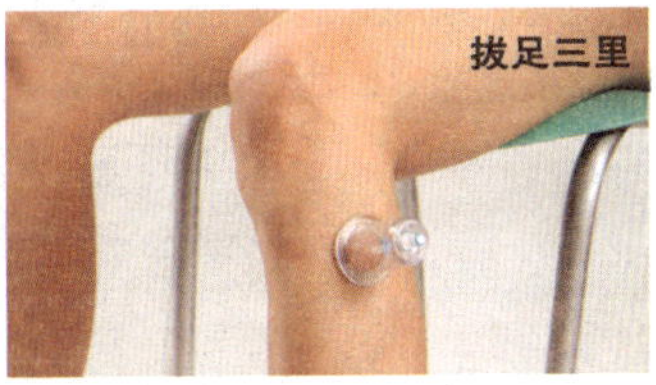

日常护理原则

1. 一定要保持充足的高质量的睡眠，因睡眠可以放松面部肌肤，延缓皱纹生成速度。
2. 外出时做好防晒措施，尽量避免肌肤暴晒在阳光下。
3. 适时补充水分，保持脸部的清洁以及湿润。
4. 多摄入具有抗氧化功效的食物，少吃辛辣刺激性食物。
5. 适当参加体育运动，保持心情愉快。

痤疮

痤疮又名青春痘、粉刺、毛囊炎等，是由于毛囊及皮脂腺阻塞、发炎所引发的一种皮肤病。发病人群以 15~30 岁为主，好发于面部、胸前、颈后、背部。

拔罐穴位精准定位

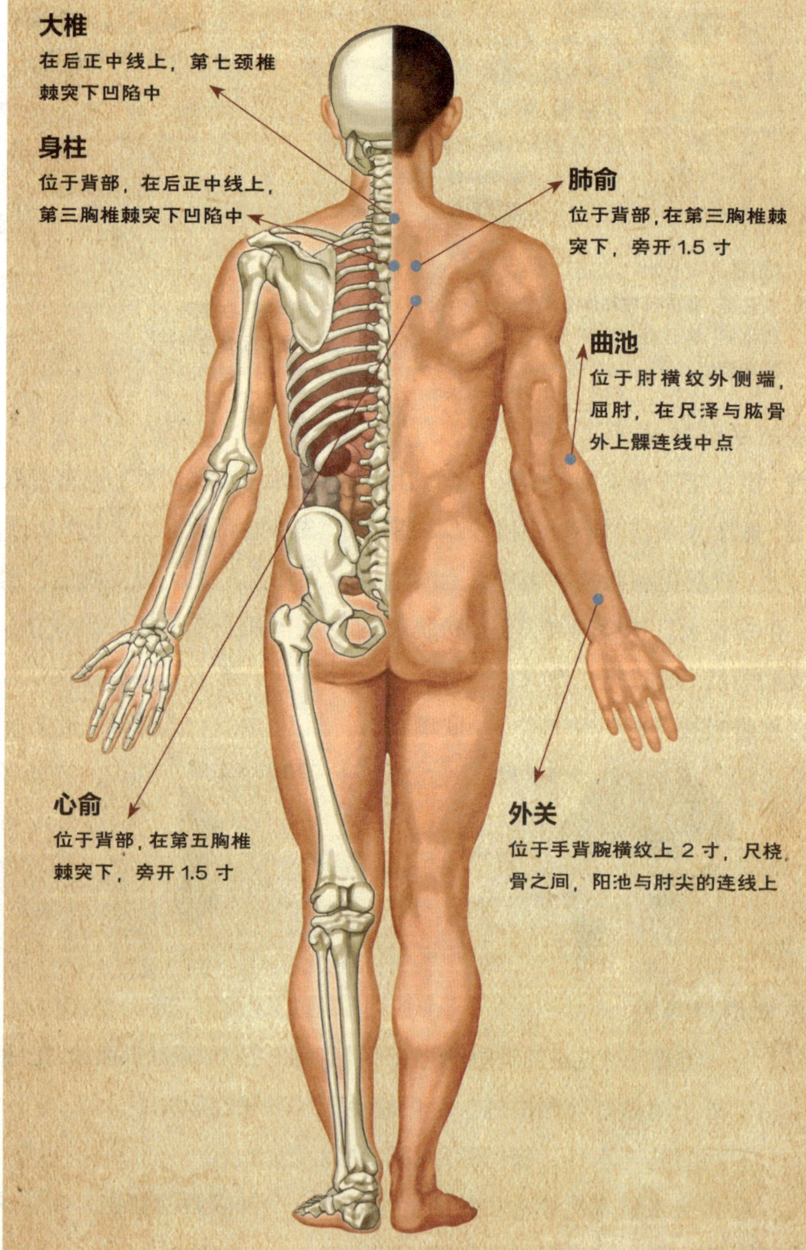

手把手教你拔罐

1 确定两组穴位，第一组为大椎、肺俞、曲池，第二组为身柱、心俞、外关。选择其中一组穴位，让患者取合适体位，对穴位皮肤进行消毒。

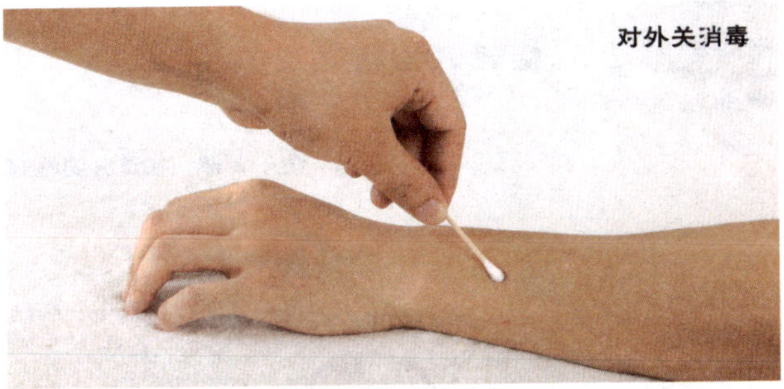

2 消毒后，用同样已消毒的三棱针点刺所选穴位，以皮肤微微出血为度。若患者体质虚寒，建议不要用此种方法拔罐。

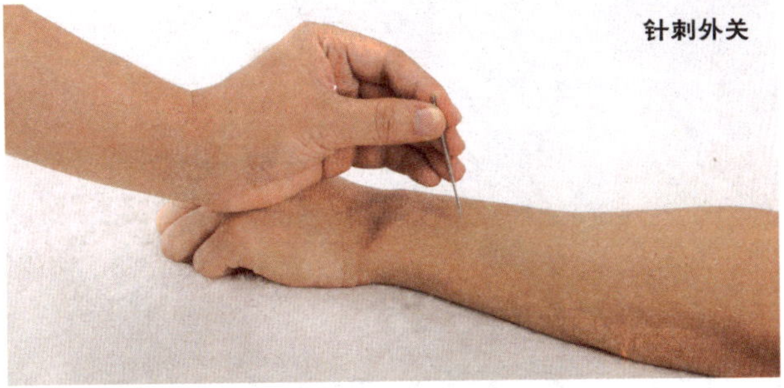

3 迅速把罐吸拔在点刺过的穴位上，留罐 10~15 分钟。每 3 日 1 次，10 次为 1 个疗程。每次选择一组穴位，两组穴位交替拔罐。

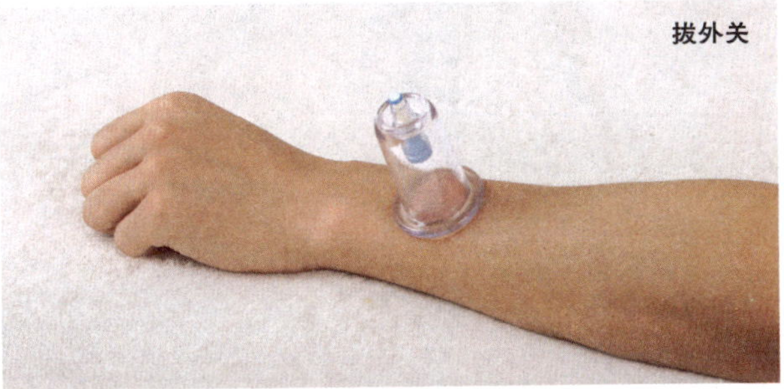

日常护理原则

1. 痤疮患者要注意面部清洁，用温水洗脸，彻底清除污垢和多余油脂。

2. 避免用手经常触摸已长出的粉刺或用头发及粉底霜极力掩盖，尤其不要用手胡乱挤压。

3. 饮食上少吃高脂肪、高糖、辛辣、油煎的食品及白酒、咖啡等刺激性饮料，多吃蔬菜、水果，多饮白开水。

4. 多做运动，以加快血液循环，排出体内毒素。

5. 保持精神愉快，不要有心理压力，以免引起神经内分泌紊乱，使病情加重。

黄褐斑

黄褐斑也称为肝斑，是发生在颜面的色素沉着斑。女性黄褐斑主要因内分泌失调，精神压力大，各种疾病（肝肾功能不全，妇科病、糖尿病）以及体内缺少维生素或外用化学药物刺激而导致。

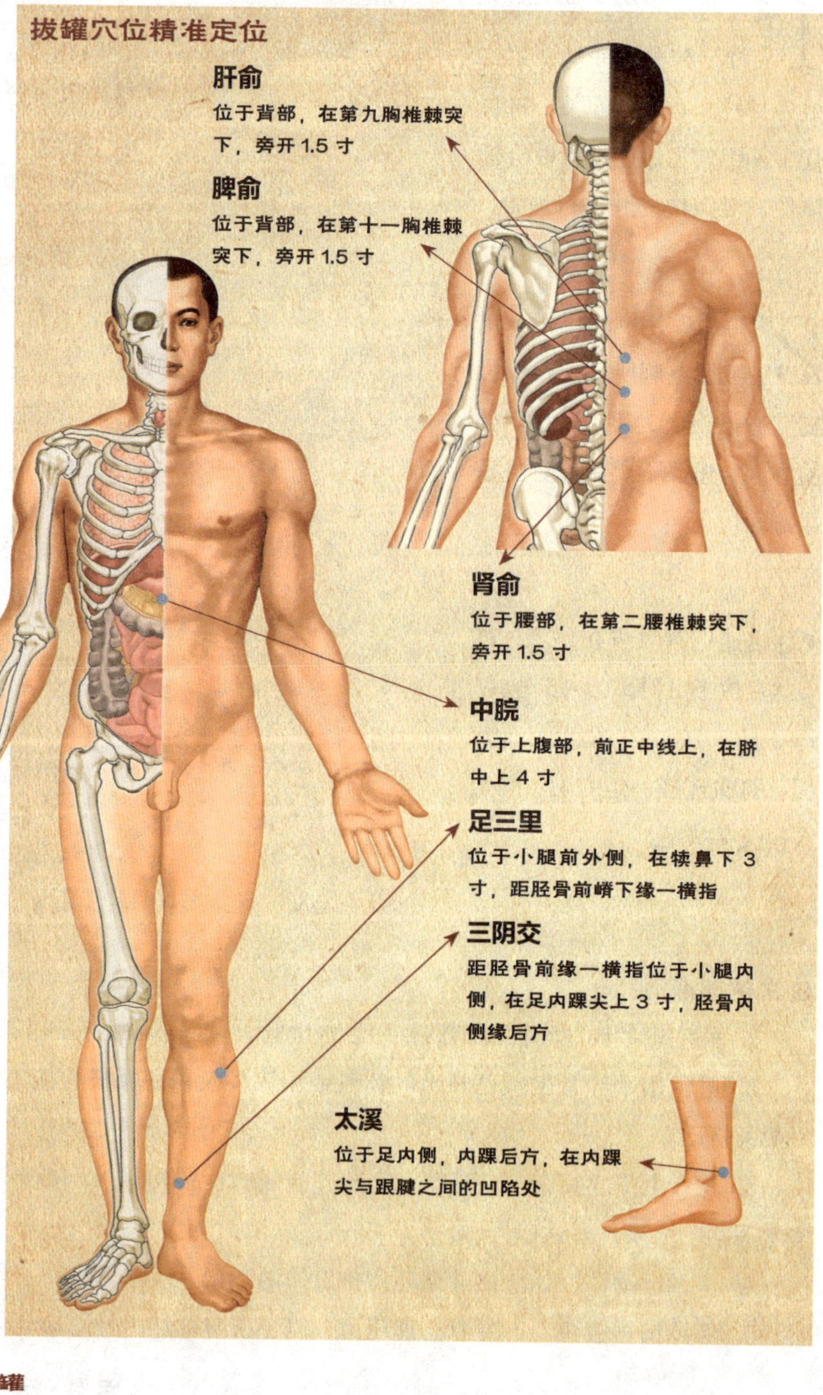

手把手教你拔罐

让患者取坐位，露出上身和腿部。把罐吸拔在肝俞、脾俞、肾俞、中脘、足三里、三阴交、太溪，留罐 10~15 分钟，隔日 1 次。根据患者体质及耐受力，上述穴位可同时吸拔，也可拔完一个或几个再拔其他穴位。在拔罐过程中，因暴露部位较多，患者要注意保暖，以免着凉。

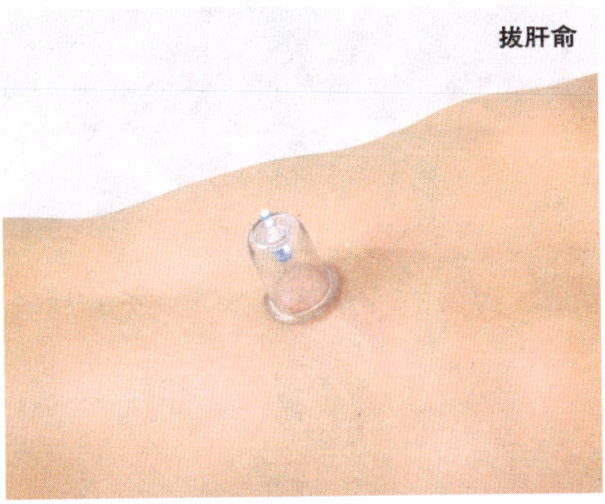

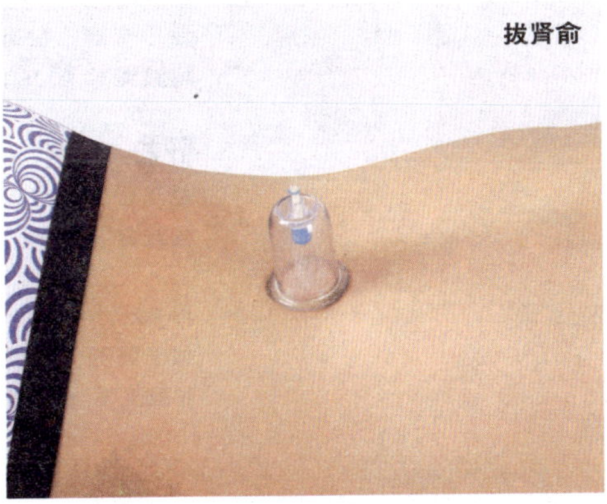

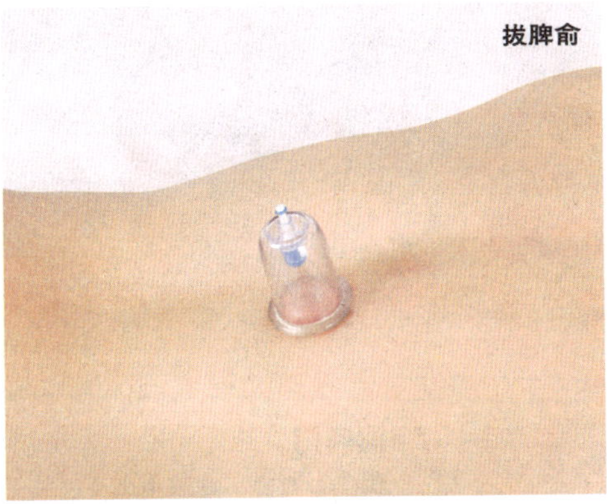

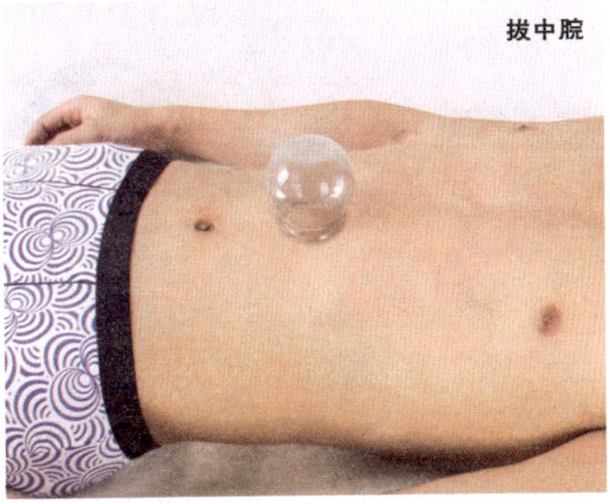

日常护理原则

1. 调整内分泌对女性来说至关重要，可有效预防和缓解黄褐斑的产生。

2. 养成良好的生活习惯，饮食以新鲜蔬菜及高蛋白、低脂肪的食物为主，多吃水果、多喝水。

3. 少吃辛辣刺激性食物。

4. 注意避免长时间晒太阳，因为紫外线最容易晒伤皮肤。

5. 戒掉不良习惯，如吸烟、喝酒、熬夜等。

皮肤晦暗

皮肤的润泽是依赖气血津液来濡养的，如果气血津液亏虚，肌肤就会晦暗无光泽。肺脾的功能与气和津液的运行关系密切，当肺脾气虚体现在面部时即皮肤晦暗。适当穴位拔罐能够促进气血运行，调节肺脾功能，使肌肤重现光泽。

拔罐穴位精准定位

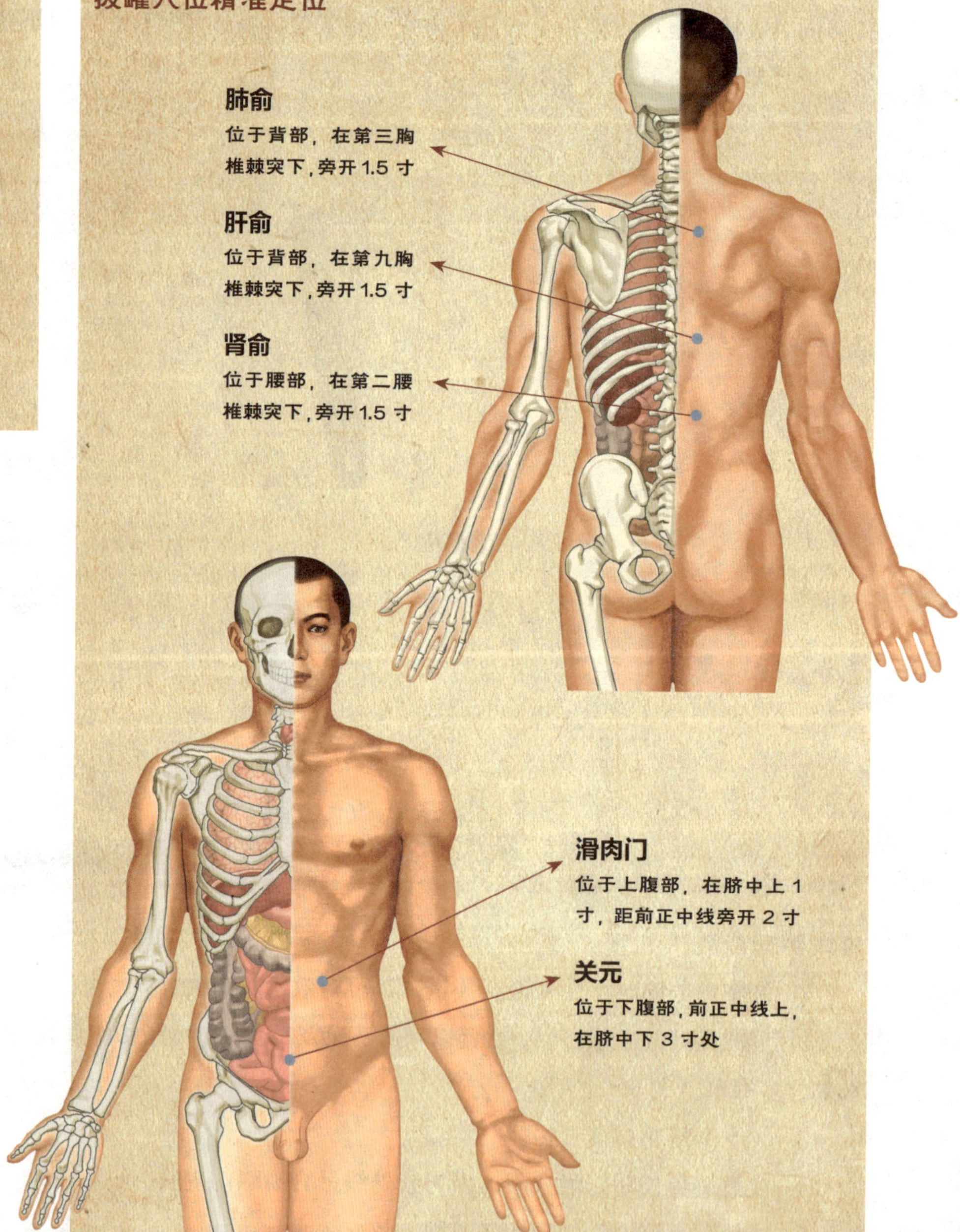

手把手教你拔罐

1 让患者取俯卧位，暴露背部皮肤，把罐吸拔在肺俞穴后随即取下，反复闪拔 5~7 次，至皮肤潮红，然后再留罐 10~15 分钟。对肝俞、肾俞穴进行同样的操作。

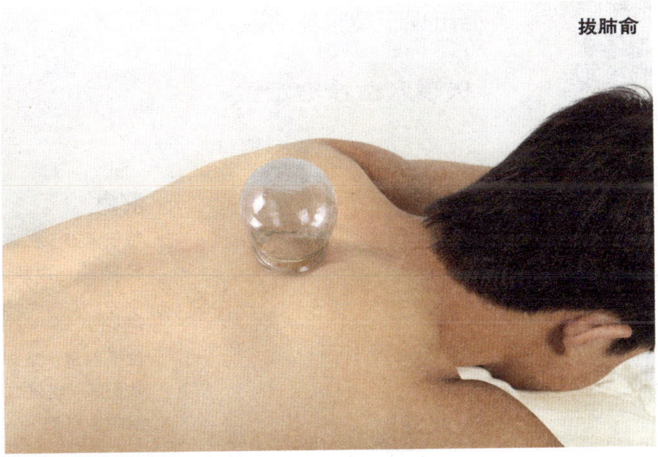

拔肺俞

2 让患者取仰卧位，暴露腹部，用闪罐法吸拔滑肉门穴和关元穴，每个穴位闪拔 5~7 次，至皮肤潮红，留罐 10~15 分钟。这样的治疗每周 2 次。

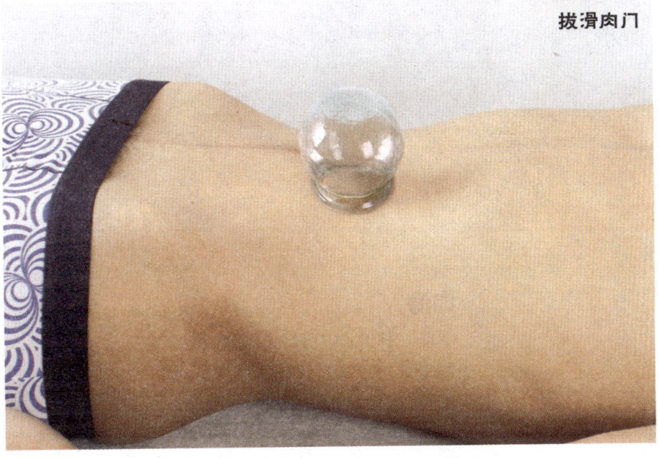

拔滑肉门

日常护理原则

1. 多吃含维生素多的食物，如蔬菜、水果，多喝水。
2. 不吃辛辣刺激性食物，忌烟酒。
3. 少化妆，清洁皮肤要干净、彻底，注意防晒。
4. 保证正常的生活作息，不熬夜。经常锻炼身体，促进气血运行，加快新陈代谢。
5. 调整心态，保持愉快的心情。

皮肤粗糙

皮肤粗糙多是因为肌肤水油平衡失调、新陈代谢能力下降所导致的，强烈的紫外线照射、干燥环境的影响、工作压力大、年龄的增长、不良的生活习惯也是导致皮肤粗糙的元凶，若皮肤长期得不到改善，会出现干裂粗糙的现象。

拔罐穴位精准定位

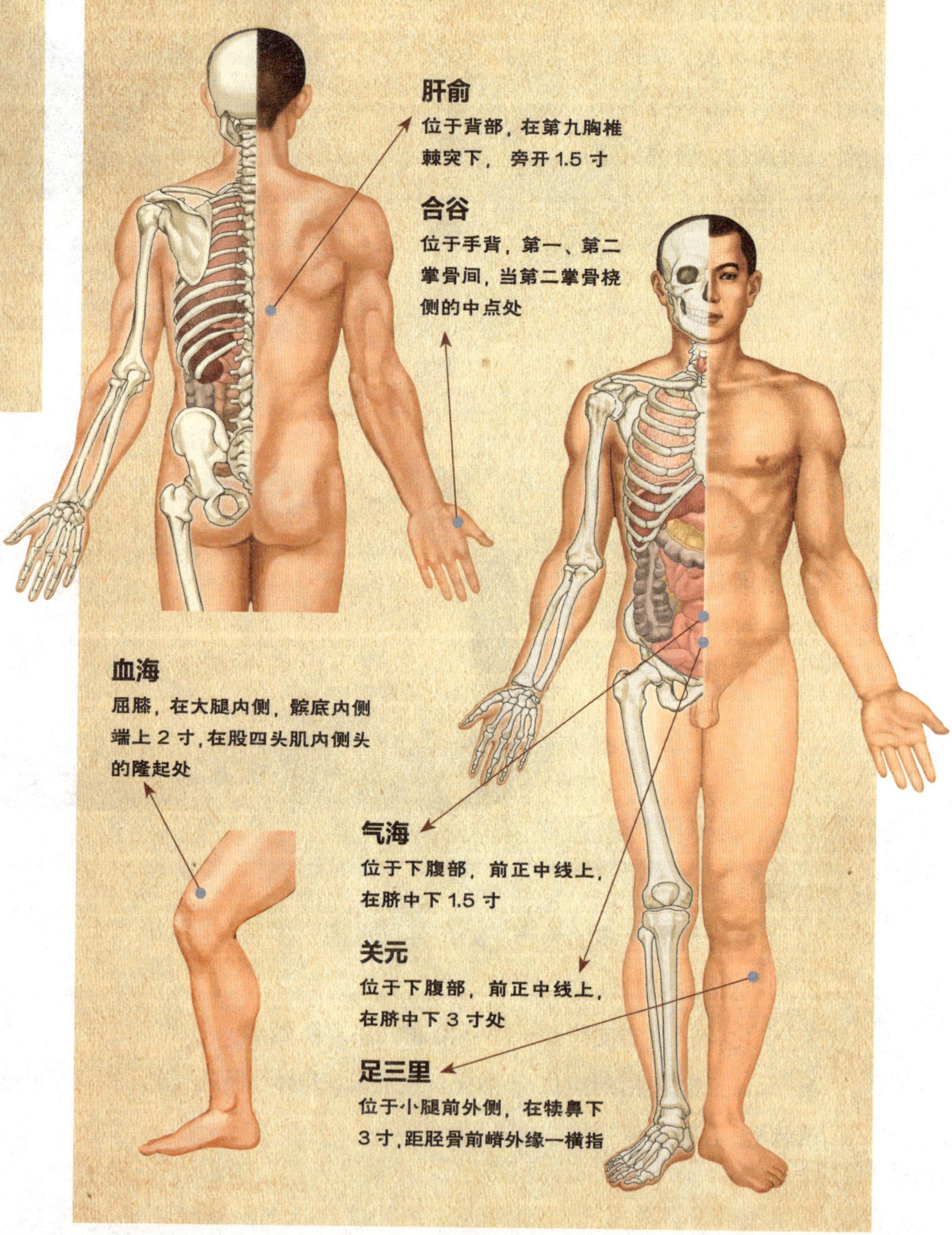

手把手教你拔罐

1 让患者取俯卧位，暴露背部，先在背上涂抹润滑剂，然后把罐吸拔在背部，沿背部膀胱经走罐，往返 5~7 遍。若背部皮肤有破损，慎用走罐法。

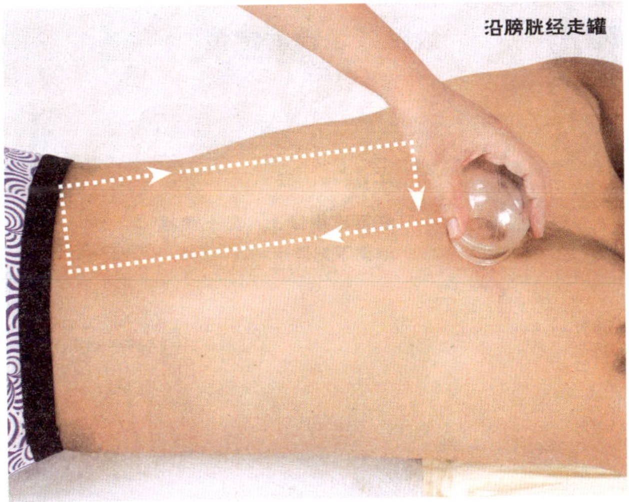

沿膀胱经走罐

2 让患者取仰卧位，把罐吸拔在合谷、气海、血海、关元、足三里，留罐 10~15 分钟。再让患者取俯卧位，把罐吸拔在肝俞穴，留罐 10~15 分钟。这样的治疗每周 2~3 次，15 次为 1 个疗程。此法适用于气滞血瘀型患者。患者皮肤粗糙、面色晦暗，同时伴有口苦口干、心烦易怒、月经不调等症状。

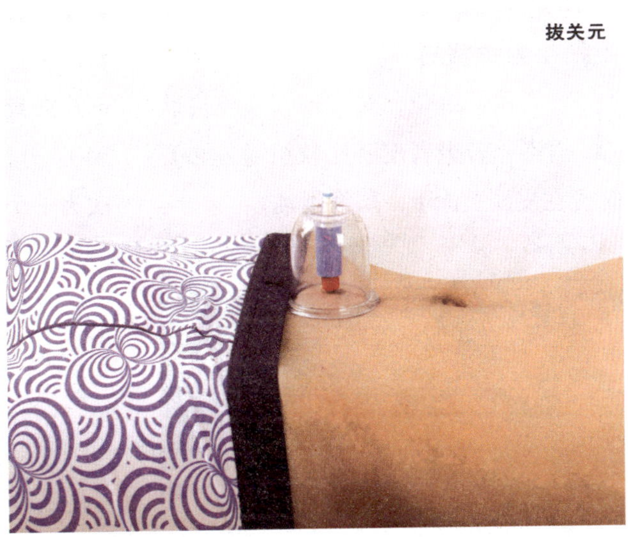

拔关元

日常护理原则

1. 注意护理皮肤，多补水，多做细致毛孔和保湿的面膜。
2. 减少化妆的次数，卸妆要干净，清洁要到位，妆后要修复受损的皮肤。
3. 经常对面部皮肤进行轻柔的按摩，以加速血液的循环。
4. 坚持运动，多吃富含维生素的蔬菜和水果，并保证充足的睡眠。

手部皲裂

手部皮肤干燥不润，出现长短不一，深浅不等的裂隙，深者可有出血，碰触疼痛较剧。一般多发于寒冷干燥的冬季，因皮肤失于滋养而皲裂。

拔罐穴位精准定位

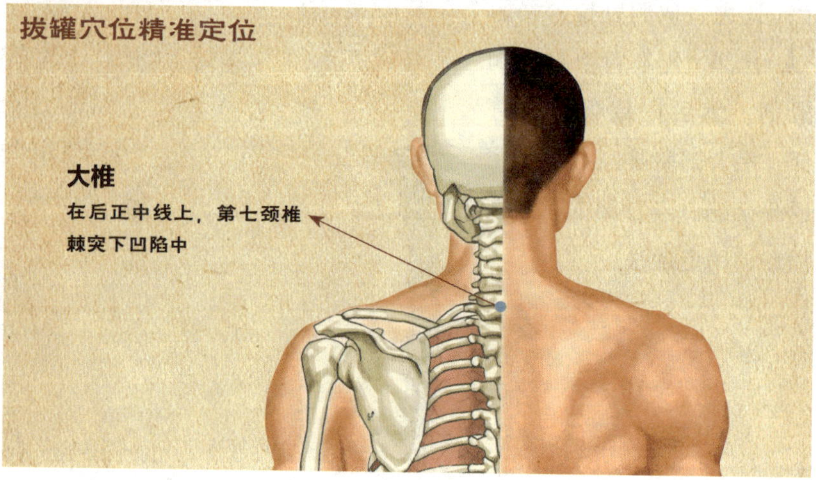

手把手教你拔罐

1 患者取俯卧位，对大椎穴穴位皮肤消毒。若患者皮肤比较粗糙，必要时可在皮肤上涂上一层润滑油。

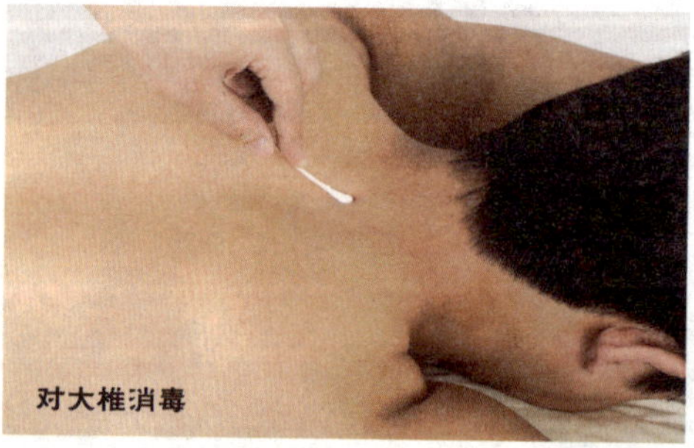

对大椎消毒

2 把罐吸拔在大椎穴上，再迅速取下，反复操作，连续闪罐 10 余次，至局部皮肤潮红，然后把罐留在大椎穴，留罐 15 分钟。这样的治疗每周 2~3 次，10 次为 1 个疗程。

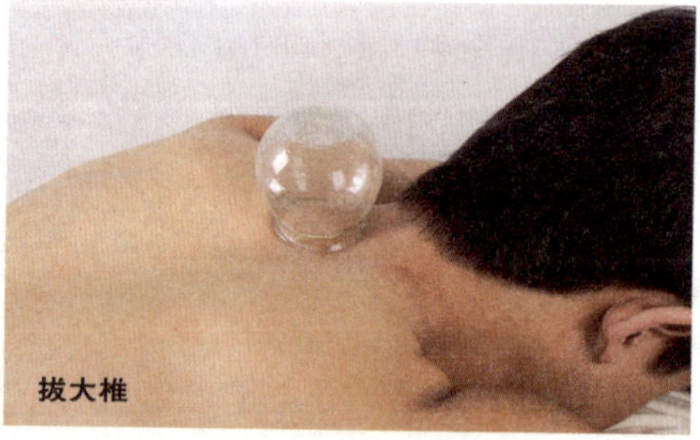

拔大椎

日常护理原则

1. 在冬季，要多喝水，多吃富含维生素 A 的蔬菜，如菠菜、红薯、胡萝卜等，水果也要多吃。

2. 在日常生活中，应注意保暖，减少冷水洗手的次数，少用碱性强的肥皂、药皂洗手，洗手后涂上比较滋润的润手霜。

3. 经常做手部按摩，加速血液循环。

男科病症拔罐疗法

中医认为，男科疾病大多是由心肾两虚、气血不足所致，多与脾和肾的非正常运转有关。拔罐可以滋养肝脏，疏经通络，补肾固封，从而达到治疗效果。

阳痿

阳痿又称勃起功能障碍，是指在有性欲要求时，阴茎不能勃起或勃起不坚，或者虽然有勃起且有一定程度的硬度，但不能保持性交的足够时间，因而妨碍性交或不能完成性交。

拔罐穴位精准定位

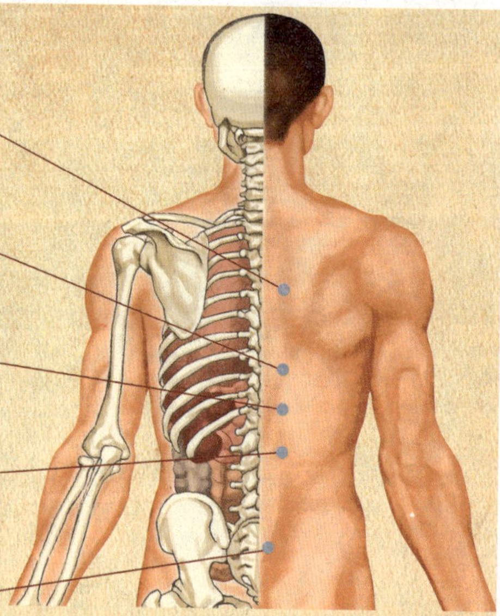

心俞

位于背部，在第五胸椎棘突下，旁开 1.5 寸

肝俞

位于背部，在第九胸椎棘突下，旁开 1.5 寸

脾俞

位于背部，在第十一胸椎棘突下，旁开 1.5 寸

肾俞

位于腰部，在第二腰椎棘突下，旁开 1.5 寸

次髎

在髂后上棘下与后正中线之间，适对第 2 骶后孔中

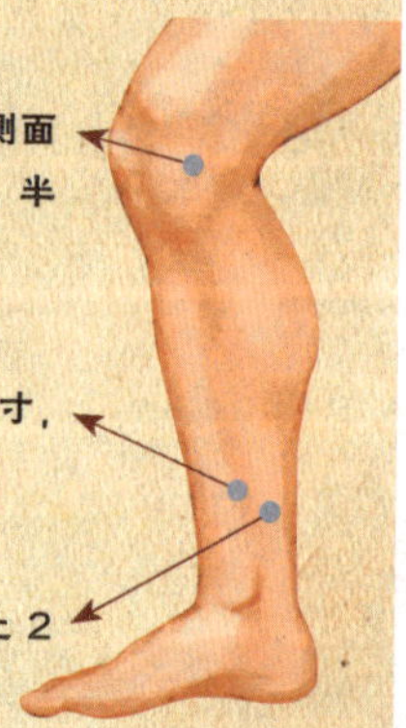

曲泉

位于膝内侧，屈膝，在膝关节内侧面横纹内侧端，股骨内侧髁的后缘，半腱肌、半膜肌止端的前缘凹陷处

三阴交

位于小腿内侧，在足内踝尖上 3 寸，胫骨内侧缘后方

复溜

位于小腿内侧，太溪穴直上 2 寸，跟腱的前方

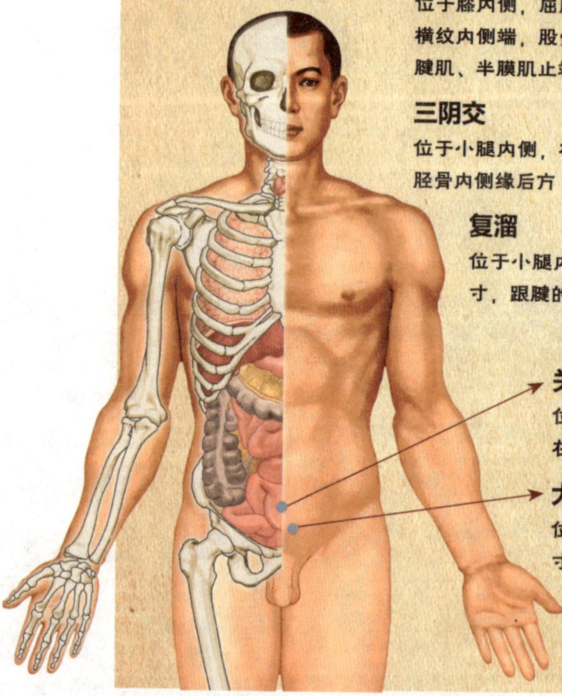

关元

位于下腹部，前正中线上，在脐中下 3 寸处

大赫

位于下腹部，在脐中下 4 寸，前正中线旁开 0.5 寸

手把手教你拔罐

1 让患者取俯卧位，充分暴露背部，把罐吸拔在心俞、肝俞、脾俞、肾俞、次髎，留罐10~15分钟。起罐后，对穴位皮肤进行消毒处理，以免皮肤感染。

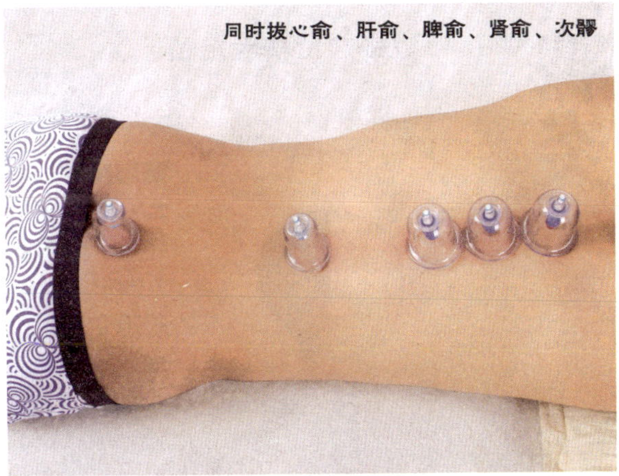

同时拔心俞、肝俞、脾俞、肾俞、次髎

2 背上穴位吸拔完毕，再让患者取合适体位，在关元、大赫、曲泉、三阴交、复溜拔罐，留罐10~15分钟。这样的治疗每日1次，10次为1个疗程。

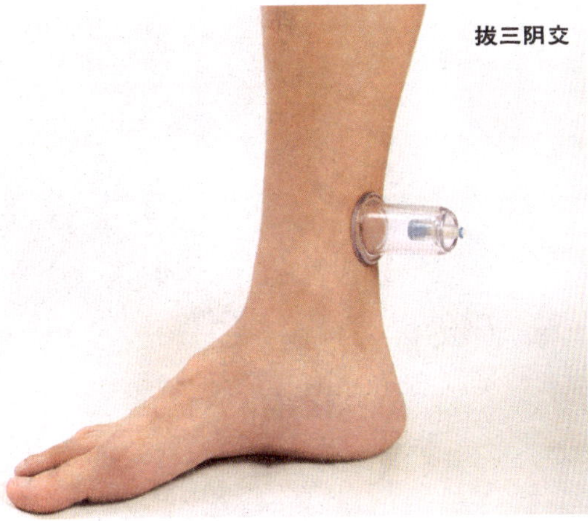

拔三阴交

日常护理原则

1. 阳痿患者要消除沮丧、消极心理，积极治疗，增强信心。
2. 积极从事体育锻炼，增强体质，还要注意休息，防止过度劳累。
3. 饮食要均衡，勿食动物性脂肪、油炸食物、糖或垃圾食品。
4. 多吃一些南瓜子、蜂蜜、豆腐、山药等。
5. 患者还应戒烟、戒酒，因为烟酒对男人的性功能有不良的影响。
6. 谨慎用药，使用抗高血压药及镇静药是常见的阳痿原因。

前列腺炎

前列腺炎是成年男性的常见病，是指前列腺特异性和非特异感染所致的急慢性炎症引起的全身或局部症状。常见症状有尿急、尿频、尿痛、滴白、腰痛等。

拔罐穴位精准定位

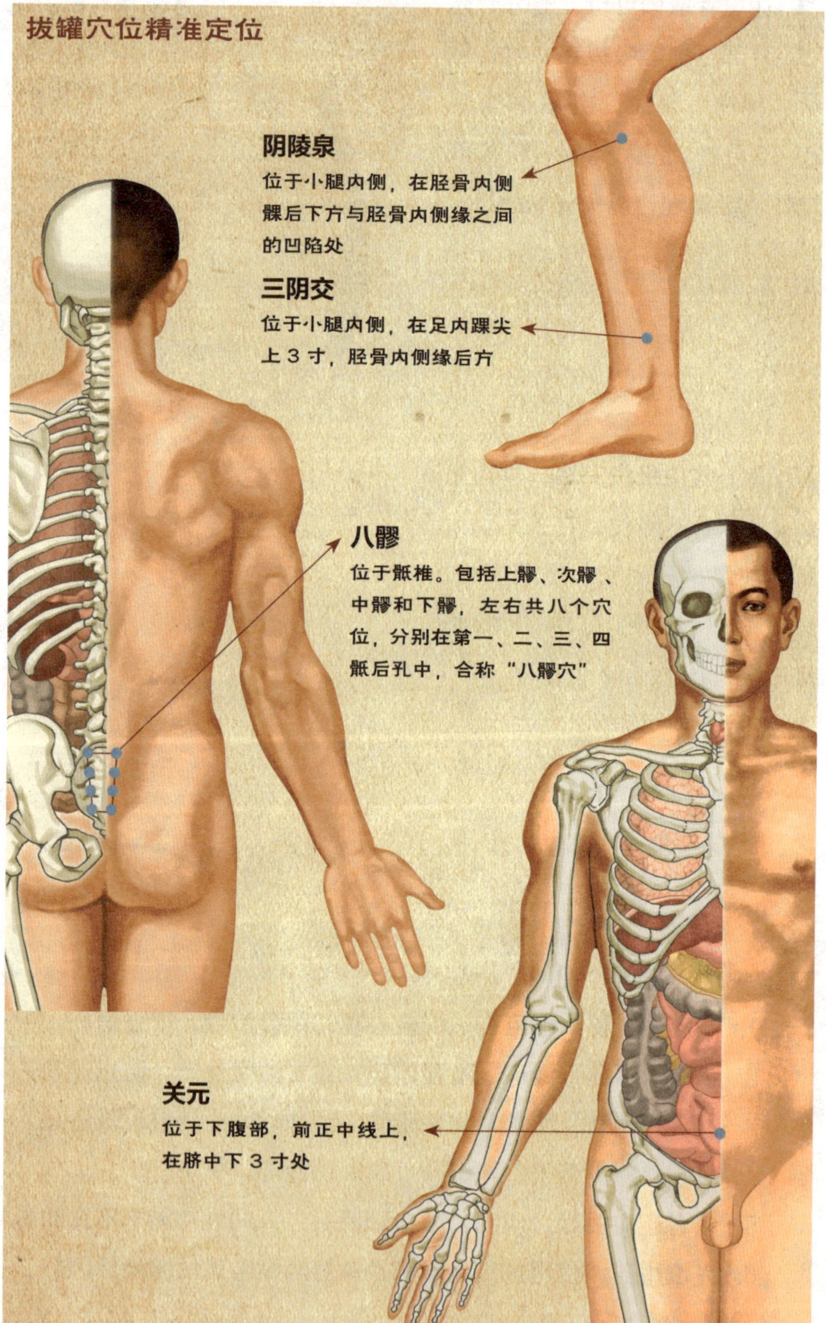

手把手教你拔罐

1 让患者取俯卧位，对八髎穴区域皮肤进行消毒 。

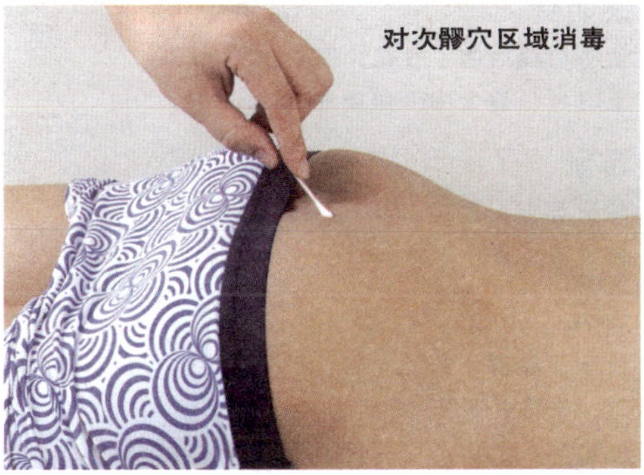

对次髎穴区域消毒

2 消毒后，用三棱针针刺这八个穴位，使其微微出血。同时，施针者要缓解患者情绪，以免患者过于紧张影响治疗。

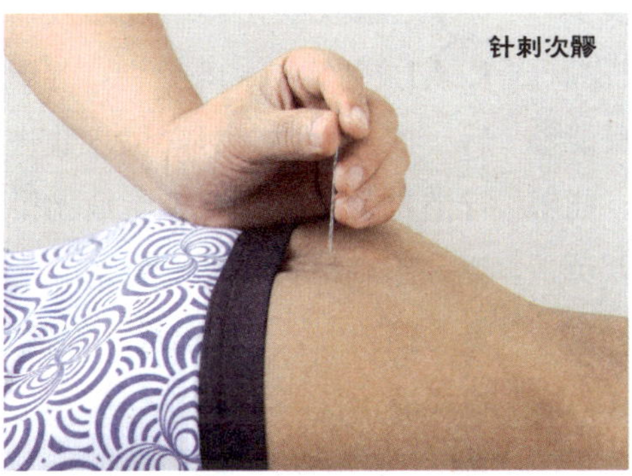

针刺次髎

3 针刺后，选择大小合适的罐具，吸拔在八穴上，留罐 5 分钟。起罐后，要用酒精棉球对拔罐部位进行消毒，以防感染。

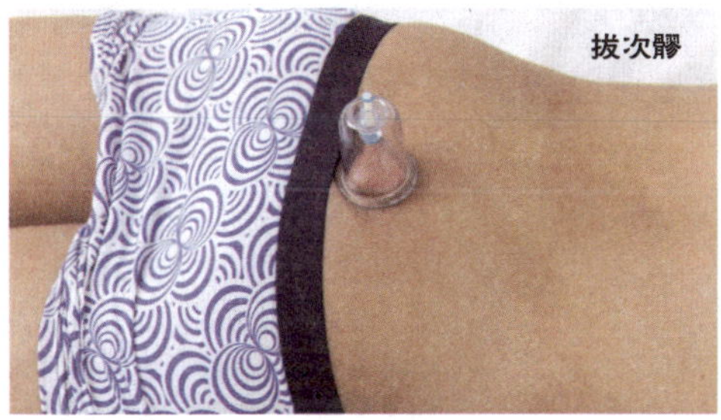

拔次髎

4 操作结束后，再让患者取仰卧位，用同样的方法拔罐关元、阴陵泉、三阴交穴，留罐 10~15 分钟。这样的治疗每日 1 次，10 次为 1 个疗程。

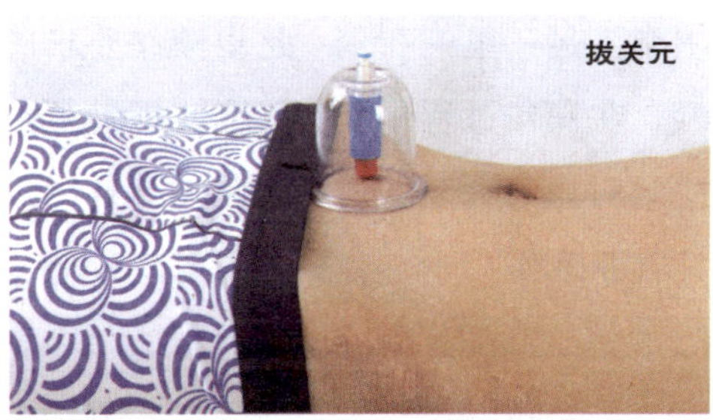

拔关元

日常护理原则

1. 保持胯下长期干爽透气卫生，减少病毒细菌的滋生，选择通风透气散热好的棉质内裤。

2. 不熬夜，加强身体锻炼，预防感冒，积极治疗身体其他部位的感染，提高机体抗病力。

3. 饮食要清淡，禁酒及忌食辛辣刺激之物，以免引起前列腺充血。

4. 节制房事，禁忌性交中断，减轻前列腺充血。

遗精

遗精是指不因性交而精液自行泄出的生理现象。若遗精次数频繁，几天发生 1 次或 1 个月内发生 4~5 次以上则为病态，应去医院治疗。

拔罐穴位精准定位

肾俞

位于腰部，在第二腰椎棘突下，旁开 1.5 寸

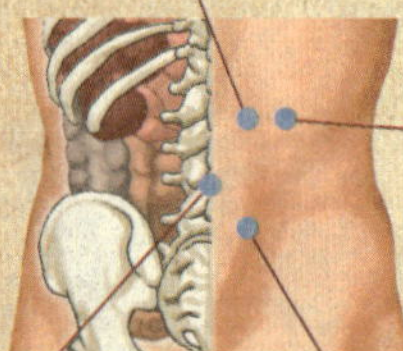

腰阳关

位于腰部，在后正中线上，第四腰椎棘突下凹陷中

关元俞

位于腰部，在第五腰椎棘突下，旁开 1.5 寸

足三里

位于小腿前外侧，在犊鼻下 3 寸，距胫骨前嵴外缘一横指

三阴交

位于小腿内侧，在足内踝尖上 3 寸，胫骨内侧缘后方

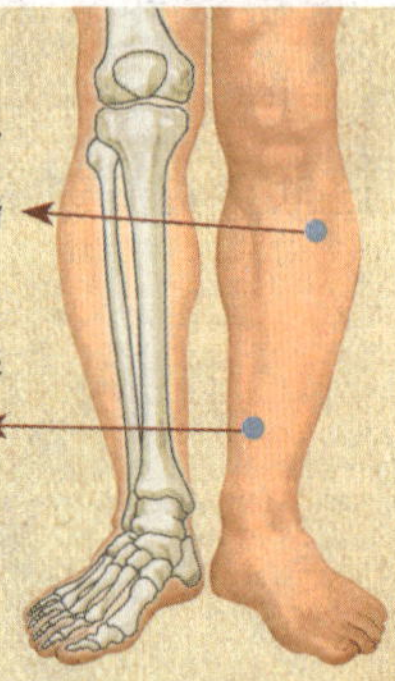

志室

位于腰部，当第二腰椎棘突下，旁开 3 寸

关元

位于下腹部，前正中线上，在脐中下 3 寸处

中极

位于下腹部，前正中线上，在脐中下 4 寸处

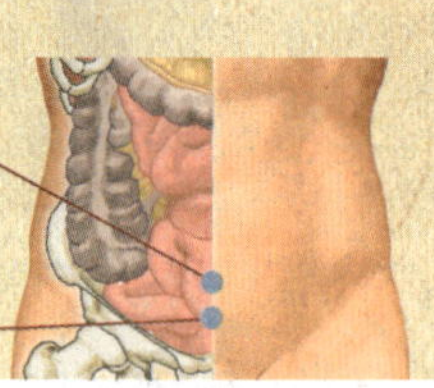

手把手教你拔罐

1 让患者取仰卧位，对中极、关元、三阴交、足三里进行消毒。在操作过程中要注意对患者保暖，避免着凉感冒。

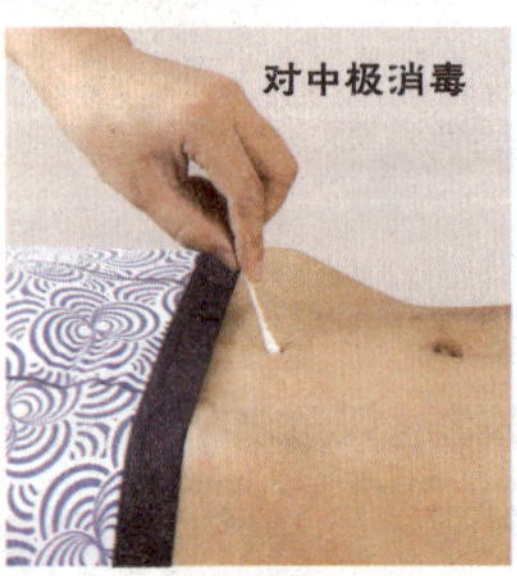

2 用三棱针叩击步骤 1 中已消毒的穴位皮肤。此步操作要求施罐者能够熟练使用针灸疗法，能够把握施针的力度，以免造成伤害。

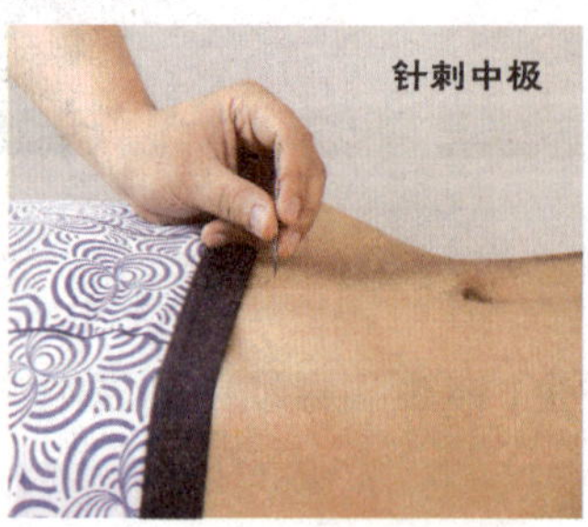

3 把罐吸拔在针刺过的穴位上，留罐 10~15 分钟。起罐后，擦去血迹，对穴位皮肤进行消毒。同理，让患者取俯卧位，用刺络拔罐法对肾俞、志室、腰阳关、关元俞进行拔罐。这样的治疗隔日 1 次。

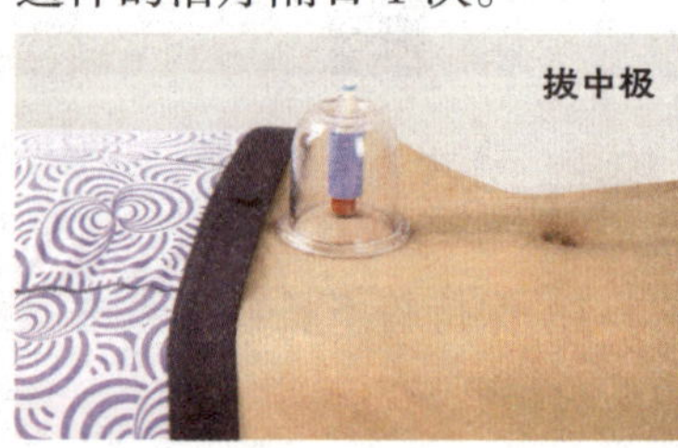

日常护理原则

1. 注意精神调养，排除杂念，不要看色情电影、图片等。
2. 经常更换内衣内裤，洗澡水不宜太热，睡觉时不宜俯卧，以仰卧、侧卧为宜。
3. 注意饮食营养，晚餐不宜过饱，饮食宜清淡，忌辛辣刺激性食物。

妇科病症拔罐疗法

女性妇科病大多是由肾气不足、肝脾功能失调、气血失调所致，拔罐可以滋养肝肾。调和气血，行气通乳，从而缓解对应症状。

痛经

痛经是指妇女在经期及其前后，出现小腹或腰部疼痛，甚至痛及腰骶现象。每随月经周期而发，严重者可伴恶心呕吐、冷汗淋漓、手足厥冷，甚至昏厥，给工作及生活带来影响。

拔罐穴位精准定位

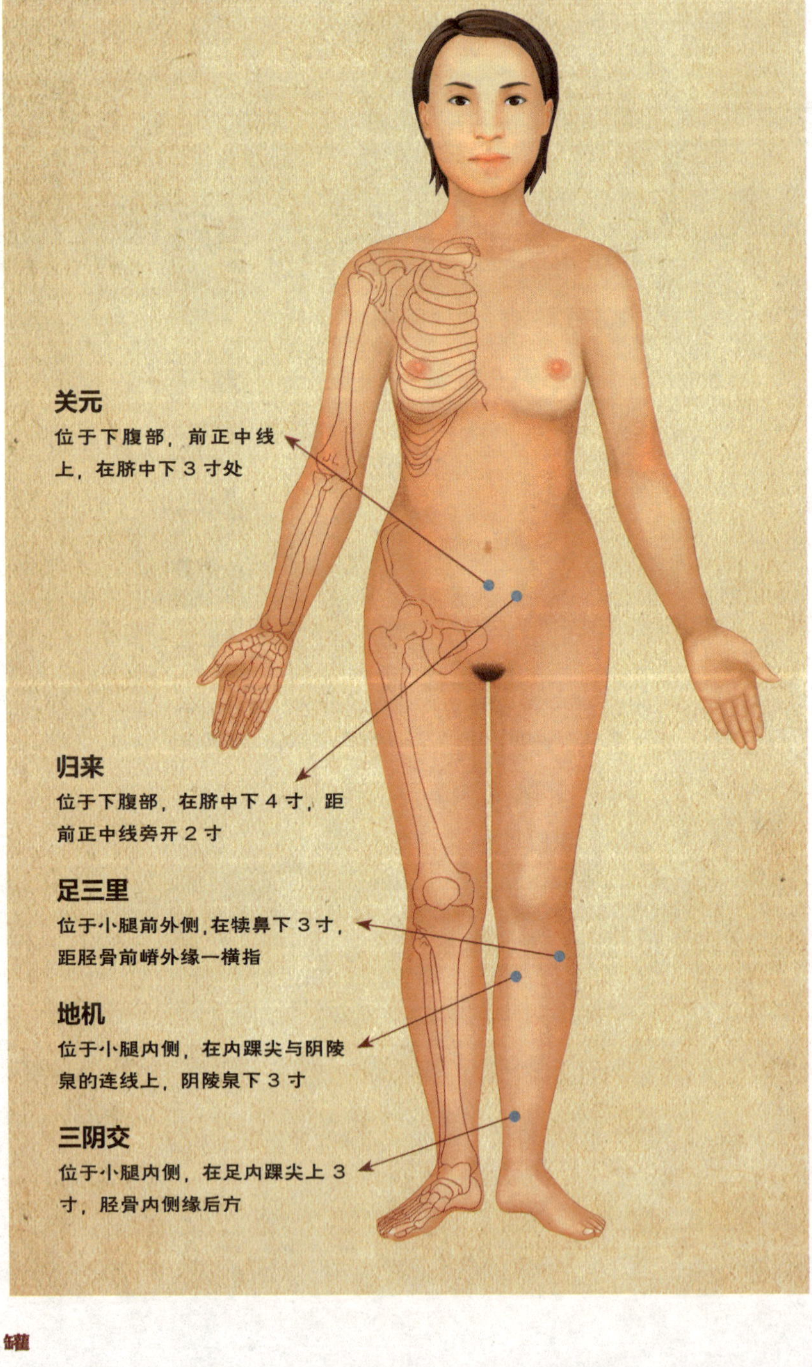

手把手教你拔罐

1 让患者取仰卧位，对关元、归来、足三里、三阴交、地机进行消毒。在消毒过程中，要缓解患者情绪，以免患者在接下来的操作中身体抖动，影响针刺。

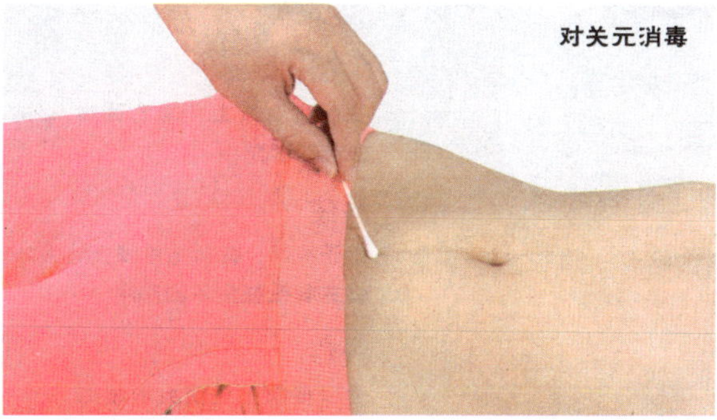

2 用毫针针刺步骤 1 中已消毒的穴位，得气后不出针。此步操作要求施罐者能够熟练使用针灸疗法。针刺深度要把握准确。

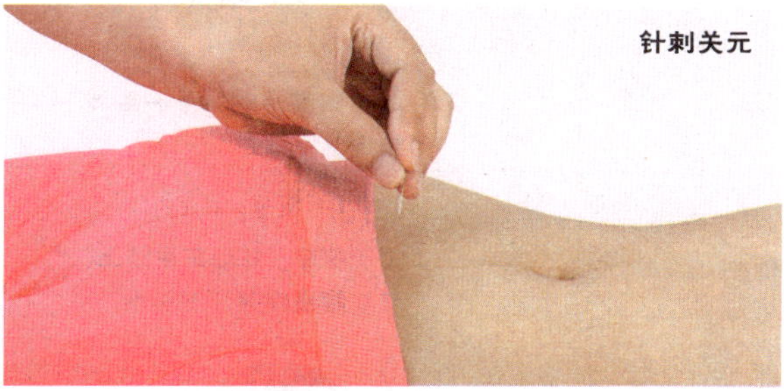

3 把罐吸拔在针刺后的穴位上，留罐 10~15 分钟。起罐后，把针拔出，对拔罐部位进行消毒。上述操作完毕，再让患者取俯卧位，对肝俞、脾俞、肾俞同样用留针罐法把罐吸拔在穴位上，留罐 10~15 分钟。

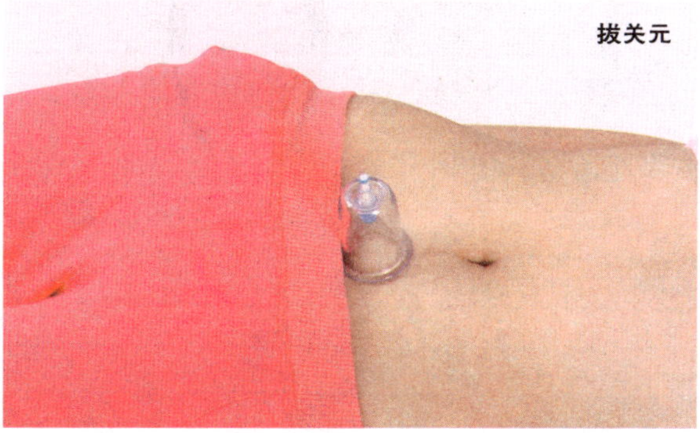

日常护理原则

1. 在月经期间一定要注意保暖，以改善全身及子宫的血液循环。
2. 每天用热水泡脚，驱除体内寒气。
3. 在饮食上适当多吃一些温热食物，如牛肉、羊肉等，少吃寒性食物，忌食冷饮。
4. 还要加强身体锻炼，增强体质，改善血液循环，注意经期不能进行剧烈运动。
5. 平时生活中要保持愉快的心情和积极的生活态度。

闭经

以女子年逾 18 周岁，月经尚未来潮，或已来潮、非怀孕却中断 3 个月以上为主要表现的月经病。

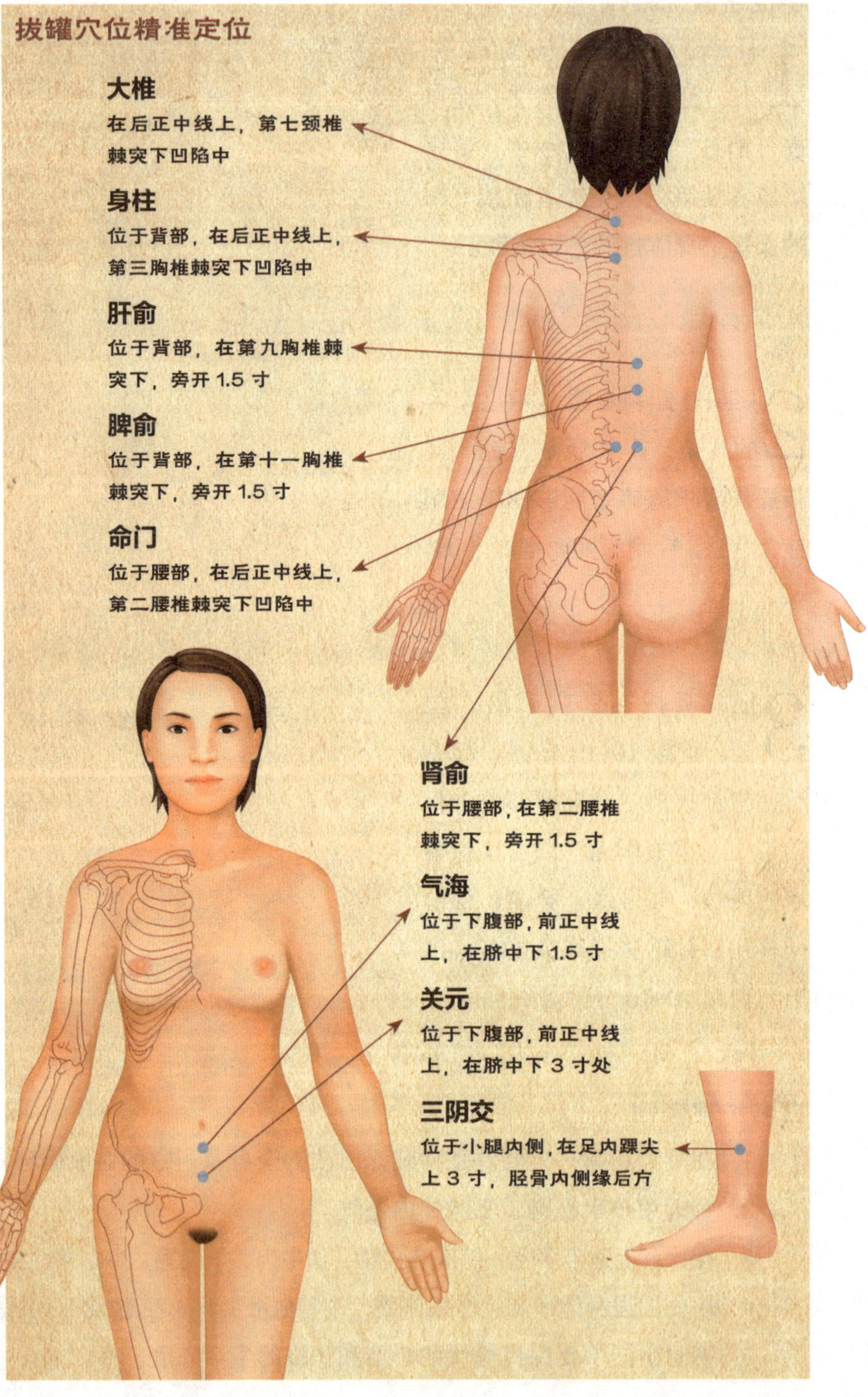

手把手教你拔罐

1 选定三组穴位，第一组：大椎、肝俞、脾俞，第二组：身柱、肾俞、气海、三阴交，第三组：命门、关元。每次拔罐选择一组穴位，让患者取适当体位，对穴位皮肤进行消毒。

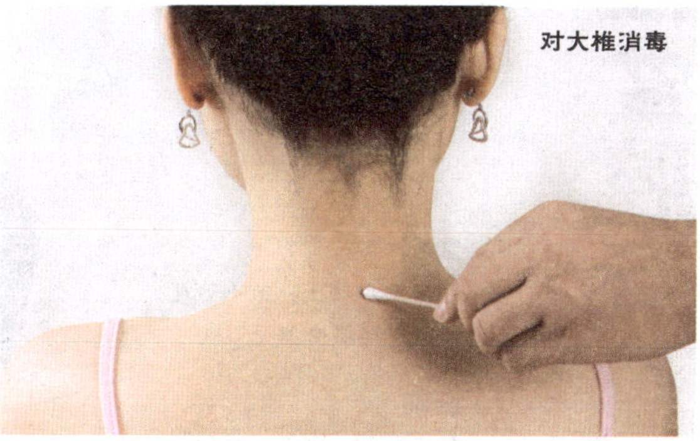

2 用三棱针在步骤 1 中已消毒的穴位上点刺，以微微出血为度。此步操作要求施罐者能够熟练使用针灸疗法，点刺的力度要把握得当，不要对患者造成伤害。

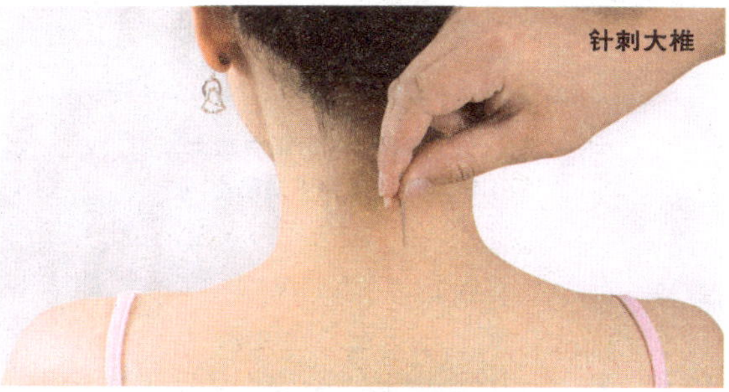

3 将罐吸拔在针刺后的穴位上。留罐 15 分钟。起罐后，擦去血迹，并对拔罐部位进行消毒。这样的治疗隔日 1 次。每次选择一组穴位，交替使用。

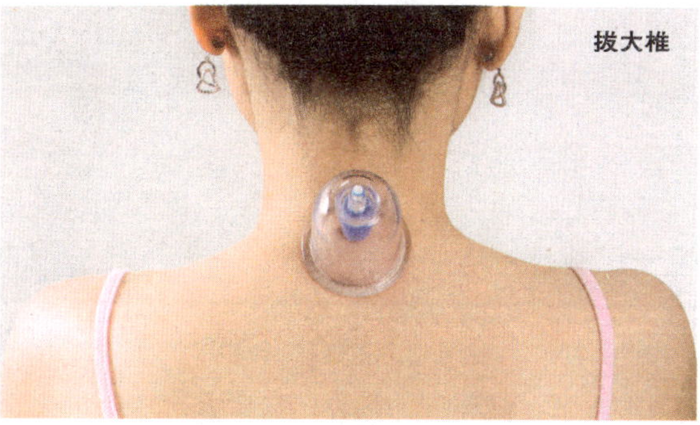

日常护理原则

1. 患者要调节饮食，注意蛋白质等的摄入，避免过度节食或减肥造成营养不良引发本病。

2. 月经期间忌食生、冷、辛辣食物，注意经期和产褥期的卫生。

3. 保持心情舒畅，减少精神刺激，避免过度紧张、忧虑等。

4. 坚强锻炼、增强体质，提高身体免疫力。

慢性盆腔炎

盆腔炎是指女性盆腔生殖器官、子宫周围的结缔组织及盆腔腹膜的炎症。慢性盆腔炎往往是因急性期治疗不彻底所致。常见的症状有下腹部坠胀、疼痛及腰骶部酸痛，常在劳累、性交后、排便时及月经期前后加重。

拔罐穴位精准定位

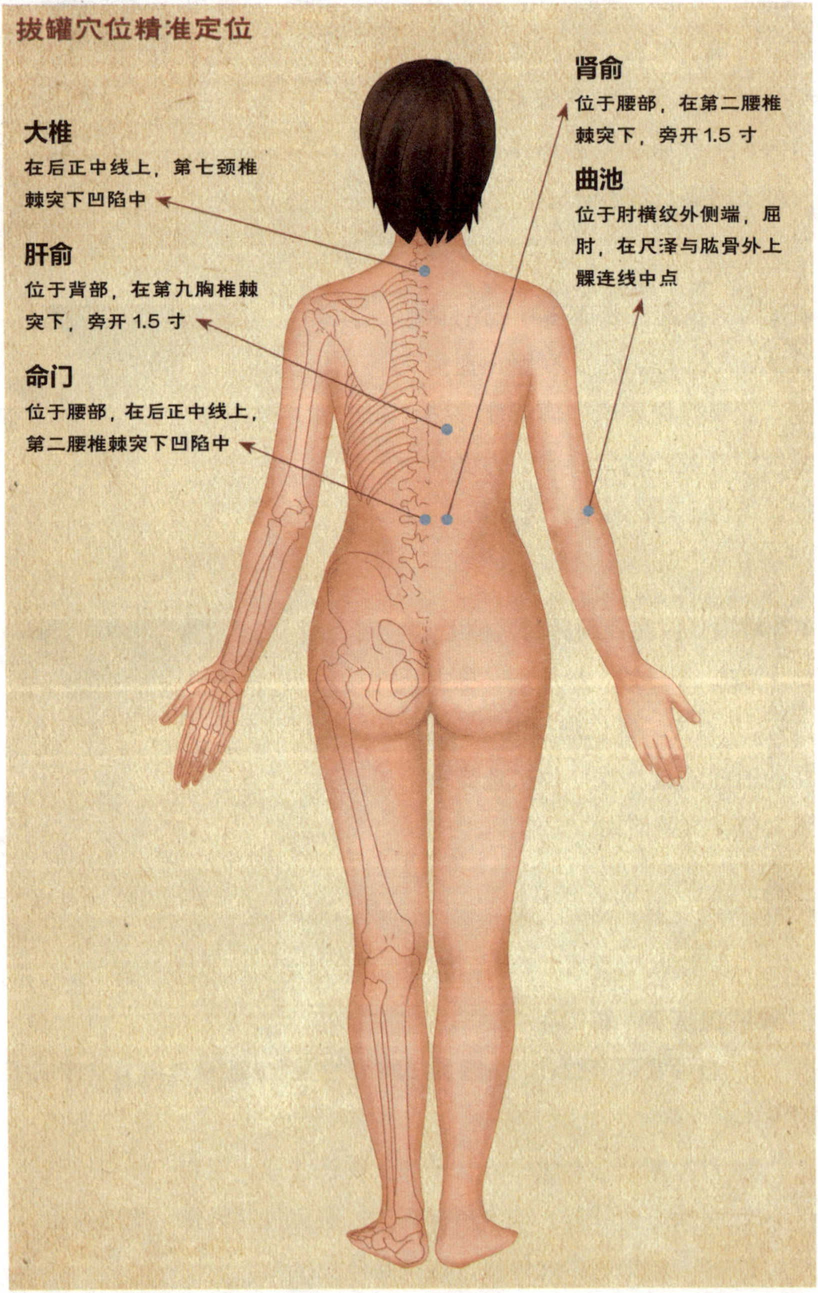

手把手教你拔罐

让患者取俯卧位，先把罐吸定在肝俞、肾俞、命门、大椎、曲池的任一穴位，然后稍加推拉或旋转立即向上提拉罐具，使之脱离皮肤，发出“啪”的响声，如此反复操作，以上每穴用响罐法吸拔 5~10 次，以皮肤潮红或呈紫红色为度。这样的治疗每日 1 次，7 次为 1 疗程。

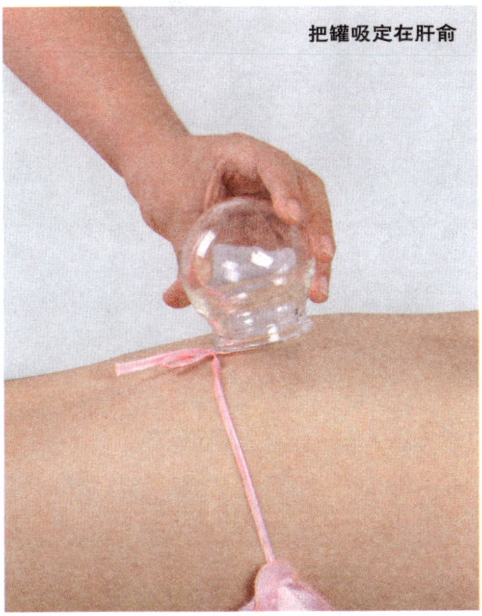

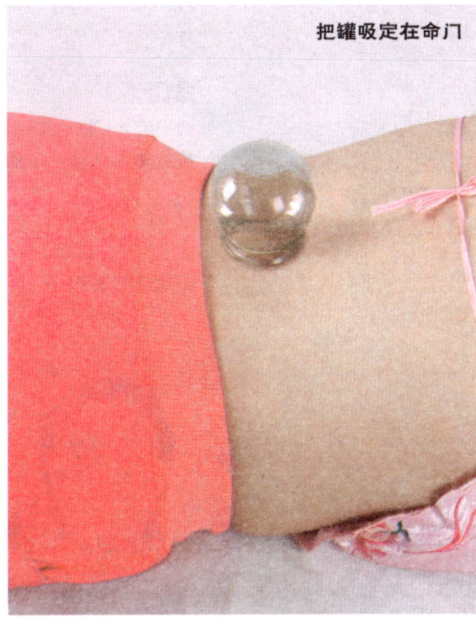

日常护理原则

1. 注意饮食营养，饮食应以清淡为主，多吃鸡蛋、豆类及豆制品、菠菜等，忌食生、冷和刺激性的食物。

2. 杜绝各种感染途径，加强经期、产后、流产后的个人卫生，保持会阴部清洁、干燥，坚持每晚用清水清洗外阴。

3. 适当进行体育锻炼，以增强体质和机体抗病能力。

4. 瑜伽对治疗盆腔炎有很好的效果。

5. 保持心情愉快，增强治疗信心。

月经不调

月经不调为妇科常见病，表现为月经周期或出血量的异常，或是月经前、经期时的腹痛及全身症状。病因可能是器质性病变或是功能失常。

拔罐穴位精准定位

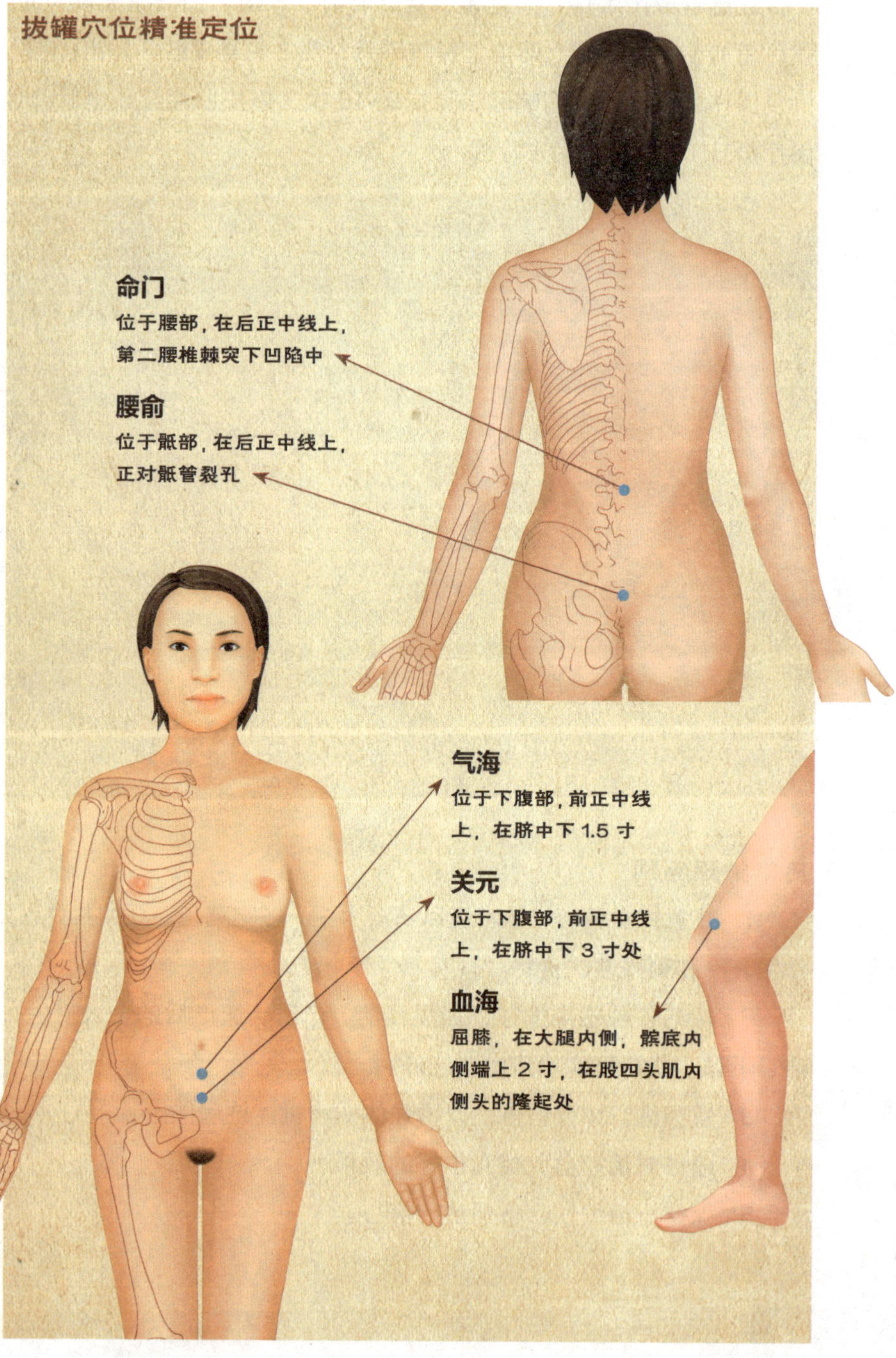

手把手教你拔罐

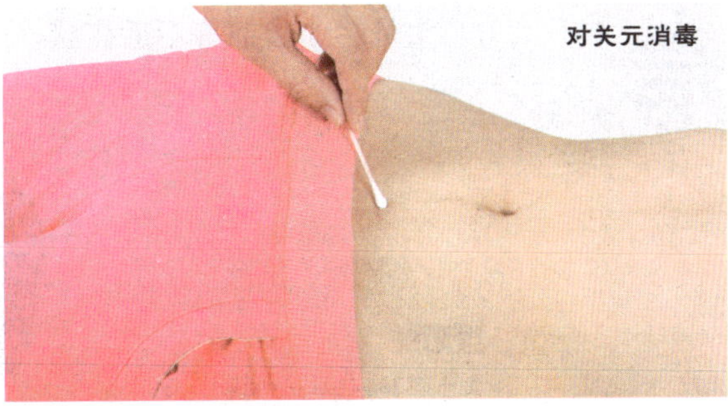

1 让患者取仰卧位，对关元、血海进行消毒。关元穴是人体上的一个重要穴位，对其拔罐可调节内分泌，达到治疗生殖系统疾病的目的。

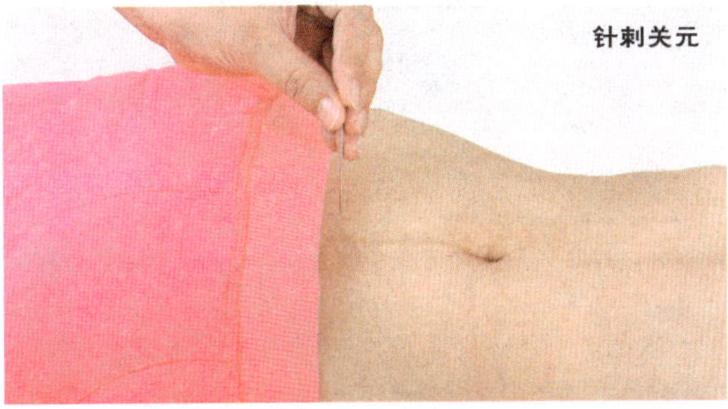

2 消毒后，用三棱针分别点刺关元、血海 3~5 下，以皮肤潮红或微微出血为度。同时施罐者要缓解患者情绪，避免患者精神紧张，影响施针。

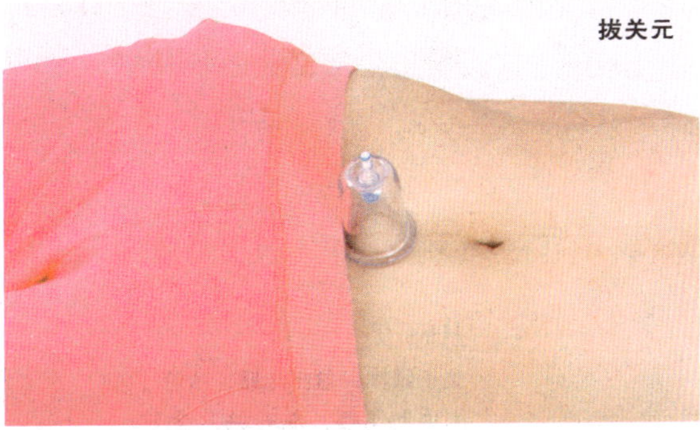

3 把罐吸拔在针刺后的穴位上，留罐 10~15 分钟。拔罐完毕后，再让患者取俯卧位，用同样的方法对命门、腰俞、气海俞、关元俞进行刺络拔罐。这样的治疗隔日 1 次。

日常护理原则

1. 经期要注意保暖，避免淋雨、涉水、游泳、喝冷饮等，尤其要防止下半身受凉。

2. 饮食要清淡，适当补血，多吃一些能够补血的食物，如牛肉、菠菜、桂圆等，多食用新鲜水果和蔬菜，忌食辣椒、芥末等辛辣刺激性食物。

带下病

带下病是指带下绵绵不断，量多腥臭，色泽异常，并伴有全身症状者，称“带下病”。带下病常见症状为从阴道流出黏稠液体，如脓如涕。或经血漏下挟有白色液体，淋漓不断，质稀如水，并且伴有乏力、头晕、小腹痛等不适症状。

拔罐穴位精准定位

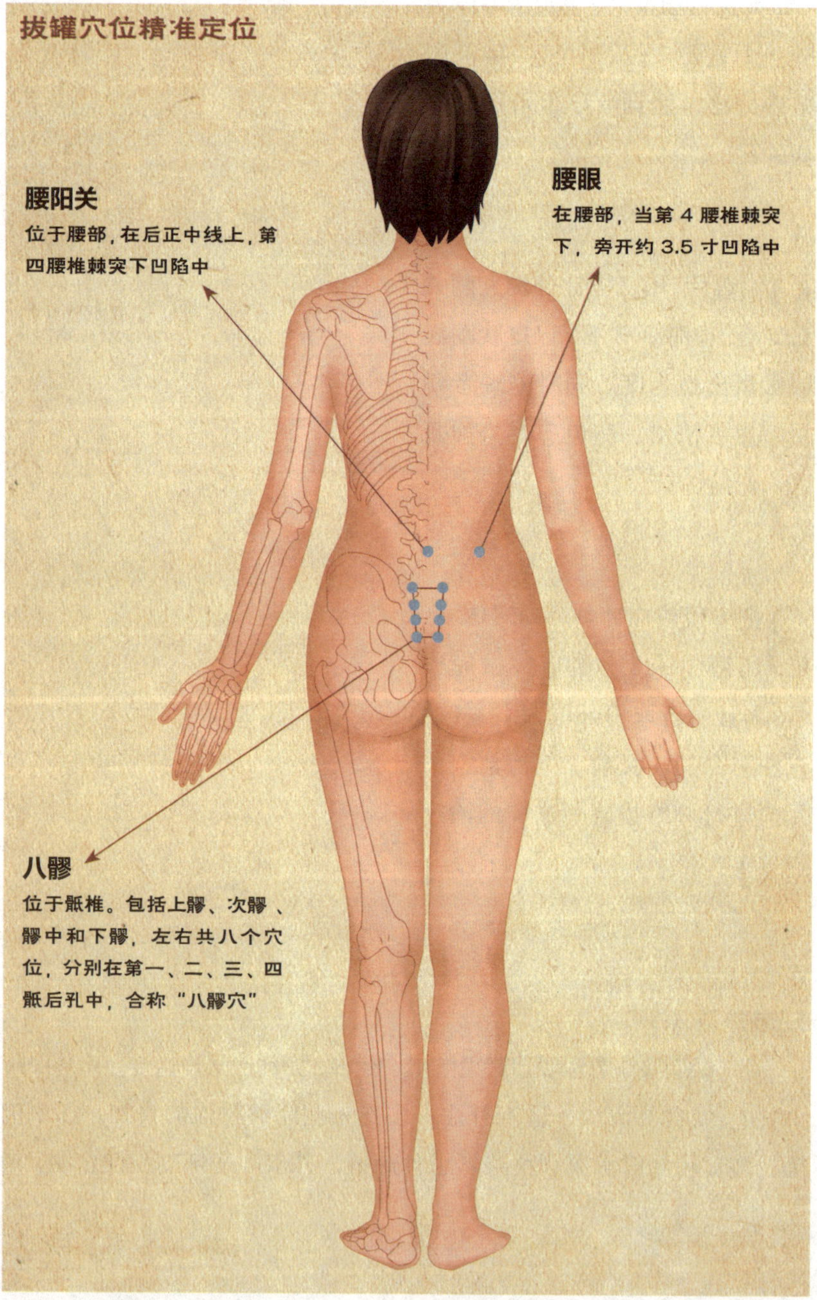

手把手教你拔罐

1 让患者取俯卧位，对腰阳关、腰眼、八髎进行消毒。施罐者在治疗前要了解患者有无其他疾病，是否适合拔罐。

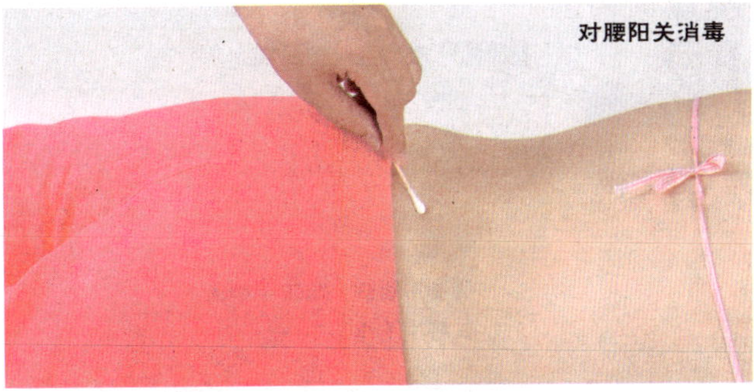
对腰阳关消毒

2 把毫针迅速刺入步骤 1 中已消毒的穴位上，然后立即出针。此步操作要求施罐者一定要把握好针刺的力度，过深或过浅都达不到治疗的效果。

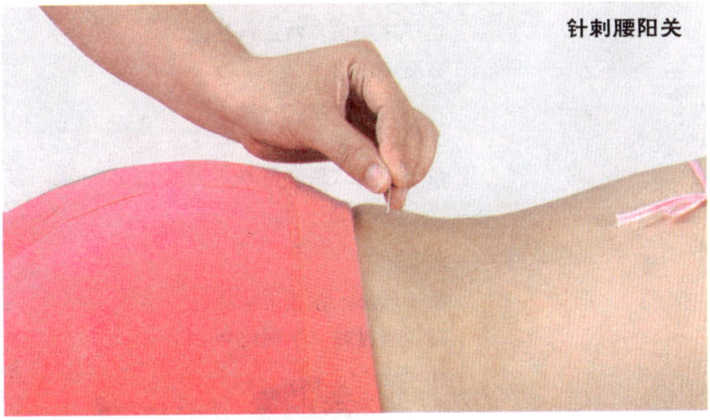
针刺腰阳关

3 出针后将罐吸拔在穴位上，留罐 10~15 分钟。起罐后，对拔罐部位进行消毒。这样的治疗每 3~4 日 1 次，7 次为 1 个疗程。

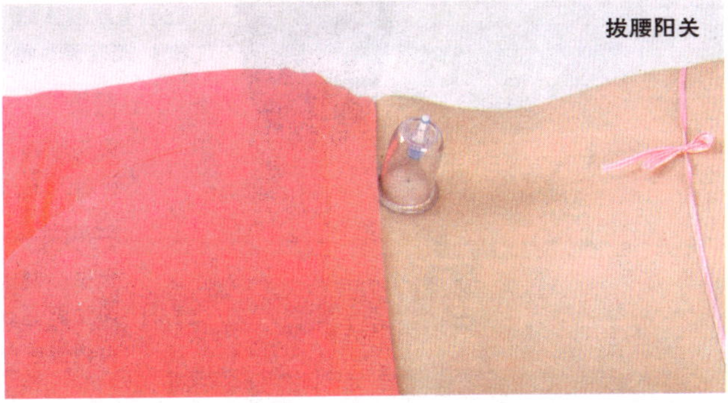
拔腰阳关

日常护理原则

1. 注意经期卫生，勤换卫生巾和内裤，以免滋生细菌。
2. 注意外阴清洁，坚持每天用清水清洗。
3. 饮食宜清淡，忌食生冷油腻、辛辣刺激性食物。
4. 保持精神愉悦，避免焦虑、烦恼，增强治疗的信心。

产后腹痛

产后腹痛是指产后子宫收缩引起的腹部疼痛，症状表现为小腹部可摸到硬块，有明显压痛。这是由产后气血运行不畅、瘀滞不通所致。轻者 3~4 天可自行消失，严重者需治疗。

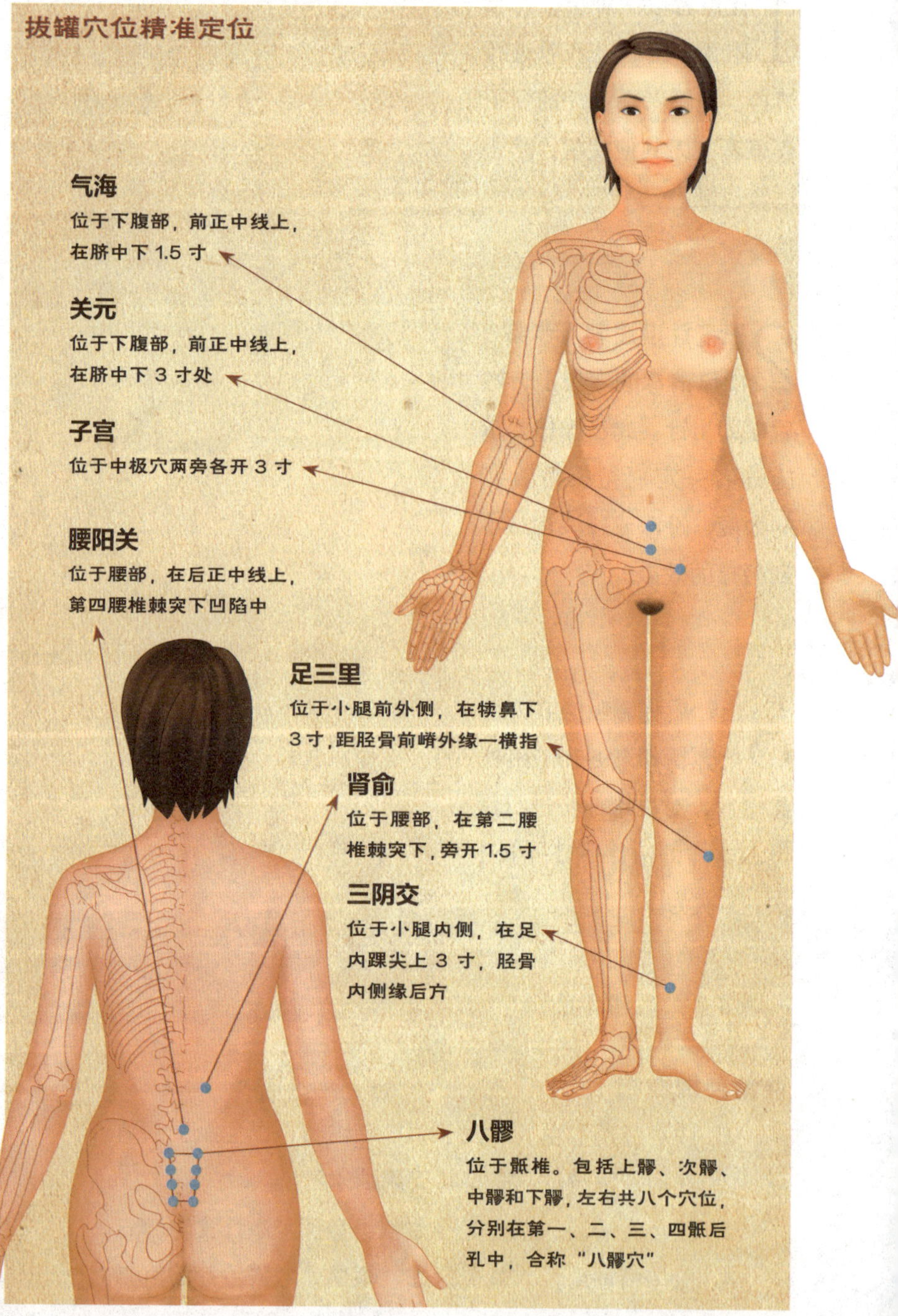

手把手教你拔罐

1 让患者取俯卧位，将罐吸拔于肾俞、腰阳关、八髎，留罐 15~20 分钟，留罐过程中，要注意观察罐内皮肤的变化，当皮肤充血或有瘀血拔出时即可起罐。

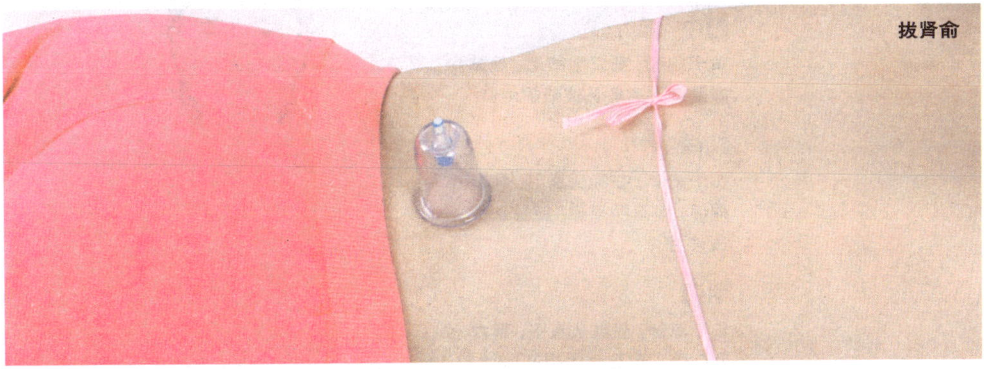

2 起罐后，再让患者取仰卧位，将罐吸拔在子宫、气海、关元、足三里、三阴交，留罐 15~20 分钟。这样的治疗每日 1 次，痛止即止，1~2 次为 1 个疗程。

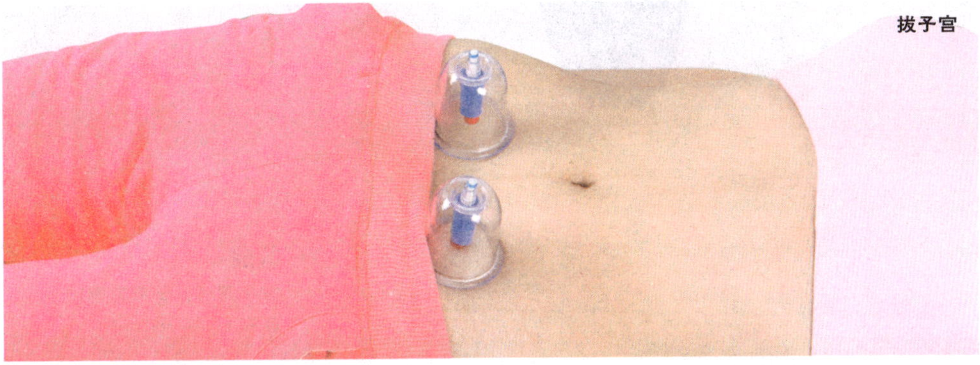

日常护理原则

1. 下腹要注意保暖，防止受凉。

2. 饮食宜清淡，少吃生冷食物。

3. 山芋、黄豆、蚕豆、豌豆、零食、牛奶、白糖等容易引起胀气的食物，少食为宜。

4. 适量活动，并保持大便通畅。

5. 避免精神紧张，保持心情舒畅。

产后缺乳

产妇在哺乳时乳汁少或完全没有，不足够甚至不能喂养婴儿者，称为产后缺乳。乳汁过少可能是由乳腺发育较差、产后出血过多或情绪欠佳等因素引起的，感染、腹泻、便溏等也可使乳汁缺少。

拔罐穴位精准定位

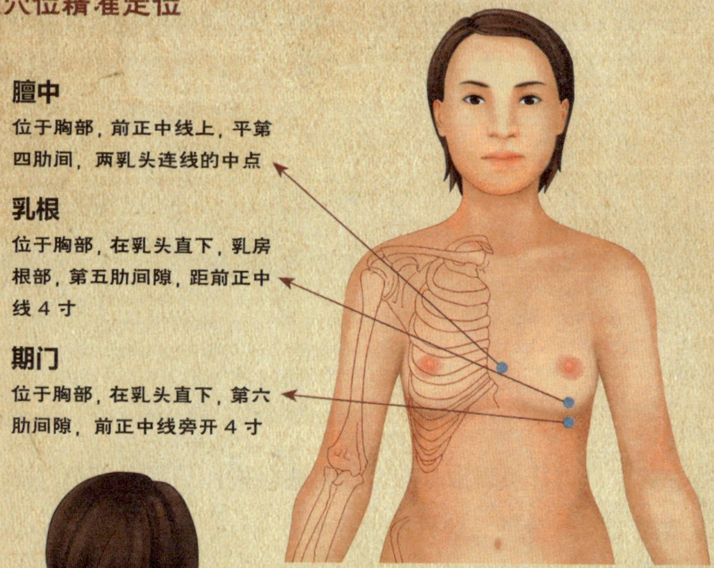

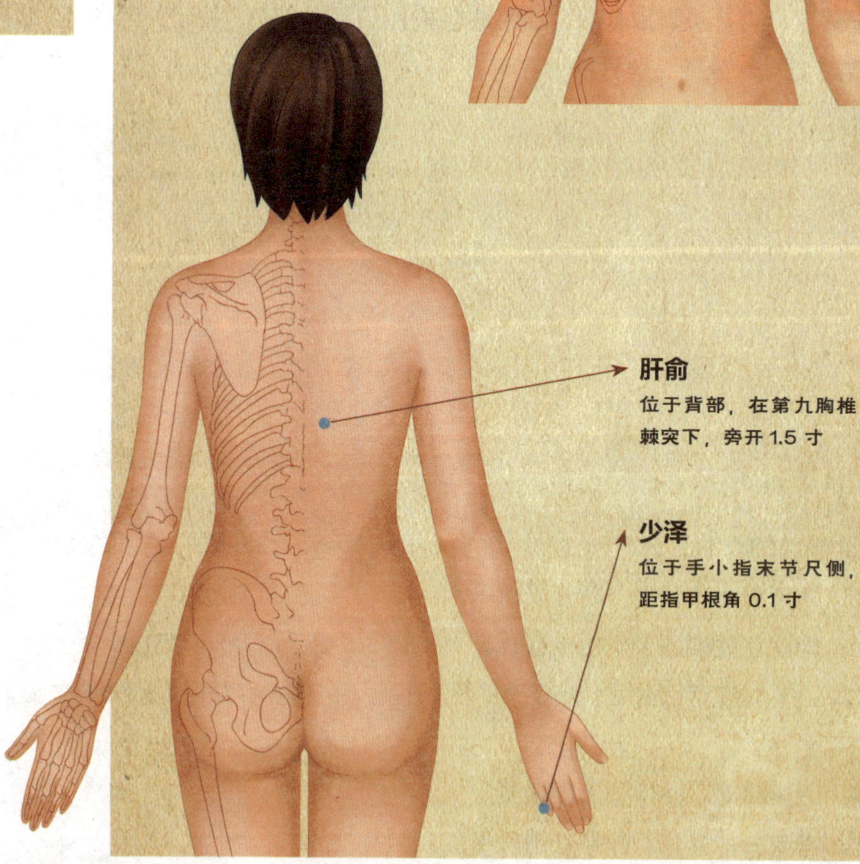

手把手教你拔罐

1 让患者取合适体位，充分暴露胸背部，对肝俞、期门、膻中、乳根、少泽进行消毒。操作过程中，要注意保暖。

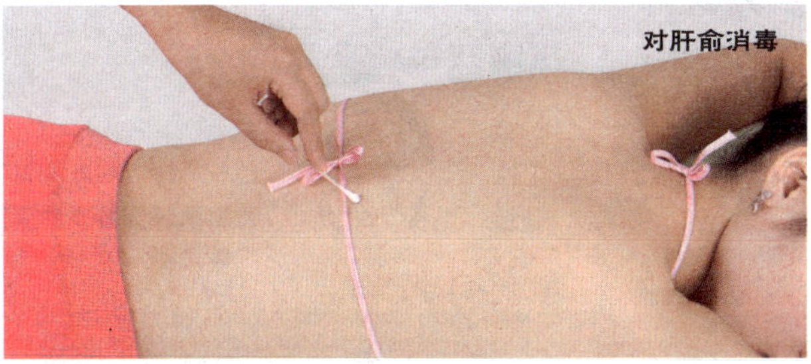

2 用三棱针叩刺步骤 1 已消毒的穴位，以微微出血为度。叩刺的力度一定要掌握准确，以免没有效果或者对患者造成伤害。

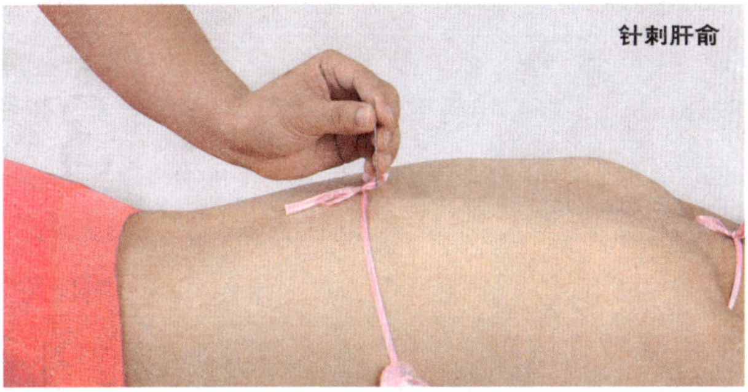

3 将罐吸拔在针刺部位（注意少泽穴只针刺不拔罐）。留罐 15~20 分钟。起罐后，要对穴位皮肤进行消毒处理。这样的治疗每日或隔日 1 次。3 次为 1 个疗程。

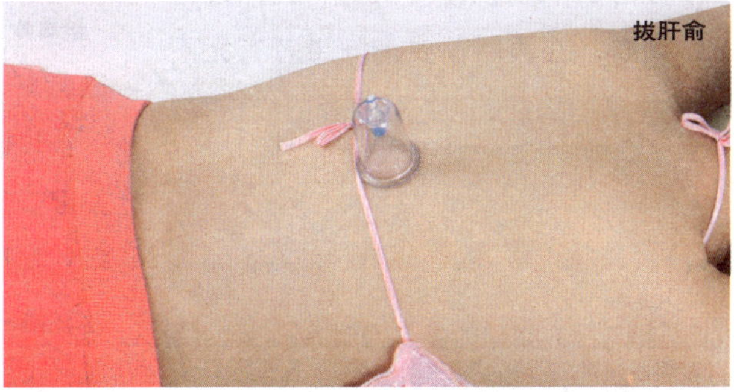

日常护理原则

1. 要保证产妇充足的睡眠和足够的营养，应鼓励产妇少食多餐，多食新鲜蔬菜、水果，多饮汤水，多食催乳食品，如花生米、黄花菜、木耳、香菇等。

2. 要养成良好的哺乳习惯，按需哺乳，勤哺乳，一侧乳房吸空后再吸另一侧。

3. 若乳房未吸空，应将多余乳汁挤出。

4. 产妇宜保持乐观的情绪，避免过度的精神刺激。

乳腺炎

乳腺炎是指乳腺的急性化脓性感染，为产褥期的常见病，是引起产后发热的原因之一，最常见于哺乳妇女，尤其是初产妇。此病症在哺乳期的任何时间都可发生，而在哺乳的初期最为常见。

拔罐穴位精准定位

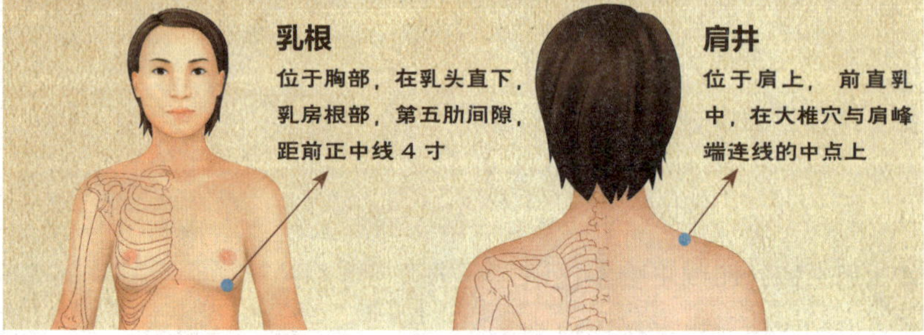

手把手教你拔罐

1 让患者取坐位，对肩井、乳根进行消毒。在拔罐前要询问患者有无不适合拔罐的病症，以免对患者造成伤害。

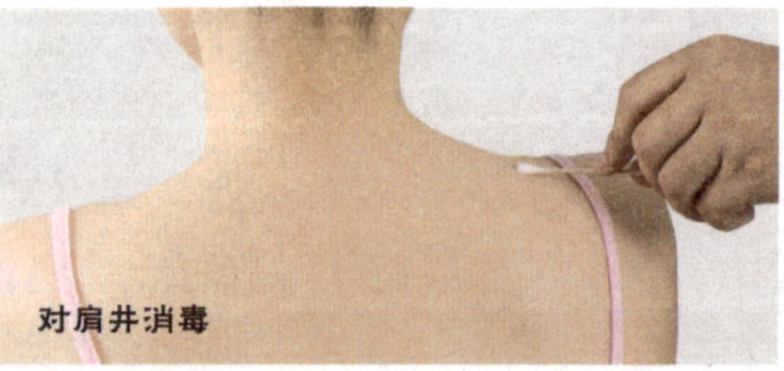
对肩井消毒

2 用三棱针对步骤 1 中已消毒的穴位点刺，以微出血为度。在针刺过程中，要避免患者情绪过于紧张，影响治疗。

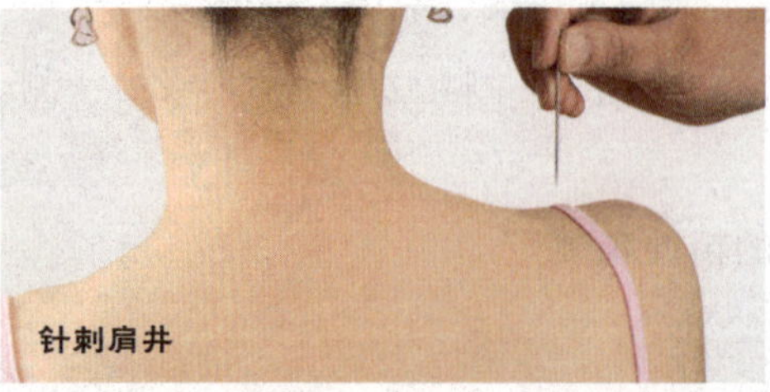
针刺肩井

3 将罐吸拔在点刺过的穴位上，留罐 15 分钟。起罐后，擦去血迹，并对拔罐部位进行消毒，以免感染，这样的治疗每日 1 次。

拔肩井

日常护理原则

1. 在乳腺炎的早期按摩和吸乳是关键。患者可用手指顺乳头方向轻轻按摩，加压揉推，使乳汁流向开口，并用吸乳器吸乳，以畅通阻塞的乳腺管口。

2. 吸通后应尽量排空乳汁，勿使壅积。

3. 哺乳期要保持乳头清洁，常用温水清洗乳头，定时哺乳。

4. 不宜让婴儿含乳头睡觉，哺乳后用胸罩将乳房托起。

5. 饮食宜清淡，食用易消化食物，忌辛辣。

6. 病人要解除烦恼，消除不良情绪，注意精神调理。

乳腺增生

乳腺增生是由于人体内分泌紊乱而引起乳腺结构异常的一种疾病。疾病的症状主要以乳房周期性疼痛为特征。每月月经前疼痛加剧，行经后疼痛减退或消失。

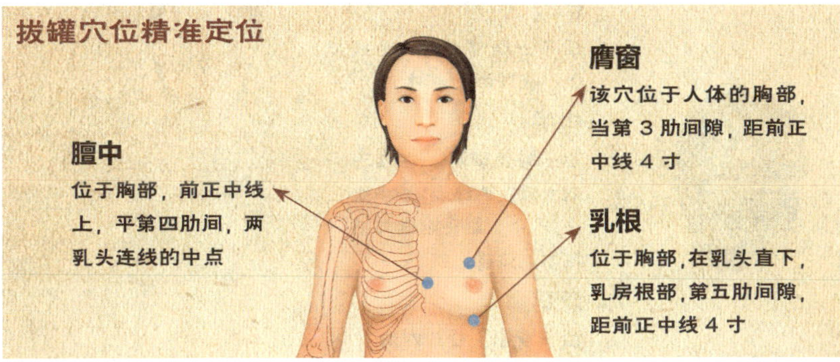

手把手教你拔罐

1 让患者取仰卧位，对膻中、乳根、膺窗穴位皮肤进行消毒。有出血倾向的人不可使用刺络拔罐法。

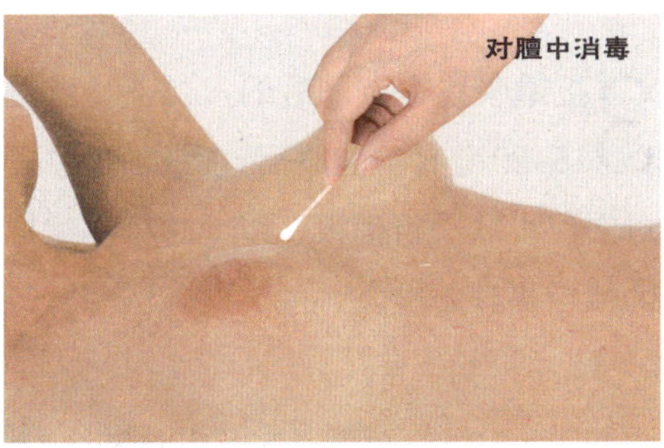

2 用三棱针点刺步骤1中已消毒的穴位数次，以微微出血为度。点刺的力度要把握准确，以免太深或太浅，影响治疗。

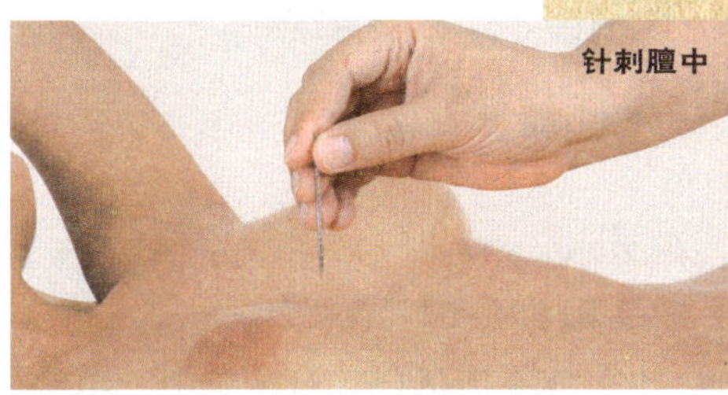

3 将罐吸拔在点刺过的穴位上，留罐10~15分钟。起罐后，对穴位皮肤进行消毒。这样的治疗每周2~3次，10次为1个疗程。

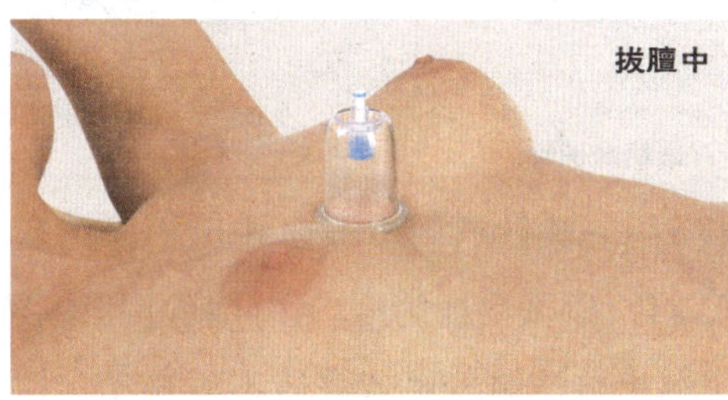

日常护理原则

1. 平时注意自我检查乳房，如发现异常，应及时到医院检查，积极治疗。
2. 排除各种不良的心理刺激，少生气，良好的心态有利于乳腺增生早日康复。
3. 生活要有规律，注意劳逸结合。
4. 改变饮食结构，多吃蔬菜、水果、粗粮、豆类。
5. 少吃油炸食品、甜食、辛辣刺激性食物，忌烟酒。

妊娠呕吐

妊娠呕吐是指受孕后的 2~3 个月之间反复出现的以恶心、呕吐、厌食或入食即吐为主要症状的孕期病症。

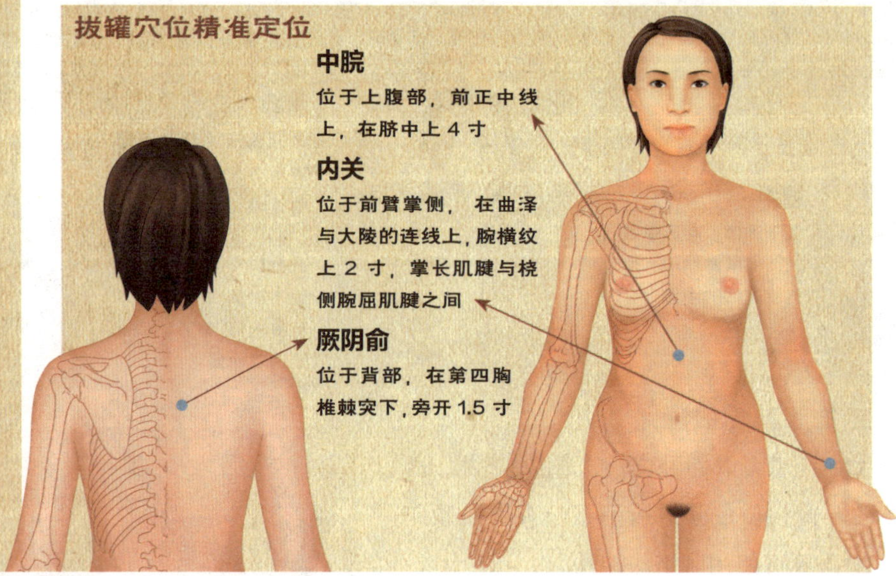

手把手教你拔罐

1 患者取合适体位，对厥阴俞、中脘、内关穴位皮肤进行消毒。有出血倾向的患者不可用刺络拔罐法。

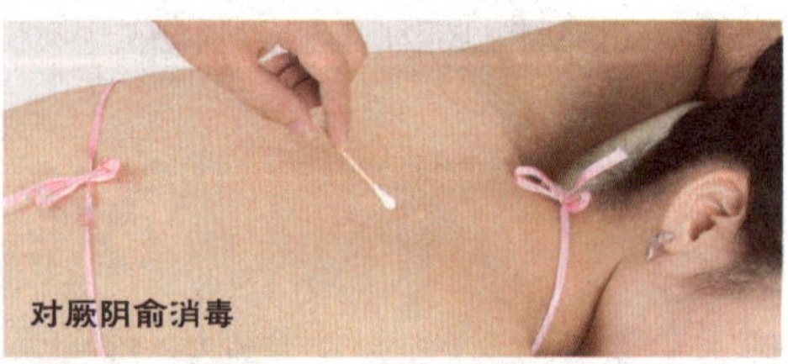
对厥阴俞消毒

2 用三棱针点刺步骤 1 中已消毒的穴位，以微出血为度。在针刺过程中要缓解患者情绪，患者身体不可抖动，避免造成伤害。

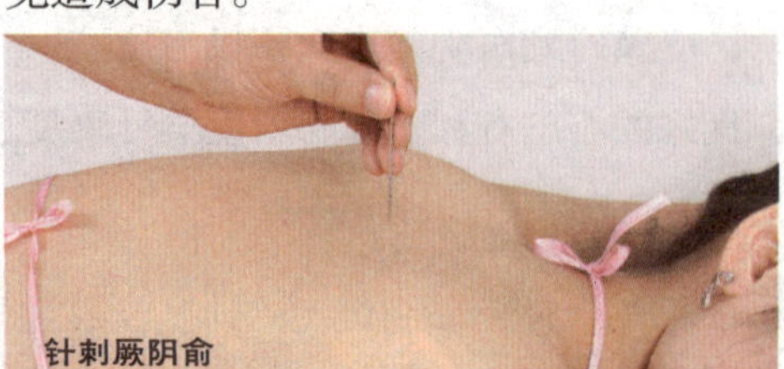
针刺厥阴俞

3 把罐吸拔在点刺后的穴位上，留罐 15~20 分钟。起罐后，擦去血迹，并对穴位皮肤进行消毒，以免感染。这样的治疗隔日 1 次。

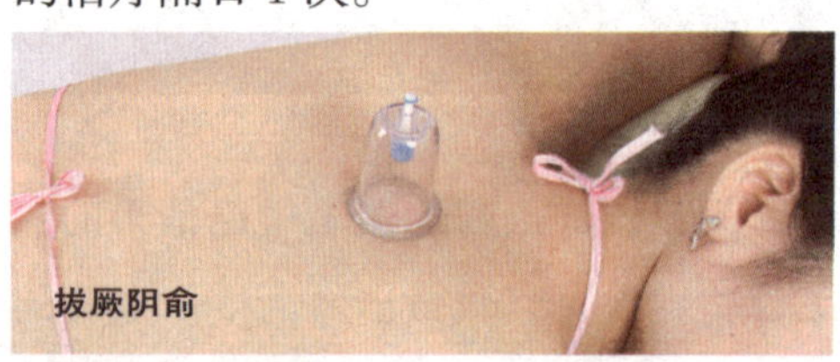
拔厥阴俞

日常护理原则

1. 患者要解除紧张、焦虑的情绪，注意休息，保证足够的睡眠时间。

2. 饮食上可少量多餐，想吃就吃。

3. 多补充水分，避免进食有刺激性气味和过于油腻的食物。

4. 适当参加一些轻缓的活动，如室外散步、做孕妇保健操等，以改善心情。

儿科病症拔罐疗法

小儿脾胃虚弱，容易受风邪寒邪侵犯，导致疾病产生。拔罐可以帮助孩子散风解表，清热解毒，健脾和胃，补中益气，帮助孩子增强体质少生病。

小儿肺炎

小儿肺炎是小儿肺部感染性疾病，四季均易发生，以冬春季为多。症状表现为发热、咳嗽、呼吸困难，也有不发热而咳喘重者。其病因主要是小儿素喜吃过甜、过咸、油炸等食物，致宿食积滞而生内热，痰热壅盛，偶遇风寒使肺气不宣，从而产生肺炎。

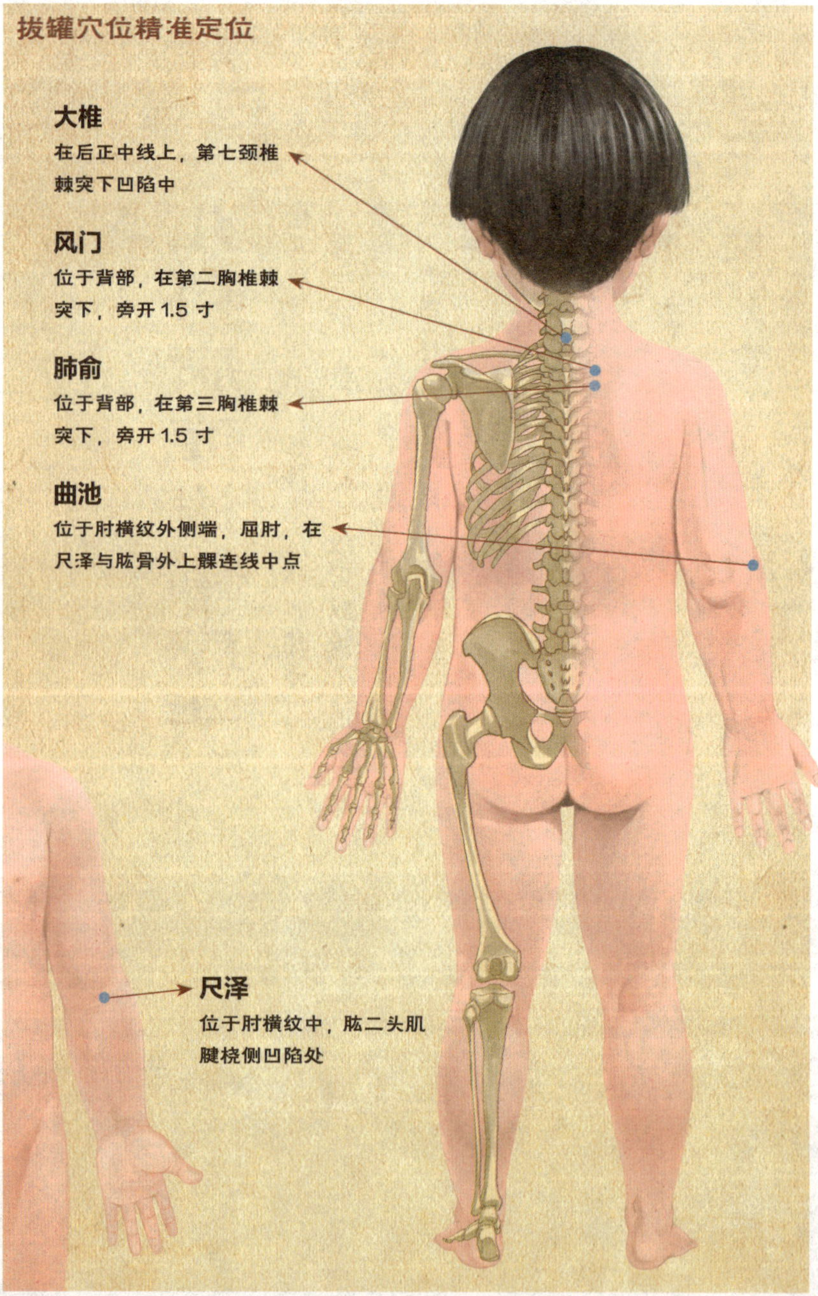

手把手教你拔罐

1 让患儿取俯卧位，对大椎、风门、肺俞、曲池、尺泽穴位皮肤进行消毒。在消毒过程中，要转移患儿注意力，以免患儿哭闹影响治疗。

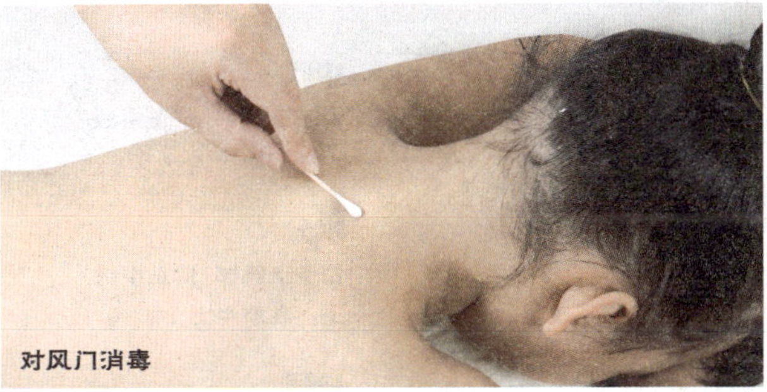
对风门消毒

2 用三棱针点刺步骤 1 中已消毒的穴位，以微微出血为度。此步操作要求施罐者能够熟练使用针灸疗法。在针刺时要避免患儿乱动，以免刺伤皮肤。

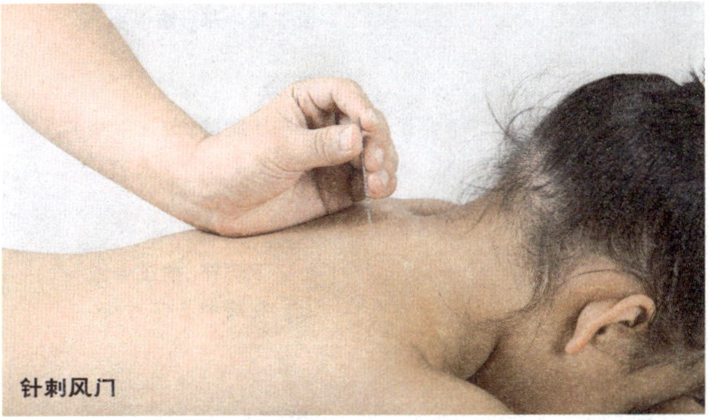
针刺风门

3 把罐吸拔在点刺过的穴位上，吸力不可太强，留罐 3~5 分钟。起罐后，要对穴位皮肤进行消毒。这样的治疗隔日 1 次，5 次为 1 个疗程。

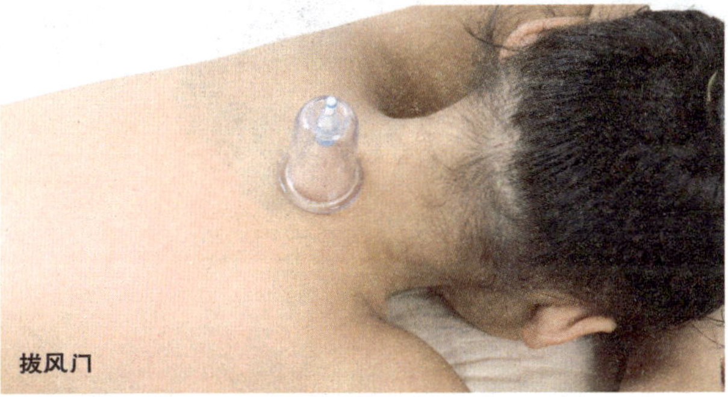
拔风门

日常护理原则

1. 室内要空气新鲜，保持一定的湿度，避免空气干燥。家长要及时为患儿清除鼻分泌物并吸痰，保持患儿呼吸道通畅。

2. 应给患儿补充足够的水分和热量，能吃饭的患儿可吃营养丰富、容易消化、清淡的食物，多吃水果、蔬菜。

3. 吃奶的患儿应以乳类为主，可适当喂水。

小儿腹泻

小儿腹泻以排便次数增多、粪质稀薄或兼有未消化的食物残渣为主要特征，患儿大多数是 2 岁以下的宝宝，6~11 月的婴儿尤为高发。

拔罐穴位精准定位

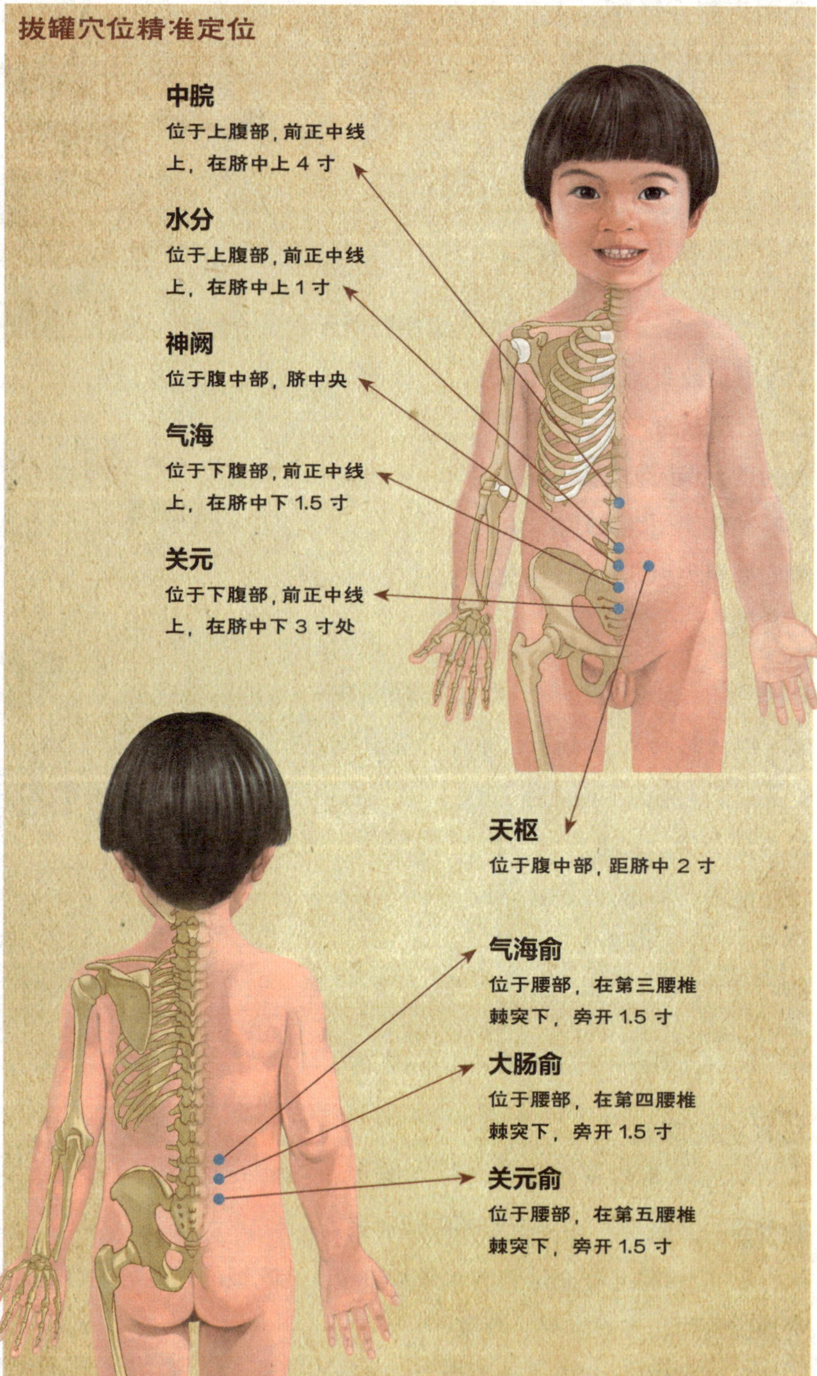

手把手教你拔罐

1 让患儿取俯卧位，把罐吸拔在气海俞、大肠俞、关元俞，留罐 2~5 分钟。因患儿皮肤娇嫩，拔罐时吸力不要太强，以免拉伤皮肤。起罐时，动作要轻柔。

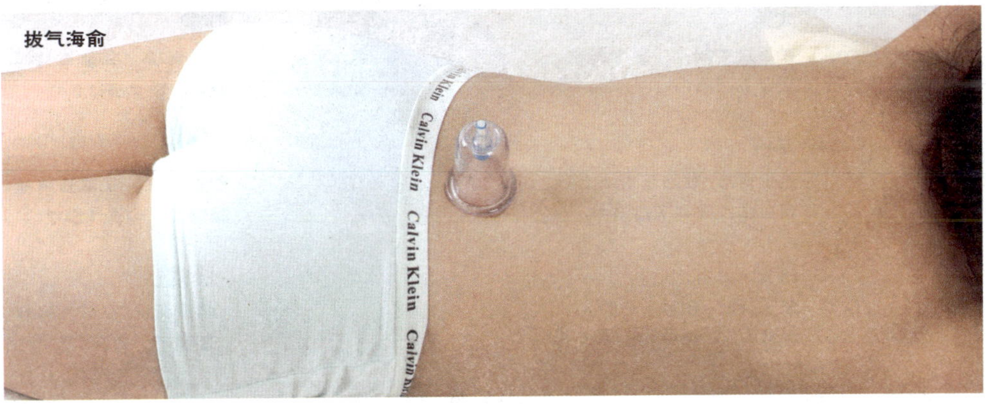

拔气海俞

2 起罐后，再让患儿取仰卧位，把罐吸拔在水分、天枢、神阙、气海、关元，留罐 2~5 分钟。以上穴位每次拔罐可选择 3~5 个，以免拔罐太多患儿无法耐受。

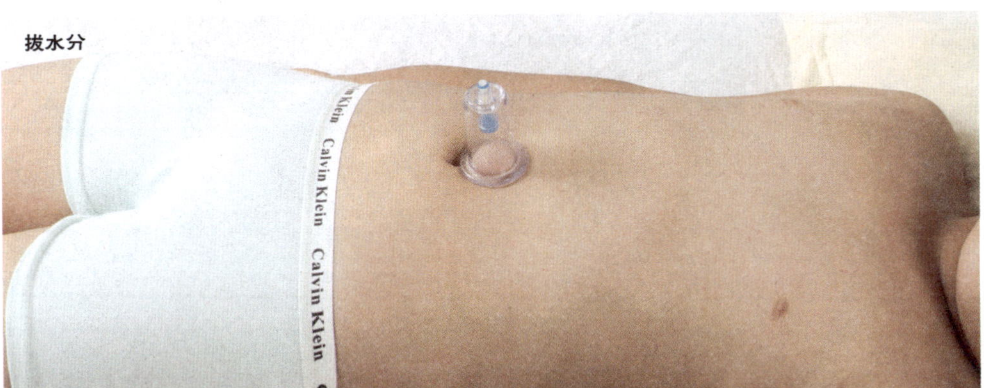

拔水分

日常护理原则

1. 注意患儿腹部保暖，以免腹部受凉，肠蠕动加快，腹泻加重。

2. 治疗期间应调整小儿饮食，减少肠胃负担。

3. 轻症停喂不易消化食物和脂类食物，重症应暂时停止进食，但不能超过 8 小时，要及时补水以防脱水。

4. 不要随便给小儿用药，一定要遵医嘱，以免加重病情。

流行性腮腺炎

流行性腮腺炎，俗称“痄腮”，是由腮腺炎病毒侵犯腮腺引起的急性呼吸道传染病。主要表现为一侧或两侧耳垂下肿胀，伴有发热、畏寒、头痛、咽痛、食欲不佳、恶心、呕吐、全身疼痛等。

拔罐穴位精准定位

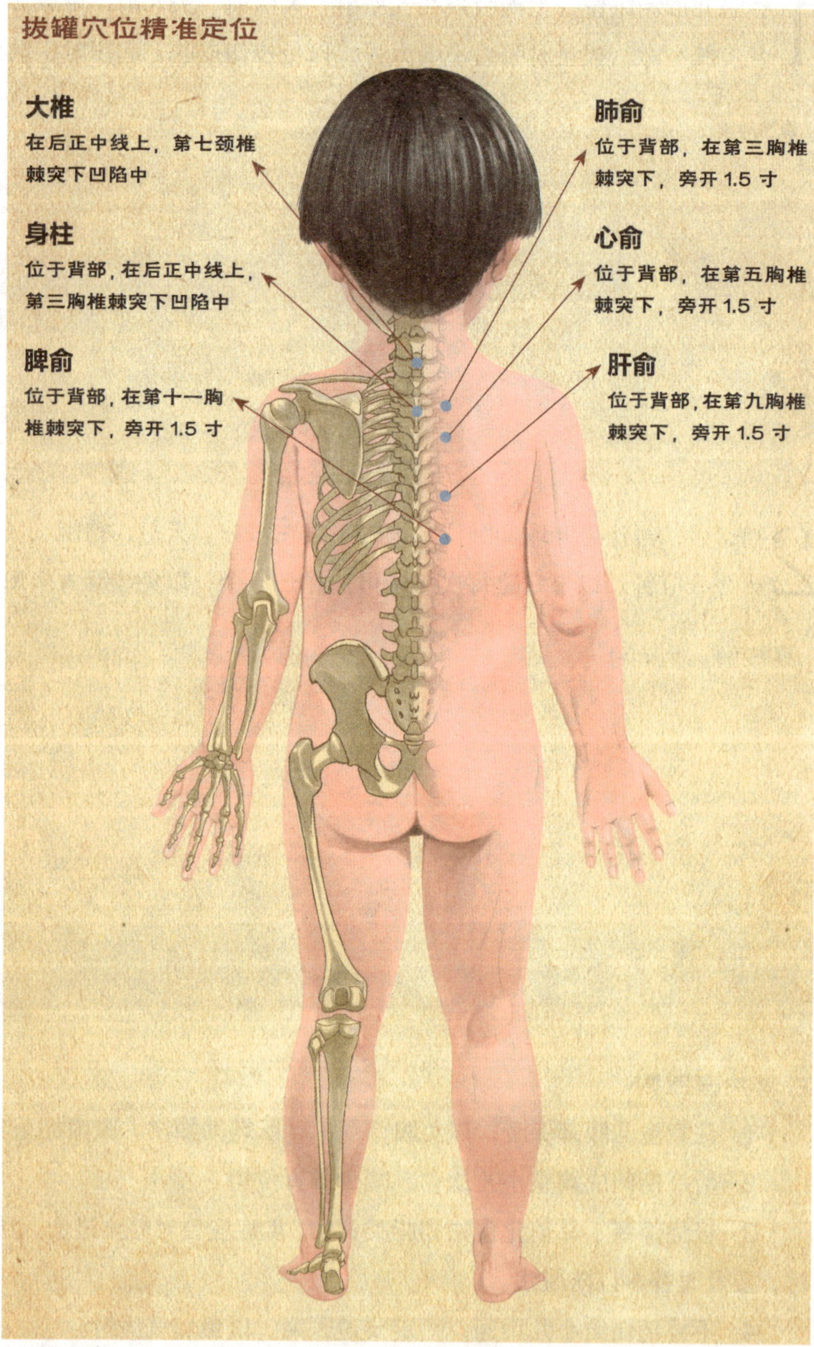

手把手教你拔罐

1 让患儿取俯卧位，暴露背部皮肤。对大椎、肺俞、肝俞、身柱、心俞、脾俞穴位皮肤进行消毒。因患儿可能伴有发热胃寒等症状，所以房间应保持适宜的温度，注意对患儿进行保暖。

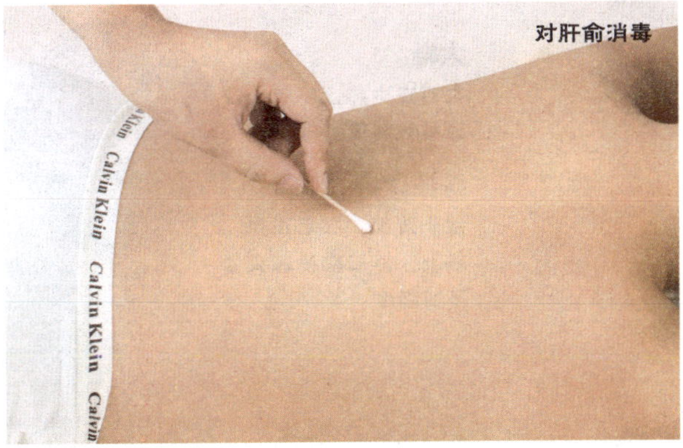

2 用三棱针点刺步骤 1 中已消毒的穴位，以皮肤潮红或微微出血为度。在针刺过程中，要缓解患儿紧张情绪，适当转移其注意力。

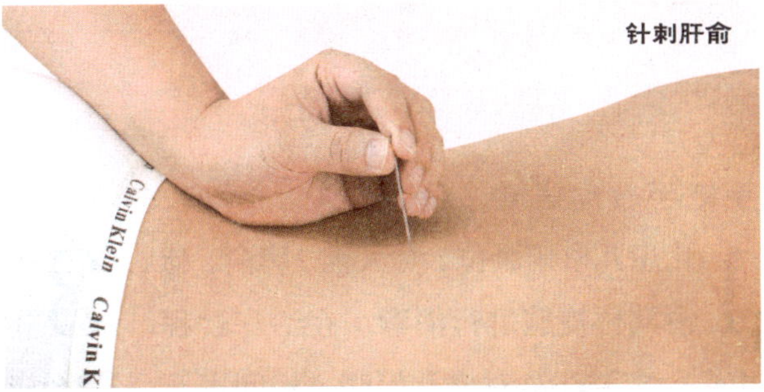

3 把罐吸拔在点刺过的穴位上，留罐 5~10 分钟，起罐后，对拔罐部位进行消毒，以免感染。这样的治疗隔日 1 次。

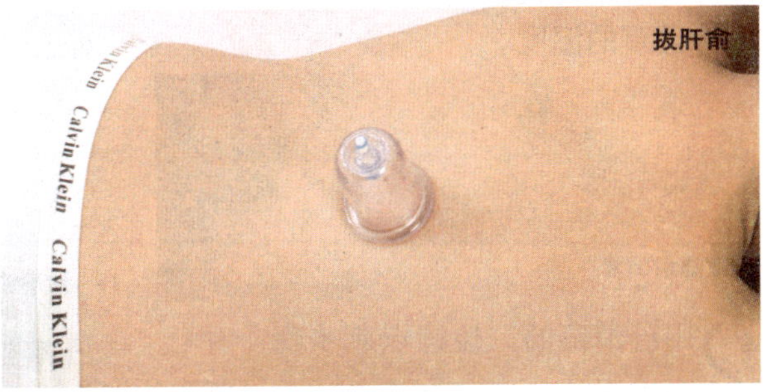

日常护理原则

1. 患儿要调节饮食，多吃一些有营养、易于消化的食物，如粥、面条、鸡蛋羹等，不要吃辛辣刺激性食物，多喝水。

2. 患儿要注意口腔卫生，经常用温盐水清洗口腔。

3. 居室要通风换气，保持空气流通，要与健康人隔离，以免传染。

4. 发病后应及时治疗，以免引起其他并发症。

百日咳

百日咳是一种由百日咳杆菌引起的急性呼吸道传染病。以阵发性痉挛性咳嗽、鸡鸣样吸气吼声为特征。病程可长达2~3个月，故名百日咳。

拔罐穴位精准定位

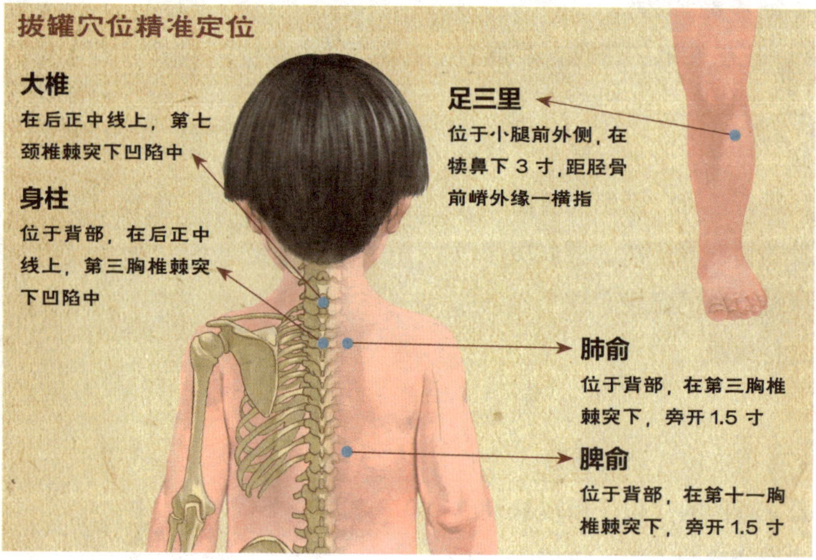

手把手教你拔罐

1 让患儿取俯卧位，对大椎、脾俞、肺俞穴位皮肤进行消毒。在治疗过程中，一定要注意对患儿保暖，房间也要保持适宜的温度。

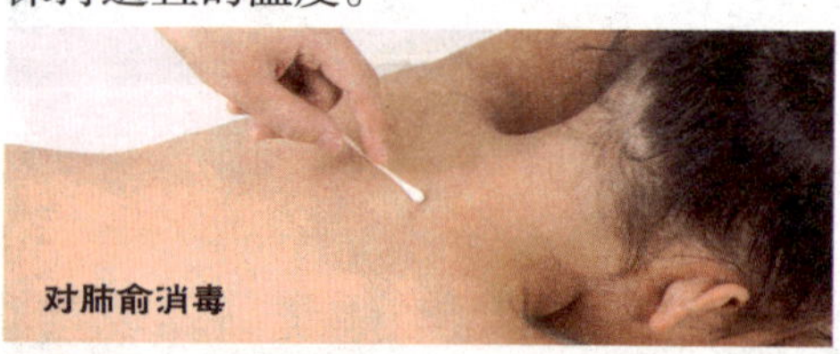
对肺俞消毒

2 用已消毒的三棱针点刺步骤1中已消毒的穴位2~3下，以皮肤潮红或微微出血为度。在针刺过程中，要防止患儿乱动影响治疗。

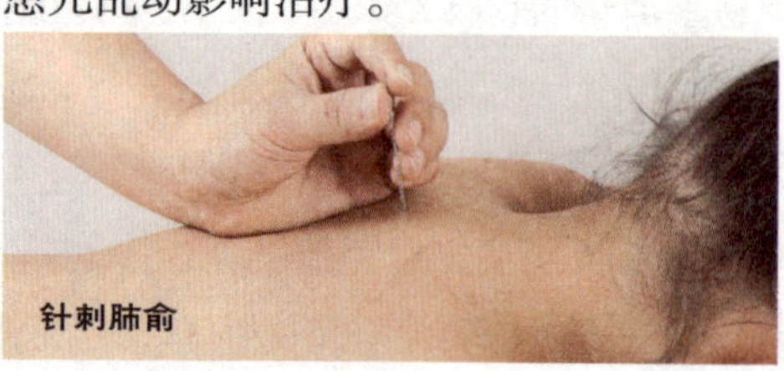
针刺肺俞

3 把罐吸拔在针刺后的穴位上，留罐5~10分钟。起罐后，对拔罐部位进行消毒，以免感染。操作完毕后，再用同样的方法对足三里穴拔罐。症状不减应立即就医。

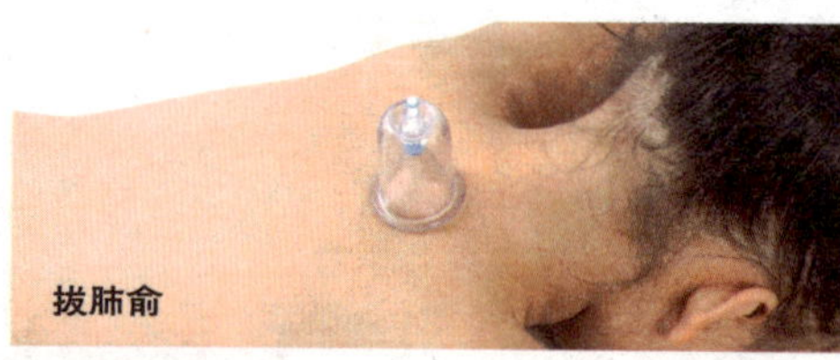
拔肺俞

日常护理原则

1. 白日咳是一种传染病，在起病后要隔离40天左右。

2. 在患儿发病期间，要保持家里空气流通，让孩子经常到户外活动。

3. 忌烟尘刺激，否则更易诱发咳嗽。

4. 要加强营养，少吃多餐，还要避免精神上的刺激。

小儿遗尿

小儿遗尿是指幼儿在睡眠中发生尿床现象的一种疾病。若5岁以上的幼儿每周尿床2次，且持续达6个月，应视为病态，及时治疗。

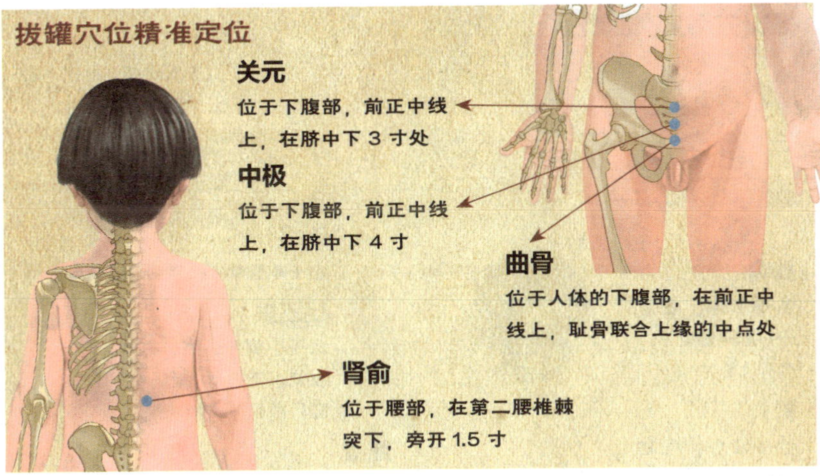

手把手教你拔罐

1 先让患儿取仰卧位，用食指按压中极、关元、曲骨。先轻轻按压再逐渐用力，每个穴位按压5~10次。

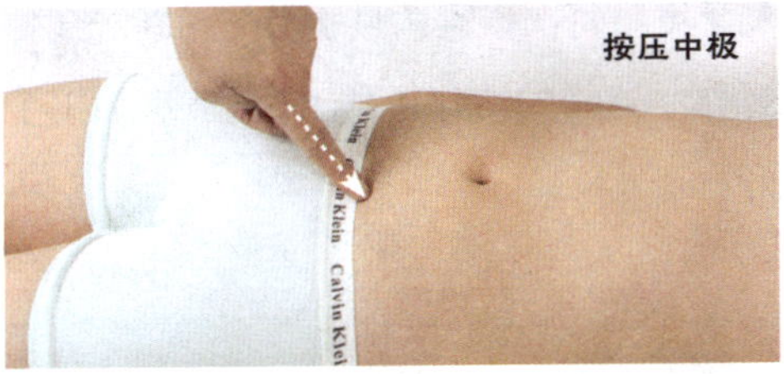

2 把罐吸拔在步骤1中按压后的穴位上，留罐5~10分钟。然后再让患者取俯卧位，对肾俞穴用同样的方法先按压再拔罐。

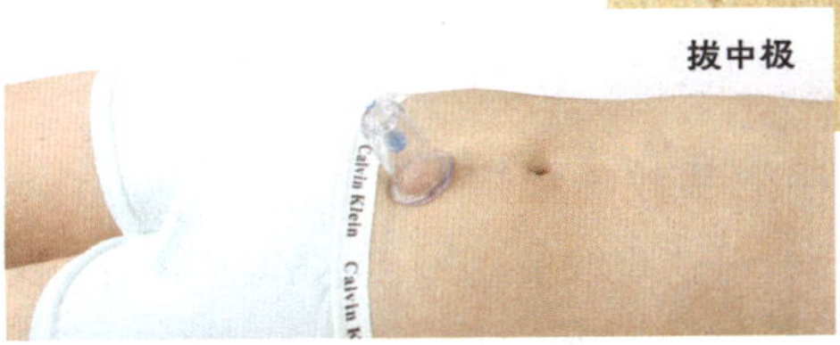

3 拔罐后，用艾条温灸肾俞、关元5~10分钟。艾灸时要小心操作，以免烫伤患儿皮肤。这样的治疗每日1次。症状轻的患者1~2次即可见效。重症者4~5次后效果显著。

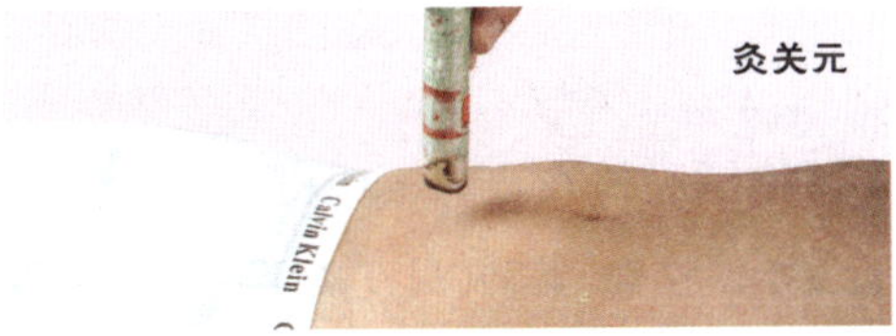

日常护理原则

1. 家长要有意培养孩子自觉起床排便的习惯。
2. 睡觉前要排空小便，情绪也不宜过度兴奋。
3. 晚饭要尽量清淡，少放盐，让孩子少喝水，少喝汤。
4. 白天也不宜过度劳累，中午最好可以休息1个小时。
5. 在治疗过程中，应鼓励孩子，加强他们治疗的信心。

小儿疳积

疳积是小儿尤其是1~5岁儿童的一种常见病症。常见症状为全身虚弱、身体消瘦、面色发黄、食欲欠佳、精神不振等。

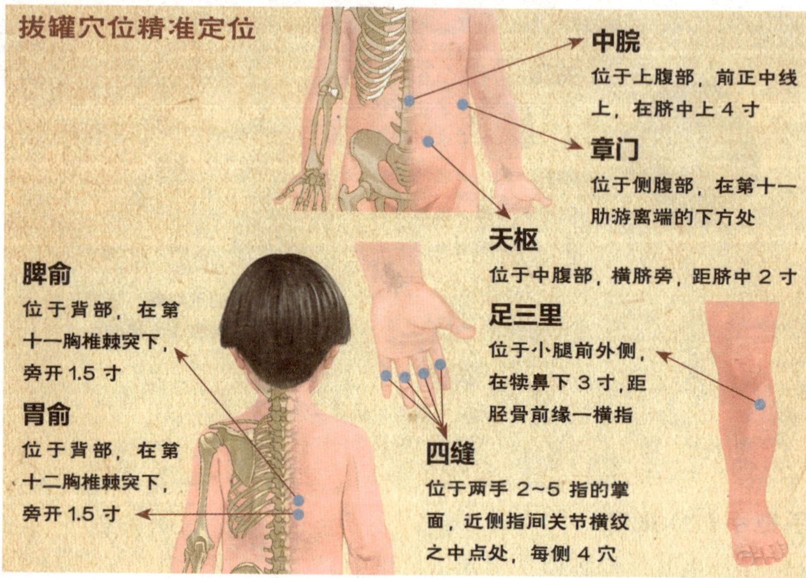

手把手教你拔罐

1 让患者取坐位，用艾条温灸脾俞、胃俞、中脘、章门、四缝、足三里各10分钟，至皮肤有温热感。艾灸时间不宜过长，以免烫伤皮肤或小儿身体不能承受。

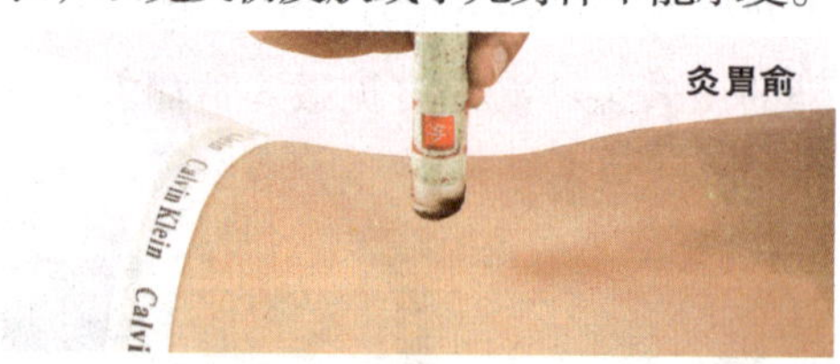
灸胃俞

2 把罐吸拔在步骤1中已灸过的穴位上，注意四缝穴只艾灸不拔罐。留罐5~10分钟。起罐后，对穴位皮肤进行消毒，以免感染。

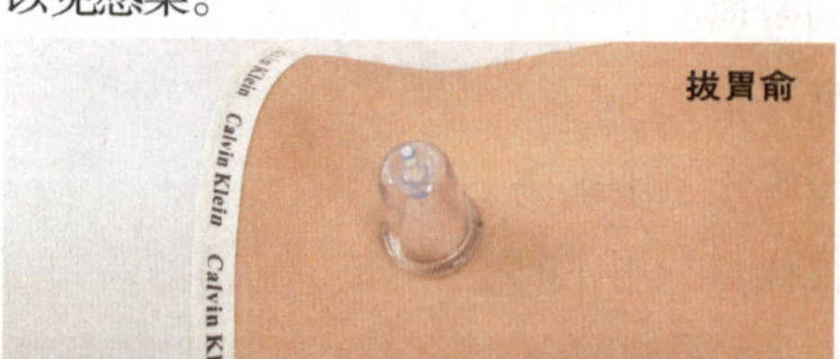
拔胃俞

3 用三棱针点刺四缝穴，以微微出血为度。每次拔罐两只手上的四缝穴交替操作。这样的治疗每日1次，3次为1个疗程。

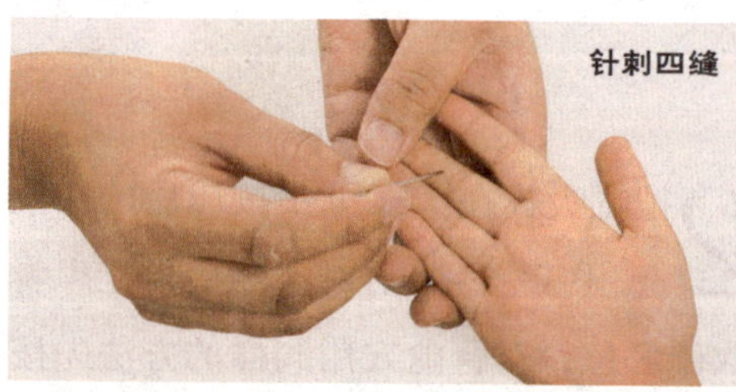
针刺四缝

日常护理原则

1. 家长要注意患儿的饮食调理，要克服挑食、偏食的习惯，吃饭不可过饱。

2. 还要注意饮食卫生，预防各种肠道传染病和寄生虫病。

3. 多带患儿到户外活动，多呼吸新鲜空气，多晒太阳，增强抵御疾病的能力。

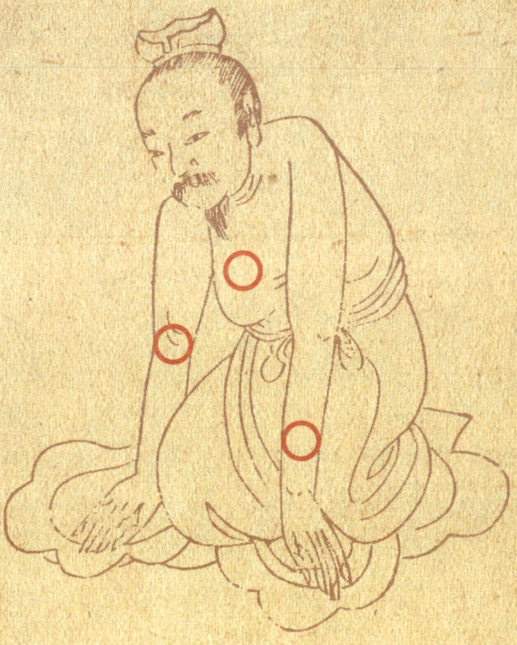

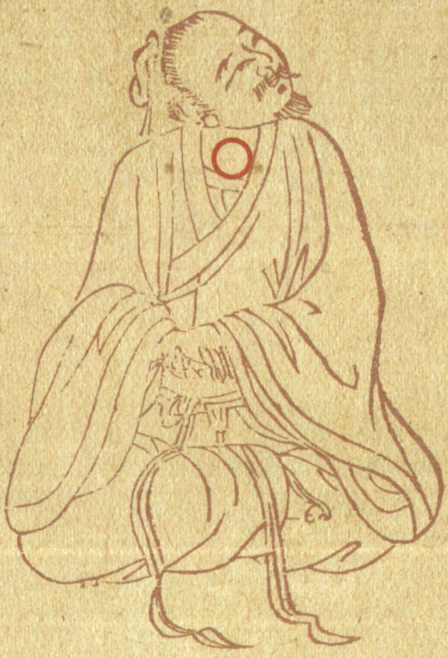